常见病

特效自疗全书

主编 ■ 刘红 于雅婷

江苏凤凰科学技术出版社
·南京·

胸腹部罐口部位的划分

1 华盖区	2 前心区	3 胃皖区
4 肠区	5 脐中区	6 气海区
7 左胃区	8 右胆囊区	9 左右肠区
10 左右结肠区	11 左右小腹区	12 前肺尖区
13 左乳根区	14 右期门区	15 左右腹区
16 大包区	17 章门区	

强身健体拔罐七法

● 增加活力拔罐法

活力指旺盛的生命力。包括个体感到拥有的体力、情绪能量和认知灵活性三方面内容。用拔罐疗法拔相应穴位能使人身体健康强壮，精力充沛，饮食、睡眠良好等。同时还能稳定情绪，进而在工作中提高效率等。

拔罐操作方法

方　法	取穴	操作方法
火罐法	关元、大椎、足三里	每日睡前在各穴位上留罐10～15分钟

精确取穴

关元：在人体的下腹部，前正中线上，从肚脐往下3/5处。

大椎：在人体颈部后正中线上，第7颈椎棘突下凹陷中。

足三里：位于小腿前外侧，当犊鼻穴下3寸，距胫骨前缘1横指(中指)处。

● 祛除邪气拔罐法

祛邪就是祛除体内的邪气，达到邪去正复的目的。疾病的发生与发展是正气与邪气斗争的过程。正气充沛，则人体有抗病能力，疾病就会减少或不发生；若正气不足，疾病就会发生和发展。使用拔罐疗法拔相应穴位可以达到扶正祛邪的作用。

拔罐操作方法

方　法	取　穴	操作方法
刺络拔罐	太阳、曲池、委中	用三棱针点刺各穴，然后将罐吸拔在点刺后的穴位上，留罐5～10分钟

太阳：在耳郭前面，前额两侧，外眼角延长线的上方。

委中：在膝后区，腘横纹中点。

曲池：屈肘成直角，在肘横纹尽头筋骨间凹陷处。

● 疏通经络拔罐法

经络是运行气血、联系脏腑和体表及全身各部的通道，是人体功能的调控系统。

经络气血阻滞不通，就会造成有关部位的疼痛和肿胀，气血郁积化热，则出现红、肿、热、痛的症状。通过拔罐可以疏通经络，消除身体的不适。

拔罐操作方法

方 法	取 穴	操作方法
刺络拔罐	疼痛局部、曲池、足三里	疼痛局部用梅花针轻轻叩刺出血后拔罐，使出血少许，再在曲池、足三里处留罐5～10分钟

精确取穴

曲池：屈肘成直角，在肘横纹尽头筋骨间凹陷处。

足三里：位于小腿前外侧，当犊鼻穴下3寸，距胫骨前缘一横指（中指）处。

培补元气拔罐法

元气亦称"原气"，指人体组织、器官生理功能的基本物质与活动能力。

元气为人体健康的先天之本，是生命的原动力，元气充裕则身体健康，元气不足或受损则生病，元气耗尽则生命终结。通过拔罐疗法可以培补元气，增强身体免疫力，加强防病抗病的能力。

拔罐操作方法

方 法	取 穴	操作方法
火罐法	关元、肾俞	每日睡前各穴留罐5～10分钟

精确取穴

关元：在人体的下腹部，前正中线上，脐中下3寸处。

肾俞：在第2腰椎棘突下，命门旁开1.5寸处。

● 调补精血拔罐法

精血系精与血的统称，是维持人体生命活动的基本物质。

血本源于先天之精，而生成于后天饮食水谷；精的形成，亦靠后天饮食所化生。故有"精血同源"之说，精血的盈亏决定人体的健康与否。

拔罐操作方法

方法	取穴	操作方法
火罐法	肝俞、肾俞、足三里、血海、三阴交	每日择1~2穴留罐5~10分钟

精确取穴

肝俞：在背部，当第9胸椎棘突下，旁开1.5寸处。

肾俞：在第2腰椎棘突下，命门旁开1.5寸处。

足三里：位于小腿前外侧，当犊鼻穴下3寸，距胫骨前缘一横指（中指）处。

血海：在大腿内侧，髌底内侧端上2寸处。

三阴交：在人体小腿内侧，足内踝上缘3指宽，踝尖正上方胫骨边缘凹陷中。

● 健脾开胃拔罐法

脾胃虚弱是因素体脾虚或饮食不节、情志因素、劳逸失调等原因引起脾的功能虚衰、不足的病症。

使用拔罐疗法，可以增强脾运化食物、输布水液、统摄血液的作用，同时加强肠胃的消化吸收能力。

拔罐操作方法

方　法	取　穴	操作方法
火罐法	中脘、气海、脾俞、胃俞、足三里	每日各穴留分钟罐5～10分钟

精确取穴

中脘：在上腹部，前正中线，距脐中上4寸处。

气海：在第2腰椎棘突下，命门旁开1.5寸处。

脾俞：在第11胸椎棘突下，脊中旁开1.5寸处。

胃俞：在背部，第12胸椎棘突下，旁开1.5寸。

足三里：位于小腿前外侧，当犊鼻穴下3寸，距胫骨前缘一横指（中指）处。

● 滋肝明目拔罐法

肝与目通过经脉而互相联系，眼得肝血的濡养，才能维持正常的视力。

肝血不足时，可出现两眼干涩、视力模糊；肝火上犯时可见眼红肿疼痛；肝阳上扰时可见头昏眼花等病状。通过拔罐可以疏通肝与眼连接的经脉，达到滋肝明目的效果。

拔罐操作方法

方　法	取　穴	操作方法
火罐法	风池、肝俞、胆俞、肾俞、足三里、血海、太阳	每次选2～3穴留罐5～10分钟

精确取穴

风池：位于人体的后颈部，后头骨下，两条大筋外缘陷窝中。

肝俞：在背部，当第9胸椎棘突下，旁开1.5寸。

胆俞：在背部，当第10胸椎棘突下，旁开1.5寸。

肾俞：在第2腰椎棘突下，命门旁开1.5寸处。

血海：在大腿内侧，髌底内侧端上2寸处。

足三里：位于小腿前外侧，当犊鼻穴下3寸，距胫骨前缘一横指（中指）处。

太阳：在耳郭前面，前额两侧，外眼角延长线的上方。

面部刮痧测健康

心
肝
脾
肩关节
臂
大肠
胃
子宫
膀胱
小腿
足

头面
咽喉
肺
胸（乳房）
胆囊
小肠
背
肾
脐
大脑内侧
大腿
膝关节

胸（乳房）
胆囊
小肠
背
肩关节
臂
肾
脐
大腿
膝关节
小腿
足

头面
咽喉
肺
心
肝
脾
子宫
膀胱
胃
大脑内侧
大肠

刮拭部位： 头区、咽喉区、大小肠区、肺区、心区、肝区、脾区、胆区、胃区

健康

刮拭 反应

无不适感觉

肌肉弹性好

刮拭顺畅

亚健康

刮拭 反应

有结节、无疼痛

有结节、疼痛

肌肉松弛、痿软

肌肉紧张、僵硬

有气泡

皮肤有涩感和细小沙砾感

亚 健 康 程 度

以前病变留下的痕迹

气血淤滞时间较长

脏腑器官气血不足，功能减弱

血脉淤滞严重，有功能障碍

气血失调，多为慢性炎症

气血淤滞时间较短

健康分析报告

健康： 刮拭顺畅、肌肉弹性好，无不适感觉。

亚健康： 皮肤有涩感、疼痛，有结节、沙砾感，或者出现肌肉紧张、僵硬或松弛等反应，这些都是气血运行不畅的征兆。

手掌刮痧测健康

胃二区
胆囊三区
胰腺区
脾二区
心三区
膀胱二区
卵巢区　子宫区

支气管
眼睛
膀胱一区
耳区
腰椎
胆囊二区
小肠十二指肠区
下肢

心二区
肝区
胃一区
胰腺区
脾二区
心三区
膀胱二区

脑三区
胆囊一区　鼻咽区

心一区
肺一区
脾一区
前列腺二区
乳腺区
脑一区
大肠区
肾区

刮拭部位: 心区、肝区、脾区、肺区、肾区、胃区、胆囊区

健康分析报告

　　健康: 手指顺且直,活动灵活,掌指肌肉弹性良好,没有青筋,手掌及各手指都没有不适感觉。

　　亚健康: 沙砾感、有结节、疼痛等阳性反应均提示身体亚健康。刮拭拇指可以诊断肺,刮拭食指可以诊断大肠,刮拭中指、小指和大鱼际可以诊断心脏,刮拭中指、无名指根部和肝区可以诊断肝胆,刮拭小指根部和小鱼际可以诊断肾脏,刮拭掌心可以诊断胃。

健康

刮拭反应

| 手指顺直、灵活 | 手掌手指肌肉弹性良好,没有明显青筋 | 手掌手指皮肤丰润有光泽 |

亚健康

刮拭反应

| 小指根部和肾区疼痛或有结节 | 掌心疼痛或有结节 | 无名指和肝区疼痛或有结节 | 食指和大肠区疼痛或有结节 | 拇指和肺区疼痛或有结节 | 心区、中指、小指疼痛或有结节 |

亚健康程度

| 肾气血淤滞,呈现亚健康 | 胃气血淤滞,呈现亚健康 | 肝气血淤滞,呈现亚健康 | 大肠气血淤滞,呈现亚健康 | 肺气血淤滞,呈现亚健康 | 心脏气血淤滞,呈现亚健康 |

足部刮痧测健康

刮拭部位: 心区、肝区、肺区、肾区、胃区、脊椎区、胆囊反射区、三叉神经反射区

健康分析报告

　　健康: 足掌皮肤润泽,没有出现干裂、厚厚,刮拭足部各部位没有出现不适感觉,提示健康状况良好。

　　亚健康: 出现疼痛、沙砾感、气泡、结节等阳性反应的脏腑器官为亚健康状态。

健康

刮拭反应

- 没有出现不适感觉
- 无干裂、厚茧
- 足掌皮肤润泽

亚健康

刮拭反应

| 有结节和疼痛 | 刺痛 | 有沙砾感、结节,没有疼痛 | 疼痛和沙砾感 | 无疼痛,有轻微的沙砾感 |

亚　健　康　程　度

| 病理时间较长 | 血液淤滞时间较长,症状已较明显 | 陈旧性病变 | 脏腑器官有不适 | 轻微亚健康 |

背部刮痧测健康

肺俞：第3胸椎棘突下旁开1.5寸。

心俞：第5胸椎棘突下旁开1.5寸。

肝俞：第9胸椎棘突下旁开1.5寸。

胆俞：第10胸椎棘突下旁开1.5寸。

脾俞：第11胸椎棘突下旁开1.5寸。

胃俞：第12胸椎棘突下旁开1.5寸。

肾俞：第2腰椎棘突下旁开1.5寸。

小肠俞：第1骶椎棘突下旁开1.5寸。

魄户：第3胸椎棘突下旁开3寸。

神堂：第5胸椎棘突下旁开3寸。

魂门：第9胸椎棘突下旁开3寸。

阳纲：第10胸椎棘突下旁开3寸。

意舍：第11胸椎棘突下旁开3寸。

胃仓：第12胸椎棘突下旁开3寸。

志室：第2腰椎棘突下旁开3寸。

大肠俞：第4腰椎棘突下旁开1.5寸。

刮拭部位：各脏腑对应的腧穴，包括心俞穴、神堂穴、肝俞穴、魂门穴、脾俞穴、意舍穴、肺俞穴、魄户穴、肾俞穴、志室穴、胆俞穴、阳纲穴、胃俞穴、胃仓穴、大肠俞穴、小肠俞穴

健康分析报告

健康：刮拭背腧穴后，无痧斑，或仅有少量鲜红色、均匀的痧点，没有出现不适感觉；拔罐后罐内无水雾，皮肤为粉红色，为健康状态。

亚健康：刮拭背部腧穴后，背部出现密集的暗红色、紫红色痧斑或伴有疼痛的结节；拔罐后罐内有水雾，皮肤出现水疱，均提示该部位的脏腑处于亚健康状态。

健康

刮拭反应

- 没有不适感觉
- 拔罐后罐内无水雾，皮肤呈粉红色
- 无痧斑，或痧斑呈鲜红色且均匀

亚健康

刮拭反应

- 无痧，腧穴有结节，有刺痛
- 痧斑色深而密集，腧穴有结节，有刺痛
- 腧穴处的痧斑为密集的暗红色、紫红色的
- 光泽痧斑颜色晦暗，多而密集，无
- 轻度疼痛，但不严重，没有痧斑或
- 色痧斑为密集的暗红色、紫红无疼痛

亚 健 康 程 度

- 应到医院检查或有病理改变，脏腑亚健康或有
- 腧气血淤滞时间很长，警惕脏病变
- 气血淤滞时间较长
- 人体正气不足或有陈旧性的疾病
- 轻度气血不足
- 短期的气血淤滞或身体较为疲劳

13

井穴刮痧测健康

少商

少冲 少泽 关冲 中冲 商阳

足窍阴

大敦 隐白 厉兑

至阴 涌泉

刮拭部位： 少商穴、商阳穴、中冲穴、关冲穴、少冲穴、少泽穴、大敦穴、隐白穴、厉兑穴、足窍阴穴、至阴穴、涌泉穴

健康分析报告

　　健康： 刮痧后没有痧斑，或痧斑极少而且色浅、分散，没有出现不适感觉，为健康状态。

　　亚健康： 有疼痛感觉，或出现少量痧点，均提示相连经脉气血失调。

健康

刮 拭 反 应

| 没有痧斑或痧斑极少、颜色浅而分散 | 没有疼痛 | 没有不适感觉 |

亚健康

刮 拭 反 应

| 痧点暗红 | 痧点鲜红 | 刺痛 | 胀痛 | 酸痛 | 轻微疼痛 |

亚 健 康 程 度

| 血淤 | 血热 | 血液淤滞较严重 | 气滞 | 气血不足 | 气血淤滞 |

常用骨度分寸表

骨度分寸法：将人体各部位分成若干等份，每一等份为1寸作为量取穴位的标准。

部位	起止点	分寸	说明	
头面部	前发际至正中至后发际正中	12直寸	用于头部，前额部及后颈部的直寸。当头发稀少，前后发际的边缘不清楚时，可从眉心至后发际正中的第7颈椎骨棘突下作18寸，其中眉心至前发际正中为3寸	
	前发际正中至眉心	3直寸		
	后发际正中至第7颈椎棘突	3直寸		
	前额两发角之间	9横寸		
胸腹胁肋部	两乳头之间	8横寸	女子可取两锁骨中点之间的距离作8寸，用在胸腹部	胸部及胁肋部取穴直寸，一般根据肋骨计算，每肋骨折作1寸6分
	胸剑联合中点至脐中	8直寸	用在上腹部	
	脐中至耻骨联合上缘	5直寸	用在下腹部	
背腰部	肩胛骨内侧缘至后正中线	3横寸	用于背腰部	背部直寸以脊柱间隙为取穴根据
	肩峰缘至后正中线	8横寸	用于肩背部	
上肢部	腋前、后纹头至肘横纹	9直寸	用在上臂部	
	肘横纹至腕横纹	12直寸	用在前臂部	
下肢部	股骨大粗隆至腘横纹	19直寸	用于下肢外后侧	
	腘横纹至外踝尖	16直寸	用于下肢外后侧	
	耻骨联合上缘至股骨内侧髁上缘	18直寸	用于下肢内侧	
	胫骨内侧髁下缘至内踝尖	13直寸	用于下肢内侧	

常用骨度分寸图

骨度分寸法又叫"分寸折量法"这种方法是按照人体比例计算的。因此不论患者为成人、小孩或高矮胖瘦均可适用。

前发际正中至后发际正中（12直寸）

前发际正中至眉心（3直寸）

后发际正中至第7颈椎棘突（3直寸）

两肩胛骨内缘之间（6横寸）

两肩胛冈相平第3胸椎

两肩胛下角相平第7胸椎

两肋弓下缘相平第2腰椎

两髂后上嵴相平第4腰椎

前额两发角之间（9横寸）

两侧骶髂关节间（3横寸）

两乳头或锁骨中点之间（8横寸）

腋前、后纹头至肘横纹（9直寸）

肘横纹至腕横纹（12直寸）

胸骨下角至脐孔（8直寸）

脐孔至耻骨联合下缘（5直寸）

股骨大粗隆至腘横纹（19直寸）

腘横纹至外踝尖（16直寸）

耻骨联合上缘至股骨内侧髁上缘（18直寸）

胫骨内侧髁至内踝尖（13直寸）

珍视自己和家人的健康从现在开始

● 21世纪，人类的生命健康遭遇前所未有的威胁

健康是人类的第一财富。从古至今，健康长寿都是人类所追求的目标。随着科学技术水平的不断进步，我们的生活也逐渐进入了"速食快餐"时代。21世纪，我们在享受高科技带来的便捷与享受的同时，我们所赖以生存的自然环境也遭到了前所未有的破坏，人类与自然已经不能再和谐相处。于是，各种亚健康状态及急慢性疾病开始慢慢吞噬我们的健康。

颈椎病、心脏病、便秘、高血压、皮肤过敏等疾病处处威胁着人们的健康。而这些疾病，往往是因为人们不良生活方式所引发的，且各种疾病都呈现出患者年轻化的倾向。

近些年，我们熟知的一些名人陆续因病而离开我们。罗京、陈晓旭、梅艳芳以及国际著名巨星迈克尔·杰克逊等，他们去世时都正值人生最美好的时期——中青年。人们经常用"年富力强"来形容中青年人，因此时正是人生收获的时期，也是生命最睿智的时期。

如今，处于社会中坚力量的中青年人的健康状况并不容乐观。近年来，我国居民早衰早逝现象很严重。尤其是中年知识分子的多病和早亡，已逐渐引起整个社会的重视。我们以北京为例，调查研究发现，现在北京中关村知识分子平均死亡年龄为53.34岁，而10年前的调查数据显示为58.52岁，仅10年时间，中关村的知识分子死亡年龄提前了5.18岁，这的确让人感到触目惊心。

所以就此状况来看，人们一定要对自己的健康状况加以重视。工作固然重要，但生命的健康才是最基本的保障。我们要合理的利用高科技给我们带来的便利，让科技为我们服务，而不是将我们的生命作为科技发展的牺牲品。要合理安排生理与工作，保证足够的睡眠，同时要进行适度的体育锻炼，注意调整饮食结构，还要控制好自己的情绪，以远离各种病症，真正实现"工作并健康着"。

● 为一些家庭常见病而辗转于医院，实属不明智之选

在职场打拼的人们，常常会出现这种问题：一个项目来了，加班加点地拼命工作，作息时间打乱了，吃饭也不能准时。项目结束，紧张的神经一下就放松了，人也病倒了。之后就会休假，奔走于医院各个科室做检查。我们所说的这种现象并不鲜见，反而是发生在上班族身上的常事。

很多人都会有这样的体会，生病之后最痛苦的也许不是身体上的难受，更多的是在"三甲"医院排队挂号、看病时的煎熬。"号贩子"、高额的检查费和药费，都成了我们求医路上的绊脚石。于是有的人生病后，就选择了"扛病"，不到万不得已，绝不跨进医院半步。但是，拖来拖去，也许简单的小病，就会酿成大祸。所以，对于一些常见病，我们不能太重视，也不能不重视。为了一些常见病而辗转于医院，真不是明智的选择。其实，如果我们知道一点基本的医疗常识，拥有一些起码的自我诊断和用药的知识，就能够对日常生活中碰到的一些小病进行自我诊断与治疗，不进医院的门，照样医好病。这既减少了患者身体上的痛苦，还能最大限度地减少看病这一项高额的消费。

● 适合每个人的"人体疾病手册"

这本《常见病特效自疗全书》就是能够帮助你自诊疾病，自疗病症的最佳选择。书中我们甄选了大量生活中最常见的疾病，以及这些疾病的治疗方法。如果你相信现代医学，看好它见效快的特点，你就可以选择在身体不适后按图索骥，买药回来自己吃；如果你信奉中医，觉得它没有毒副作用，能够从根本上治愈疾病，那么你就可以多读中医治疗部分。有的人说："我每天上班太忙了，根本没有时间熬中药啊！我们家连药锅都没有。"那么也不要紧，我们还有简单的穴位按摩。忙碌的上班族可以在休息之余，按照图解，稍加按摩相关穴位，坚持下来，也能缓解疾病带来的不适。

所以我们认为，这本书就像家庭常见病的大辞典，在林林总总那么多病症里、那么多治疗方法中，相信读者总会找到适合自己的那种方法，从而摆脱疾病的煎熬。我们真诚希望，在您的家里，可以收藏这样一本书，它并不需要快速读完，也不需要完全读懂，但是在生病的那段时间，只要一翻开书，找出所对应的病症并且进行治疗，它就一定能带您走向健康。

Contents 目录 ▶

第一章　中医推拿、拔罐与刮痧疗法

涂点眼药膏

患者头向后仰，眼睛向上看。医生将患者眼睑轻轻向下牵引，将药膏涂点在眼睑内，患者闭眼几分钟即可。

口腔测量体温

将口表放入口腔，紧闭口唇，牙齿不要咬紧，3分钟后即可看结果。

常见病特效自疗全书

第二章　常见病的诊断

第三章　急症处理

测量呼吸

观察患者胸腹部是否有起伏，或者将自己的脸颊靠近患者口鼻，也能确认患者有没有呼吸。

颈动脉把脉

将食指和中指轻放在喉结到耳际处的颈动脉上测量脉搏。

第四章　内科

异物取出法

儿童喉咙中有异物，且其他方法都没有起效时，可用勺子、手甚至是吸尘器来将异物取出。

拍打取异物

儿童误吞异物，家长可环抱儿童腰部，然后拍打其背部，直至其将异物咳出。

扁桃体异物取出术

咽喉内有异物时，可用鼻钳取出扁桃体异物。

鼻钳

舌根部异物取出术

当舌根下存在异物时，应用间接喉镜取出舌根部异物。

第五章　外科

第六章　伤科

冲洗脑伤

　　清创后，严格进行冲洗，以去除血块和污物，最终达到止血目的。

第七章　儿科

第八章　妇科

附录

● 阅读导航

我们在此特别设置了阅读导航这一单元，对内文中各个部分的功能、特点等做一说明，这必然会大大地提高读者在阅读本书时的效率。

病症概述
对该病进行简单概述，可以使读者对这种疾病有个大致的了解。

疾病名称

病因分析
介绍病症发生的原因，包括引起疾病的多种可能。

深度剖析
对病症进行深层分析和诊断，包括介绍病症发生的时间和常见的症状。

25 头痛

头痛是临床上常见的症状之一，引起头痛的原因很多，其中有些是严重的致命疾患。在进行病因诊断时，往往十分困难。

● **头痛的病因**
脑部疾病：如脑瘤、脑震荡、流行性乙型脑炎、脑出血、脑血管硬化、化脓性脑膜炎、结核性脑膜炎、脑癌、颅内血肿等。
五官疾病：如散光、青光眼、中耳炎、乳突炎、鼻炎、咽炎、扁桃体炎等。
全身性疾病：如贫血、血吸虫病、高血压、动脉硬化、神经衰弱、偏头痛、癔症等。

● **病症诊断**
头痛发生的时间：高血压的头痛时间往往在晨间；脑瘤和鼻窦炎的头痛时间一般在上午时比较剧烈；眼部疾病所导致的头痛，常常在下午或晚上发生，或者经常发生在看书后。
前额头痛：常见于眼、鼻、咽部疾病，以及贫血和发热性疾病；头顶部头痛：常见于神经衰弱等；头侧部头痛：常见于耳部疾病或以及癔症等；枕部头痛：常见于脑膜炎、高血压、尿毒症、癫痫和蛛网膜下腔出血等。

● **治疗方法**

▌现代医学治疗
复方阿司匹林或氨非咖：每次 1 片，每日 3 次；用于一般性头痛。盐酸异丙嗪：每次 25 毫克，每日 3 次，有轻微头痛时可以选用。

▌中医治疗
川芎 15 克、白芷 15 克，煎服或研末吹鼻；全蝎 5 克、蜈蚣三条、地龙 15 克，焙干、研末吞服，每次 5 克，每日 2 次。
肾虚头痛：目糊、耳鸣，头晕，腰脊酸痛，苔薄脉细无力，宜养阴补肾。熟地 15 克，党参 15 克、山药 15 克，杜仲 15 克、山茱萸 5 克，枸杞子 15 克，当归 15 克，水煎服，每日 1 剂。
肝阳头痛：烦躁、易怒，失眠，苔薄脉弦，宜平肝熄风。龙胆草 15 克，黄芩 15 克，钩藤 20 克（后下）、牡蛎 50 克（先煎）、磁石 50 克（先煎），川芎 5 克半、夏枯草 20 克，水煎服，每日 1 剂。

106

头痛按摩法

28 呕吐

呕吐是胃内容物经食管、口腔吐出的一种反射动作，可分为溢乳与呕吐两种。色苍白和腹部不适。

● **呕吐的病因**
中枢性呕吐：
周期性呕吐：

● **病症诊断**
呕吐与恶心
性呕吐；呕吐时
呕吐物的性质
便，见于肠梗阻；
呕吐物的量：
门梗阻。

● **治疗方法**

▌现代医学治疗
阿托品，每次
维生素 B₆，每次 1

▌中医治疗
制半夏 15 克，
尖上。或者直接服
（1）外邪犯胃
克~25 克，紫苏 15
加减法：食滞
2.5~5 克；若呕吐治
（2）脾胃虚弱
稀薄的现象，宜温
水煎服，每日 1 剂
加减法：吐清

114

现代医学疗法
介绍对该病最有效、最典型的现代医学治疗方法和便于人们购买的常见药物。

中医治疗
中医治疗方法根据病症不同方法也各异，有草药单方、中医推拿点穴，以及多种药物配伍的方剂等。

图解治病

常用治法图解，或展示发病流程图，可以使读者更直观的看清病症的治疗方式以及治愈过程。

鉴别

象。呕吐发作时常有出汗、心跳、脸
内残渣，以后甚至可以呕出胆汁。

骨髓膜炎、脑血管疾病、脑肿瘤等。
痛、肠梗阻、腹膜炎等。

呕吐后并不感到轻松，常见于中枢
得缓解，常见于周围性呕吐。
物，见于幽门梗阻，混有胆汁或粪
更胃黏膜少量出血。
及妊娠呕吐：大量的呕吐可能是幽

茄片，每日 3 次，每次 1 ~ 2 片；

油汤内服：把生姜捣成汁，涂在舌

脉浮的现象，宜祛邪和胃。藿香 15
半夏 10 克，水煎服，每日 1 剂。
：若口苦、胸闷加竹茹 10 克，黄连
，加桂枝 7.5 克，白术 15 克。
吐、饮食不振，苔薄、脉濡，大便
15 克，干姜 5 克，炙甘草 7.5 克，
淮山药 15 克，连肉 15 克，去干姜

呕吐的诊疗与鉴别

指压内关穴止呕吐

因小悬引起呕吐，可用中指压内关穴止呕。内关穴在掌后（掌面方向）二寸处尺桡骨之间，压至有酸胀感即说明已中穴位，约一分钟即止呕吐。

2寸 — 大陵穴
1寸 — 内关穴
2寸 — 间使穴

呕吐鉴别诊断表

病名	症状体征
结核性脑膜炎	高热、头痛、呕吐、昏迷，有结核病史，散发于四季
慢性胃炎	上腹部疼痛，饭后有灼热感和饱胀感，食欲不佳、口臭、嗳气，上腹部可有压痛
胃下垂	上腹部无干坠感、食欲不佳，有时可由嗳恶心、呕吐、体瘦枯瘦，劳伤有胀、背穿内脏下垂
溃疡病	溃疡病引起幽门梗阻时出现明显呕吐，平时有慢性、节律性、周期性上腹部疼痛，上腹部有压痛，幽门梗阻时可有震水音
胃穿孔	上腹部突然剧烈疼痛，常发生于饱餐后，有清痛病史腹肌紧张加板样
胃神经官能症	恶心、呕吐频繁，甚至反食，常伴有头痛、上腹不适等症状
急性阑尾炎	转移性右下腹疼痛，发热，恶心、呕吐，右下腹阑尾点局限性触痛，反跳痛
肠梗阻	腹部有阵发性绞痛，大便秘结，呕吐出胆汁或粪类液，腹部有压痛，可见到肠型及肠蠕动波
急性传染性肝炎	发热、恶心、呕吐，厌食油腻，体温下降时有的出现黄疸，小便如红茶肝脏轻度肿大，有压痛

第二章　常见病的诊断

28

115

鉴别分析

鉴别诊断表可以让读者将某种疾病与其他同类病症进行对比，有效地避免读者出现误诊的现象。

常用诊疗术

常用诊疗技术具有针对性、实用性和可操作性，目的在于提高人们的临床基本技能和突发事件的应急处理技能。

● 人工呼吸

若人类的呼吸、心跳完全停止 4 分钟以上，生命就有危险；若超过 10 分钟，就很难挽救了。所以，当发现一个人出现心跳、呼吸不规则或停止时，人工呼吸是分秒必争的重要急救措施。进行人工呼吸的方法有 3 种。

1. 口对口吹气法：这是最简便有效的人工呼吸方法，同时还可进行心脏按压，适用于各种呼吸停止、肋骨折断或伴有心跳停止的患者。

操作方法：使患者仰卧，并使头部尽量后仰，张开其口，盖上手帕或数层纱布，用手捏紧患者鼻孔，对准其口用力吹气。患者胸部扩张起来后，停止吹气并放松鼻孔，使其胸部自然缩回去。一般成人 5 秒 1 次，儿童 4 秒 1 次，幼儿 3 秒 1 次，反复进行，直到患者呼吸恢复为止。

2. 仰卧压胸法：此法适用于一般窒息患者，不适宜胸部外伤或同时需做心脏按压者。

操作方法：令患者仰卧，背下垫一枕头或衣服。急救者面对患者，两腿分开，跪骑在患者大腿两侧，两手平放在患者胸部两侧乳头之下，拇指向内，靠近胸骨下端，四指自然向上向外伸开，借上半身的体重用力压迫患者胸部，挤出肺内空气。然后，急救者身体后仰，除去压力，患者胸部依其生理弹性使胸部自然扩张，空气进入肺内。这样反复进行，每分钟 16 ～ 20 次。

3. 俯卧压背法：适用于溺水及触电者，可使水流出体外，舌也不致阻塞咽喉，但此法影响心脏按压的进行。

操作方法：使患者俯卧，一臂前屈，头部偏向一侧，枕于臂上，以保证呼吸道通畅。腹部用枕头垫高。急救者跪伏在患者大腿两侧，面向头部，两臂伸直，两手平放在患者背部，拇指靠近脊柱，四指向外紧贴肋骨，身体前倾，以体重压迫患者背部，将肺内空气挤出。然后，身体后仰，除去压力，使胸部自然扩张，空气进入肺内。如此重复操作，每分钟 16 ～ 20 次。

紧急救助之人工呼吸

口对口吹气法

使患者仰卧，并使头部尽量后仰，张开其口，盖上手帕或数层纱布，用手捏紧患者鼻孔，对准其口用力吹气。患者胸部扩张起来后，停止吹气并放松鼻孔，使其胸部自然缩回去。

仰卧压胸法

患者仰卧，急救者跪骑在患者大腿两侧，两手平放在患者胸部两侧乳头之下，用力压迫患者胸部挤出肺内空气。然后，急救者身体后仰，使胸部自然扩张，空气进入肺内。

俯卧压背法

使患者俯卧，腹部用枕头垫高。急救者跪伏在患者大腿两侧，两手放在患者背部，身体前倾，压迫患者背部将肺内空气挤出。然后，身体后仰，除去压力，使胸部自然扩张，空气进入肺内。

口对口吹气法

口对口吹气法的节奏，一般成人5秒1次，儿童4秒1次，幼儿3秒1次，反复进行，直到患者呼吸恢复为止。

成人人工呼吸节奏

儿童人工呼吸节奏

幼儿人工呼吸节奏

● 心脏按压

心脏按压若能起到预期的作用，患者肤色恢复正常，瞳孔缩小，可摸到颈动脉搏动，自发性呼吸恢复。具体操作如下：

先将患者平放于木板床上，头部稍低。急救者站在患者一侧，将一手的掌根放在胸骨下端，另一手覆于其上，借急救者上身的体重，向胸骨下端用力垂直压，使其下陷 3 厘米左右，随即放松，让胸廓自行弹起。如此有节奏地压挤，每分钟 60 ～ 80 次。

在使用急救措施时，还要了解一些常识性的注意事项：

1. 进行人工呼吸前应解开患者的裤带、领扣及过紧的衣服；如舌头后缩，应设法拉出，以保证呼吸道的通畅。口腔内如有假牙、泥土、血块黏液等物体，应先取出。

2. 对心跳和呼吸同时停止的患者，一定要同时进行人工呼吸与心脏按压。

3. 在按压的时候不宜用力过大过猛，避免损伤肋骨或内脏。

4. 在同时进行人工呼吸与心脏按压时，要有耐心，坚持挽救患者，直至患者呼吸与心跳恢复正常时为止。

5. 掌握死亡特征，这是进行挽救与否的前提。

死亡特征可分为绝对特征和非绝对特征两类。

（1）绝对特征：患者确定已经死亡，无抢救希望。

①猫眼：用两手指从两侧捏眼球，死者的瞳孔变成椭圆形或裂缝样，称为猫眼。正常人的瞳孔捏后不变形。

②尸冷、尸僵和尸斑：尸冷——死后身体温度下降到与周围环境相等；尸僵——死后肌肉变硬和缩短，关节强直；尸斑——死后血液沉积于身体下垂部位，该处皮肤出现紫红色或紫蓝色斑块。

（2）非绝对特征：患者还没有真正死亡，还有生还的可能。

①呼吸停止：看不出呼吸运动，鼻孔无气呼出，在鼻孔处放轻而细的东西如棉绒等物体不见摆动。冬天放镜面于鼻孔处不见水汽等。

②心跳停止：摸不到脉搏、心尖搏动，听不到心音。

③瞳孔散大，一切反射消失，用强光刺激不见瞳孔缩小，用棉绒、头发等细物触角膜时毫无反应。

上述三项非绝对特征同时出现时，才表示患者已经死亡。但对于溺水、触电等死亡不久者，即使同时出现这三项非绝对特征，也不要轻易放弃，积极挽救一段时间后患者还有生还的可能。

紧急救助之心脏按压

心脏按压法

①先将患者平放于木板床上，头部稍低。②急救者站在患者一侧，将一手的掌跟放在胸骨下端，另一手覆于其上。③借急救者上身的体重，向胸骨下端用力垂直加压，使其下陷3厘米左右，随即放松，让胸廓自行弹起。

测量呼吸

胸或腹部是否有起伏？

抬起

按下

是否有呼吸？

检查呼吸道是否畅通，将自己的脸颊靠近患者的口鼻，确认患者是否还有呼吸。

猫眼

用两手指从两侧捏眼球，人死后的瞳孔变成椭圆形或裂缝样，称为猫眼。活人的瞳孔捏后不变形。

"猫眼"状态   正常状态

● 测量体温、脉搏和血压

◎ 测量体温

正常人的口腔温度在 36.3 ~ 37.2℃之间，腋下温度比口腔温度低 0.2 (~ 0.4) ℃，直肠温度比口腔温度高 0.3 ~ 0.5℃。根据测量位置和制作工艺的不同，体温计也分为许多种。

在测量体温时，要根据各个部位的不同而采取不同的测量方法。以下介绍常用的水银温度计在口腔、腋下、直肠的测量方法。

口腔内测量法：

将口腔用水银温度计的水银端斜放于患者舌下，令其紧闭口唇，牙不咬紧，5 分钟后取出查看读数。若患者在测量前剧烈劳动或刚吃过冷热饮食，应等 15 分钟以后再用此法。昏迷者及小儿不宜采用此法。

腋下测量法：

将腋下用体温计置于腋窝深处，患者屈臂过胸，将体温计夹紧，5 分钟后取出查看读数。这种测量法使用方便，目前一般常用此法。

直肠测量法：

患者取屈膝侧卧位，将直肠用体温计的水银端涂上凡士林后，插入直肠约体温计的一半长，5 分钟后取出直看读数。检查时应用于固定体温计，以免脱落或折断。注意此法适用于小儿、重症患者及昏迷患者等。

◎ 测量脉搏

正常成人的脉搏为每分钟 60 ~ 100 次，情绪激动或运动后可加快。老年人和小儿脉搏跳动速度与正常成人不同，老年人稍慢，小儿较快。

测量的方法主要有：①桡动脉把脉。②颈动脉把脉。③股动脉把脉。

◎ 测量血压

测量血压一般测量肱动脉。正常的肱动脉血压，收缩压在 90 ~ 140 毫米汞柱，舒张压在 60 ~ 90 毫米汞柱。其中听到第一个脉搏跳动声响时汞柱所达到的刻度即为收缩压；随后搏动声音继续存在，并逐渐增大，至搏动声音突然变弱、变调时，汞柱达到刻度即为舒张压。血压记录用分数式，收缩压为分子，舒张压为分母，如 120 / 80 毫米汞柱，120 为收缩压，80 为舒张压。

肱动脉血压测量方法如下：

①测量前，让患者休息 10 分钟以上。然后取坐位或平卧位，露出右上臂，伸直肘部，掌面向上，使手臂、心脏、汞柱的 0 点位于同一水平。②开放橡皮球颈部的气门，将血压计的袖带内气体驱尽，平整无折地缠于上臂中部，松紧适宜，袖带下缘距肘窝 2 ~ 3 厘米，并将袖带上的皮管连接于血压计的皮管上。③于肘窝摸到肱动脉后，将听诊器头部放上。④握住气球，关闭气门打气，至动脉搏动音消失为止，普通为汞柱上升到 160 左右，然后再慢慢开放气门，让汞柱缓缓下降。注意汞柱旁的刻度及脉搏跳动的声音。

家庭常用测量术

测量体温法

口腔内测量法

将口腔用体温计的水银端斜放于患者舌下，令其紧闭口唇，牙不咬紧，5分钟后取出查看读数。

腋下测量法

将体温计置于腋窝深处，患者屈臂过胸，将体温计夹紧，5分钟后取出查看读数。

测量脉搏

桡动脉

桡动脉把脉

让患者的手掌自然摊开，手臂平放在桌面上，测量者将食指、中指和无名指并排轻放在患者手腕的拇指方向上的桡动脉。

颈动脉

颈动脉把脉

测量者用食指和中指轻放在患者喉结到耳际处的颈动脉上。

股动脉

股动脉把脉

测量者将食指和中指轻放在患者鼠蹊部位上的股动脉上。

测量血压应注意什么

（1）测量血压应尽量一次听准，连续反复测量，容易影响结果的正确性。

（2）在使用血压计时，应放在平稳不振动的地方，打气时不能打得过猛，用后排尽橡皮带内的气体，将袖带卷好，放于盒内，然后关闭血压计的盖子。

血压计

听诊器

手握压力气球

◉ 眼鼻耳用药法

◉ 眼部冲洗法

冲洗法用于结膜囊分泌增多或手术前清洁。

具体操作如下：

让患者坐好，头微向后仰，同时嘱患者手持受水器，紧贴在颊部和鼻下相平的部位。医生面对患者，用右手持洗眼壶冲洗眼睑外部（注意壶要适当抬高，不要碰到眼部），然后再用左手拇指和食指两指分开眼睑，令患者转动眼球，然后冲洗结膜囊各部。冲洗后用棉球擦干眼外部皮肤。

◉ 眼药用法

滴眼药水：让患者坐好，头向后仰，眼向上看。医生面对患者，用左手拇指将患者眼睑轻轻向下牵引，并在拇指下按上一棉球，另一手持眼药水滴管，将药水滴入下穹隆部，每次 1 ~ 2 滴。注意滴管不要碰到眼睑，以免污染。然后嘱患者闭眼，用棉球擦去溢出的药水。

涂眼药膏：让患者坐好，头向后仰，眼向上看。医生面对患者，用左手拇指将患者眼睑轻轻向下牵引，用玻璃棒的一端，蘸上眼药膏少许，呈水平方向轻压在下穹隆部。然后让患者闭眼，同时轻轻转动玻璃棒，并从水平方向抽出。然后用棉球按摩眼睑数分钟，使药膏散布在结膜囊内。

◉ 鼻部滴药法

滴药前让患者排除鼻腔内分泌物，仰卧，头部突出床缘，向后仰，使外耳部开口与颏尖部连线与地面垂直。或者使患者侧卧，头部突出床缘，头下垂靠近下肩。每次滴药 3 ~ 5 滴。为使药液能均匀分布鼻腔内，滴药后可让患者头部向两侧轻轻摆动。药液滴入后隔数分钟再坐起。

◉ 耳部滴药法

（1）滴耳药的温度不宜过凉，以免因冷刺激鼓膜或内耳，引起眩晕、恶心等反应。滴耳药的加温较简单，只需将药液滴在耳郭腔，使其沿外耳道壁缓慢流入耳底，药液自会温暖。切忌将滴药直接滴到鼓膜上。

（2）滴药方法：嘱患者侧卧或将头倒向一侧肩部，使患耳外耳道口朝上，牵引耳郭，拉直外耳道，将药液滴入耳郭耳甲腔内，使药液由此进入外耳道并沿外耳道壁流入耳道深部，捺压耳屏数次即可。滴药量一般每次 2 ~ 4 滴，每日 4 次。若患者自己滴药，应以对侧手指牵引耳郭，同侧手指持滴药管，按上述方法滴药即可。

鼻药、眼药使用法则

眼部冲洗法

　　让患者坐好，头微向后仰，患者手持受水器，紧贴在颊部和鼻下相平的部位。医生用右手持洗眼壶冲洗眼睑外部，然后用左手两指分开眼睑，令患者转动眼球，冲洗结膜囊各部。

滴眼药水法

　　患者头向后仰，眼向上看。医生用左手拇指将患者眼睑轻轻向下牵引，并按上一棉球，另一手持眼药水滴管，将药水滴入下穹隆部，每次1～2滴。

涂眼药膏法

　　患者头向后仰，眼向上看。医生用左手拇指将患者眼睑轻轻向下牵引，用玻璃棒的一端，蘸上少许眼药膏，呈水平方向轻压在下穹隆部，然后让患者闭眼，同时轻轻转动玻璃棒，并从水平方向抽出。然后用棉球按摩眼睑数分钟，使药膏散布在结膜囊内。

鼻部滴药法

　　患者仰卧，头部突出床缘，向后仰，使外耳部开口与颏尖部连线与地面垂直。每次滴药3～5滴。滴药后可让患者头部向两侧轻轻摆动。药液滴入后隔数分钟再坐起。

◉ 注射与输液常识

◉ 注射

1. 注射必备

注射器和针头，75% 酒精棉球，2% 碘酒棉球，消毒镊子，消毒锅或针盆，橡皮带。以上物品可酌情选用。

2. 吸药方法

以酒精棉球消毒安瓿颈部，锯掉安瓿头进行吸药。如果是从橡皮密封的小瓶内吸药，应先消毒其瓶盖，在针筒内抽些空气，再将针头从瓶盖中央垂直刺入小瓶内，将空气打入，然后吸药。

3. 注射方法

（1）皮下注射：一般在上臂上部外侧进针，避免在红肿或疤痕部位注射。适用于需要迅速出现药效和不宜或不能经口服给药的情况。

操作步骤：①将药液吸取放妥，以酒精棉球消毒局部皮肤，待干。②左手拉紧皮肤，右手持针使之与皮肤成 30 ～ 40 度斜角，迅速刺入皮下，抽吸无回血，即可推药。③注射完毕，迅速拔出针头，用干棉球压迫片刻。

（2）皮内注射：注射部位一般在前臂内侧腕上 2 寸左右，且最好选用皮试针头。适用于各种过敏试验，或卡介苗等预防注射和局部麻醉等。

操作步骤：①抽取药液，以酒精棉球消毒皮肤。②酒精干后，以左手拉紧皮肤，右手持注射器，使针头斜面向上，与皮肤呈 15 ～ 30 度角，刺入皮内。③待针头斜面进入皮内时，推动针筒塞，局部可见半球形白色隆起，注射药液量一般为 0.1 毫升。拔出针尖时切勿按压。

（3）肌内注射：取臀部外上方 1/4 处为注射区，也可在上臂三角肌处注射。

操作步骤：①吸取药液和皮肤消毒的方法同皮下注射。②左手中指、拇指二指把皮肤撑开拉紧，右手持注射器，以前臂带动腕部的力量垂直迅速地将针头刺入肌肉内，然后以左手拇指、食指二指固定针头，抽吸无回血后，再以右手拇指推药，推药时要慢且匀。③为了减轻患者的疼痛，可在推药时以左手中指尖端轻轻地缓慢划动注射点附近的皮肤。④注射完毕，迅速拔出针头，以灭菌棉球按压局部即可。长期臀部肌内注射（如结核病患者注射链霉素）引起的硬结，可用热水袋或热毛巾湿敷。

（4）静脉注射：注射部位一般采用肘窝部、腕部、踝部、手（足）背部等处浅表静脉，小儿常在头皮静脉注射。静脉注射特别要注意无菌操作。

操作步骤：①因空气不得注入静脉，所以在吸取药液前，应先排尽注射器空气并放妥。②用碘酒、酒精先后消毒肘窝处皮肤，在穿刺上方扎紧止血带，并嘱患者握拳数次，以暴露静脉。肥胖者如肘部静脉难以察见，可选取他处较明显的静脉。

◉ 输液

1. 输液方法

先以少量注射液洗涤输液瓶和橡皮管，然后在滴管上端的橡皮管用开关夹夹紧，在瓶口橡皮塞上插入两枚粗针头，一枚接短皮管，可向上拉高作通气管用，一枚接输液橡皮管滴管，并挂在输液架上。然后注意排空空气，即右手持橡皮管和针头在下垂位，扭松开关夹使注射液经橡皮管针头流出，并使滴管内液体平面与滴注管保持一定距离。再扭紧开关夹和关闭滴管之小侧管，选择适当静脉进行穿刺，见到回血即证实穿刺针在静脉内时，即可扭松开关夹。这时可见输液滴管内液体向下滴，即可用胶布固定针头和肢体，并从开关夹调节滴注速度。

2. 输液装置障碍的处理

（1）当滴注管内充满注射液而看不清液体是否在滴动时，可扭紧开关夹，放开滴注管的小侧管，待管内液面下降到适当高度能够分辨滴数时，即可关闭小侧管，扭松开关夹。

（2）若发现滴管停止不滴或不通畅时，则应检查注射部位情况，一般有以下2种原因：①注射针、玻璃接管为血块所阻塞，可打开接头，排出血凝块重新接上。②注射针和肢体位置发生了变动，可适当变换肢体位置，转动针头方向，或抬高、压低针柄以纠正。

吸药方法

以酒精棉球消毒橡皮密封的小瓶瓶盖，在针筒内抽些空气，再将针头从瓶盖中央垂直刺入小瓶内，将空气打入，然后吸药。

臀部肌内注射法

垂直刺入皮下

左手中指、拇指二指把皮肤撑开拉紧，右手持注射器，以前臂带动腕部的力量垂直迅速地将针头刺入肌肉内，然后以左手拇指、食指二指固定针头，抽吸无回血后，再以右手拇指推药，推药时要慢且匀。

皮内注射法

呈15～30度角刺入皮内

以左手拉紧皮肤，右手持注射器，使针头斜面向上，与皮肤呈15～30度角，刺入皮内。待针头斜面进入皮内时，推动针筒塞，局部可见半球形白色隆起，注射药液量一般为0.1毫升。

皮下注射法

呈30～40度角刺入皮下

将药液吸取放妥，以酒精棉球消毒局部皮肤。左手拉紧皮肤，右手持针使之与皮肤成30～40度斜角，迅速刺入皮下，抽吸无回血，即可推药。

● 伤口处理

◎ 清创（扩创术）

1. 术前准备：术前必须纠正休克、失血、脱水等全身情况。

2. 麻醉：一般选用神经阻滞或局部浸润麻醉；腰麻和全麻视情况决定。

3. 皮肤清洁消毒：首先除去急救包扎敷料及剃去毛发。手术者洗手戴消毒手套后，于伤口内填塞消毒纱布，用肥皂水及生理盐水洗涤伤口周围皮肤三遍。然后再以碘酊或硫柳汞酊消毒皮肤，铺消毒巾。

4. 伤口内处理：手术者更换消毒手套，穿手术衣，进行伤口内清洁冲洗处理，修剪无生命力的组织及创口边缘皮肤 2 ～ 3 毫米，然后缝合。如合并有肌腱、神经、骨骼等部位的损伤时，应同时进行缝合或固定复位。

5. 缝合和结扎：缝合结扎都要打结，常用的结有四种。

（1）单结：各种结的基本法。

（2）方结：最常用于结扎小血管或一般缝合。

（3）三叠结：用于结扎较大的血管或重要的组织。第一个结应较缓慢轻轻地持续用力，不使结扭转；第二个结交错地紧贴在第一个结之上，结扎时要使二线牵拉点与结扎点在同一直线上才能使结打紧。剪线时，在切口内的应紧靠线结处剪断，在皮肤表面的缝线则留 1 厘米左右，以便在拆线时牵引。

（4）钳子打结：扩创常用的打结方法，简单方便，还能节约缝线。

6. 术后处理：抬高肢体，注意血液循环，可在 3 天后更换敷料和查看伤口。全身使用破伤风抗毒素 1500 单位，肌内注射，须先做过敏试验。适当使用抗生素，防止感染。

7. 拆线时间：头面部 5 天，躯体部 7 天，手指活动处及关节部位 10 ～ 14 天。但若有感染，脓肿形成时应提早拆线，必要时可放置引流物。

常用外科结

（1）单结；（2）方结：最常用于结扎小血管或一般缝合；（3）三叠结：第一个结应较缓慢轻轻地持续用力；第二个结交错地紧贴在第一个结之上，结扎时要使二线牵拉点与结扎点在同一直线上。

（1） （2） （3）

伤口缝线与拆线

持钳打结法

（1）　（2）　（3）　（4）　（5）　（6）

可用于浅、深部结扎。血管钳或持针钳既是线的延长，也是操作者手的延伸。此法适用于线头太短，徒手打结有困难时或打结空间狭小时的结扎。

伤口皮肤缝线拆除法

首先按换药的方法常规消毒切口区域，左手持镊子将线结轻轻提起，右手将微微张开的线剪尖端插入线结与皮肤之间的间隙，平贴针眼处的皮肤将线剪断，然后，快速轻巧地将缝线朝剪断侧拉出。

家庭急救

日常生活中始终存在人们突然发病或遇到意外伤害的可能性,在医务人员尚未赶到现场的情况下,掌握一定的现场紧急自救和互救知识是十分必要的。

● 家庭火灾的紧急处置

1. 火灾发生时人首先要保持镇定，呼唤房内其他人离开并及时救火。在时间允许下，应只带身边可拿的毛巾或布，时间不允许的话可以不要打湿。开门逃生前，先用手背触摸门板，如感到烫手，切勿开门；若不觉烫手，则打开门缝，并用脚抵住门的下方，观察是否可以逃生。切勿带其他行李，因为火势蔓延很快。如果火势愈加蔓延，请立即逃生。家长应及时弄清小孩安全情况。如果房间着火且可以及时冲出房间的话，请什么都不要拿，立即冲出去，若是人很多的话请按秩序逃离。

2. 离开着火房间后请关闭该房间房门以延缓火势蔓延速度。

3. 如果住在旅店，应在离开房间时带手电筒和口哨，并及时按走廊里的火灾警铃，可行的情况下可通过大声呼叫的方式通知附近的住户离开，切勿使用电梯。

4. 使用最近的安全出口逃到户外；应观察出口是否安全（有无浓烟，温度是否正常）。如果安全便可以使用该出口，反之立即逃往其他出口。如果所有的出口都不安全的话，请回到一间烟雾较少的有窗房间，如果在家里最好回到有阳台的房间里。

5. 如果你在家里或房间里而还没来得及逃出去，房间里又有大量浓烟时，请接近地面爬行到门口逃生，爬行时紧闭双眼，用手带领你前行，当手感觉到高温时，退后，改变方向爬，千万不要立即转身，因为你的脚可能会踢到着火的地方。

6. 火灾的时候请镇定，不要害怕，请关上房间的门，用床单或布将门缝和通风孔或气槽塞住，防止烟进入房间，然后立即将通向户外的窗户或玻璃打开或砸开，关掉空调和其他家电，如果楼层不高，可想办法从窗户或未封的阳台逃到相邻安全的楼内。

7. 若是在高楼中被困火场时，可挥动鲜艳且大块的布匹，向街上的人求救。若迫不得已，必须往下跳时，可以利用广告招牌作为缓冲点，再跳下来；或利用被单，把被单连接成长绳，再顺着滑到接近地面处。

火灾的紧急处理方法

触摸门把

开门逃生前，一定要先用手背触摸一下门把，判断屋外的火势是否会挡住通道，如果门把很烫的话，请不要立即打开大门，那样就等于放火进屋。

门缝观火势

通过门把手可以判断火势的大小，如果门把手不是很烫，可以尝试打开门缝，观察外面的火势情况，切记不要一下就大开门板，如果大开门的话，火和浓烟都会顺势涌进屋内。

如果火势不是很大，可以通过楼梯逃跑的话，请在断开房内一切电源后，用湿毛巾捂住口鼻，关好房门，迅速撤离。关好房门可以尽可能延缓火势蔓延到屋内。

关好房门

窗口呼叫或逃生

爬行逃生

当房间里有大量浓烟时，用湿毛巾捂住口鼻，接近地面爬行到门口逃生。

若是在高楼中被困火场时，可挥动鲜艳且大块的布匹，向街上的人求救。若迫不得已，必须往楼下跳时，可利用被单或窗帘，把被单或窗帘连接成长绳，再顺着滑到地面。

● 气体燃料外泄

家庭用的气体燃料，多半是煤气和液化石油气，当气体燃料外泄或燃烧不完全时，就会使人发生一氧化碳中毒，患者会有头痛、倦怠等症状，严重者可丧失意识、呼吸停止，甚至死亡。

1. 什么是煤气中毒？

煤气中毒即一氧化碳中毒。人在含有 0.1%（体积）一氧化碳的环境中停留 1 小时左右，就会出现头痛、恶心、呕吐、四肢无力等中毒现象。当空气中一氧化碳含量达到 1%（体积）时，人呼吸 2 ~ 3 分钟便失去知觉。

2. 一氧化碳中毒有哪些症状？

一氧化碳中毒一般分急性中毒和慢性中毒两种。

（1）急性中毒。急性中毒又分别为轻、中、重三种。

轻度。表现为头晕、眼花、头痛、耳鸣，并且恶心呕吐、心悸、四肢无力。应脱离现场，呼吸新鲜空气或进行适当治疗，症状可迅速消失。

中度。除上述症状外，还表现为多汗、烦躁、步态不稳、皮肤或黏膜苍白、意识朦胧甚至昏迷。如能及时抢救也可很快苏醒。

重度。除具有部分或全部中度中毒症状外，患者常进入昏迷状态。可持续几小时或几天。患者往往出现牙关紧闭，全身抽动，大小便失禁和血压上升、心律不齐等症状。重度中毒经及时抢救，脱离昏迷后，症状逐渐好转。有的重症患者在苏醒之后，经过一段"清醒期"又出现一系列神经系统严重受损的表现。

（2）慢性中毒。长期接触一氧化碳可能有以下症状：

神经系统。头痛、头晕、失眠、乏力、记忆力减退、注意力不集中、血压不稳定，甚至出现震颤、步态不稳等症状。

心血管系统。出现心肌损害及冠状动脉供血不足，心电图改变，出现各种类型的心律不齐，低血压及房室传导阻滞等。

3. 处理方式。

（1）打开门窗，使空气流通。

（2）关掉煤气总阀把手。

（3）将患者移到安全的地方，并松开颈部、胸部的衣物。

（4）若患者呼吸停止时，开放患者气道，并施行人工呼吸。

（5）使患者保持暖和，并以电话呼叫救护车。

4. 注意事项。

（1）气体燃料外泄时，禁止开关任何电器用品。

（2）在气体燃料外泄的现场，禁止点火，以免引发爆炸。

（3）事后拨电话到煤气公司，请专业人员到家里维修，切勿自行修理。

（4）气体燃料桶切勿装置于浴室内，应安装在通风处，如阳台。

（5）平时应用肥皂泡沫涂抹在气体燃料管线上，检查管线有无破洞。

气体燃料外泄的紧急处理

关闭煤气总阀

开

关

如果是管道煤气，应立即关闭煤气总阀。一般情况是与煤气管同向为"开"，相垂直的是"关"。

将患者移动到通风的地方

当发现有人中毒昏迷时，请先打开窗户和房门，然后将中毒者缓慢地移动到通风且安全的地方。

开放气道，实施人工呼吸

只要中毒者尚有一丝气息，就应该对其进行紧急抢救。首先松开衣领，开放患者的气道，一只手放在中毒者的额头上，另一只手放在颈部近发际处，让额头往后仰，然后进行人工呼吸。

保暖等待救援

进行完简单急救后仍无反应者，请拨打120，并给中毒者保暖，等待救护车的到来。

● 家中有人心脏病发作

心脏是一个强壮的、不知疲倦、努力工作的强力泵。心脏之于身体，如同发动机之于汽车。如果按一个人心脏平均每分钟跳 70 次、寿命 70 岁计算的话，一个人的一生中，心脏就要跳动近 26 亿次。一旦心脏停止跳动而通过抢救不能复跳，那就意味着，一个人的生命终止了。心脏病是人类健康的头号杀手。全世界 1/3 的死亡人口是因心脏病导致的，而我国，每年有几十万人死于心脏病。心脏病发作时，若在五分钟内没有对患者施行急救，则患者就可能成为植物人，甚至死亡。

◉ 高发人群

年龄大于 45 岁的男性、大于 55 岁的女性；吸烟者；高血压患者；糖尿病患者；高胆固醇血症患者；有家族遗传病史者；肥胖者；缺乏运动或工作压力大者。

◉ 早期症状

（1）呼吸：在做一些轻微运动时，或者处于安静状态时，出现呼吸短促现象，但不伴咳嗽、咳痰。这种情况很可能是左心功能不全的表现。

（2）如果面色灰白而发紫、表情淡漠，这是心脏病晚期的病危面容。如果脸色呈暗红色，这是风湿性心脏病、二尖瓣狭窄的特征。如果面色呈苍白色，则有可能是二尖瓣关闭不全的征象。

（3）如果鼻子硬邦邦的，这表明心脏脂肪累积太多。如果鼻尖发肿，表明心脏脂肪可能也在肿大或心脏病变正在扩大。此外，红鼻子也常预示心脏有病。

◉ 处理方式

（1）若患者尚有知觉时，让患者靠着枕头坐着。

（2）松开患者衣物。

（3）用毛毯覆盖患者，将硝化甘油片置于患者舌下。

（4）电召救护车，并告知是心脏病患者。

（5）若患者心脏停止跳动时，要立即实行心脏按压与人工呼吸。

（6）开放患者气道。

（7）做口对口人工呼吸二次。

（8）人工呼吸二次完后，再做心脏按压 15 次，反复地做，其方法如下：

①找到心脏按压的部位，即乳头连线和胸部中央的胸骨交叉的地方。②把一只手掌根放在按压的部位，另一只手掌贴在上面。③保持手肘伸直的姿势，垂直下压 3 ~ 5cm，其速率约为 1 分钟 60 次。④若患者瞳孔缩小，可以摸到颈动脉波动时，就表示有效。⑤患者脉搏恢复跳动后，继续做人工呼吸至患者恢复自然呼吸。

心脏病发的紧急处理

轻微心脏病发表现

患者会将手置于疼痛的前胸，并出现气短、面色苍白、头晕和出冷汗。

轻微心脏病发处理

如果患者意识清醒，先安置患者坐在椅子上或者靠在床头上，松开衣领透透气，并安慰患者。

找到家里的药箱，找到治疗心脏病的药物，如抗心绞痛药片，按照医生的医嘱给患者服用。

心脏按压部位

如果患者出现了昏迷，必须立刻进行心脏按压，我们应该先找到心脏按压的位置（乳头连线和胸部中央的胸骨交叉处），手指沿着肋骨移动，食指的边缘上面，就是压迫的部位。

心脏按压方法

把一只手掌根放在按压的部位，另一只手掌贴在上面。

垂直向下压

保持手肘伸直的姿势，下压 3～5cm，其速率约为 1 分钟 60 次。

放松力量

手不要离开胸部，只要将力量放松即可。

● 家中有人脑出血发作

脑出血起病急骤、病情凶险、死亡率非常高，是急性脑血管病中最严重的一种，为目前中老年人疾病中致死的一种。

中老年人是脑出血的主要发病人群，40～70岁为最主要的发病年龄。脑出血的原因主要与脑血管的病变有关。血管的病变与高脂血症、糖尿病、高血压病、血管的老化、吸烟等因素密切相关。通常所说的脑出血是指自发性原发性脑出血。患者往往由于情绪激动、费劲用力时突然发病，表现为失语、偏瘫，严重者意识不清，半数以上患者伴有头痛、呕吐。

脑出血发病主要原因是长期处于高血压病、动脉硬化。绝大多数患者在发病时血压明显升高，导致血管破裂，引起脑出血。脑出血，系指非外伤性脑实质内的出血。绝大多数是高血压病伴发的脑小动脉病变在血压骤升时破裂所致，称为高血压性脑出血。

◉ 脑出血较为典型的表现

血压突然升高，致使脑内微血管破裂而引起的出血。在出血灶的部位，血液能直接压迫脑组织，使其周围发生脑水肿。肢体突然麻木、无力或瘫痪，这时患者常会在毫无防备的情况下跌倒，或手中的物品突然掉地；同时，患者还会口角歪斜、流涎、语言含糊不清或失语，有的还有头痛、呕吐、视觉模糊、意识障碍、大小便失禁等现象。患者发生脑出血后，家属应进行紧急救护。

◉ 处理方式

（1）保持镇静并立即将患者平卧。千万不要急着将患者送往医院，以免路途震荡使病情恶化。可将其头偏向一侧，以防痰液、呕吐物吸入气管。

（2）迅速松解患者衣领和腰带，保持室内空气流通，天冷时注意保暖，天热时注意防暑降温。

（3）如果患者昏迷并发出强烈鼾声，表示其舌根已经下坠，可用手帕或纱布包住患者舌头，轻轻向外拉出。

（4）可用冷毛巾覆盖患者头部，因血管在遇冷时收缩，可减少出血量。

（5）患者大小便失禁时，应就地处理，不可随意移动患者身体，以防脑出血加重。

（6）在患者病情稳定送往医院途中，车辆应尽量平稳行驶，以减少颠簸震动；同时将患者头部稍稍抬高，与地面保持20度角，并随时注意病情变化。

◉ 预防办法

高血压患者应在医生指导下，控制血压，并避免剧烈变动、饱餐、剧烈活动、用力排便、性交等可能诱发血压升高的因素。如出现剧烈的后侧头痛或项部痛、运动感觉障碍、眩晕或晕厥、鼻出血、视物模糊等，可能是脑出血前兆，应及时到医院检查。

突发脑出血的处理

患者出现呕吐时的处理方法

不移动患者头部，轻轻让患者平卧，将其头偏向一侧，以防痰液、呕吐物吸入气管。

除去勒紧身体的东西

除去勒紧身体的东西，包括领带和皮带，若戴有假牙，也应取出，防止患者误吞。

患者出现痉挛时处理方法

当患者有抽搐和痉挛的病症时，可以用手帕包住筷子或者铅笔让患者咬住，防止患者咬到自己的舌头，堵塞气道。

患者出现呼吸不畅时处理方法

清除患者口内的分泌物，当发现舌头下坠时，要立即用手轻轻拉出舌头，确保气道畅通。

● 家人企图割腕自杀

当家中有人以割腕的方法自杀时，此时最重要的事情是紧急送医急救。但在送医之前，为防止血液流失造成生命危险，必须迅速做止血急救。

◉ 处理方式

（1）用干净的纱布覆盖伤口，用手用力按住患部上方，并用绷带包扎好伤口。

（2）若大量出血则以止血带止血，绑止血带的位置是距伤口往心脏方向 3 厘米处，宽度约 5 厘米，绑上止血带后每隔 15 ～ 20 分钟放松 15 秒，以免肌肉坏死。

（3）记录绑止血带的时间。

（4）抬高出血部位。

包扎伤口

放上厚厚的纱布

用绷带包扎好伤口

在伤口上放上纱布，用手于患部上方用力按住，并用绷带包扎好伤口。

卷上止血带

止血带

若大量出血则以止血带止血，绑止血带的位置是距伤口往心脏方向 3 厘米处，宽度约 5 厘米，绑上止血带后每隔 15 ～ 20 分钟放松 15 秒，以免肌肉坏死。

抬高出血部位

将包扎好的手腕稍稍抬高，这样可以更好地止血。

● 切菜时不小心切断了手指

在切菜时若不小心被利刀切断了手指，除了应立刻急救送医外，送医前也应妥善处理被切下的手指，以便送医后接合。只要处理得好，在 6 小时之内接合的可能性是很大的。

◉ 处理方式

（1）在切断面盖上纱布，用力按压，并缠上绷带。

（2）用力按住止血点做压迫止血。

（3）将被切断的手指用纱布包住，放入装满冰块及水的容器中冷冻。

（4）立刻带着被切断的手指就医。

包扎指头

切菜时不小心切断了手指，不要惊慌，立即用纱布盖在指头上，用力按压止血，并用绷带包扎好。

止血

止血点

有两种止血方法：一是按压受伤指头，二是按压受伤手指所在的手腕。

止血点

切断指头的保存

装水的容器

冰块

用纱布包好被切下的指头，找一个容器装上冰水和冰块，立刻冷冻。这样送医院就可以重新接上。

● 儿童从楼梯摔下导致手臂骨折

家中小孩在楼梯上玩耍，若不注意安全，一不小心可能从楼梯上摔下，造成手臂骨折。一旦意外发生，请不要惊慌失措。

◉ 处理方式

（1）取木板、杂志、厚纸板等物品作为夹板。

（2）用绷带或其他代替物，如毛巾等扎紧，固定骨折处前后两个以上的关节。

（3）在腋间夹入海绵或棉布减轻疼痛。

（4）手臂前与颈部间缠绕布条或绷带支撑。

（5）送医治疗。

判断骨折

开放性骨折　　　　　　　　　　闭合性骨折

固定关节

①开放性骨折：骨折附近的皮肤和黏膜破裂，骨折处与外界相通，耻骨骨折引起的膀胱或尿道破裂，尾骨骨折引起的直肠破裂，均为开放性骨折。因与外界相通，此类骨折处易受到污染。②闭合性骨折：骨折处皮肤或黏膜完整，不与外界相通。此类骨折没有污染。

出血时，覆盖厚厚的一层纱布，用伸缩绷带固定好两处以上的关节在夹板上。

悬挂手臂

①用三角巾托住固定好的手臂，将三角巾的两端绕到脖子上打好结。②用别针固定好三角巾。③将另一个三角巾从背后绕到前面，在胸前处打结固定。

❶　　　❷　　　❸

● 儿童误吞异物时

儿童活泼好动，凡是伸手可及的东西，总是会拿来往嘴巴里塞，而当喉咙哽塞时，又不知该如何向父母表达，因此父母平常除应注意家中小东西的摆设，也须随时注意儿童异常的状况。

◉ 处理方式

（1）鼓励儿童用力咳嗽，把异物咳出来。

（2）用两臂抱着儿童腰部，手置于肚脐与胸骨下缘中间位置，用力向后上方做推挤，直至儿童呕吐出异物为止。

（3）若儿童丧失意识时，立即开放气道，并施行口对口人工呼吸。

（4）两腿跨于儿童的两侧，并把手掌放于侧胸部，施压于儿童。

（5）立即请第三者叫救护车，并重复（3）、（4）两步骤，直至救护车来为止。

用力咳嗽　　　　　　　　**用力拍打**

鼓励儿童用力咳嗽，最好能将异物咳出来。

用两臂抱着儿童腰部，手置于肚脐与胸骨下缘中间位置，用力拍打背部，直至儿童呕吐出异物为止。

其他办法

吸尘器　　勺子　　手

当用上面两种方法都无法让儿童吐出异物时，可以尝试用手或汤勺抠出口内异物，或者用吸尘器吸出口内异物。如果还不能将异物排出的话就要立即送医院。

● 家庭避震秘籍

地震虽然目前是人类无法避免和控制的灾害，但只要掌握一些技巧，也是可以在灾难中将伤害降到最低的。

1.抓紧时间紧急避险。如果感觉晃动很轻，说明震源比较远，只需躲在坚实的家具旁边就可以。摇晃时立即关火，失火时立即灭火。大地震从开始到振动过程结束，时间不过十几秒到几十秒，因此抓紧时间进行避震最为关键。

2.选择合适的避震空间。室内较安全的避震空间有：承重墙墙根、墙角；有水管和暖气管道等处。屋内最不利避震的场所是：没有支撑物的床上；吊顶、吊灯下；周围无支撑的地板上；玻璃和大窗户旁。

3.做好自我保护。首先要镇静，选择好躲避处后应蹲下或坐下，脸朝下，额头枕在两臂上；或抓住桌腿等身边牢固的物体，以免震时摔倒或因身体失控移位而受伤；保护头颈部，低头，用手护住头部或后颈；保护眼睛，低头、闭眼，以防异物伤害；保护口、鼻，有可能时，可用湿毛巾捂住口、鼻，以防灰土、毒气的进入。

4.将门打开，确保出口。钢筋水泥结构的房屋等，由于地震的晃动会造成门窗错位，打不开门，曾经发生有人被封闭在屋子里的事例。请将门打开，确保出口。

5.不要慌张地向户外跑。地震发生后，慌慌张张地向外跑，碎玻璃、屋顶上的砖瓦、广告牌等掉下来砸在身上，是很危险的。

6.在发生地震时，不能使用电梯。万一在搭乘电梯时遇到地震，将操作盘上各楼层的按钮全部按下，一旦停下，迅速离开电梯，确认安全后避难。

◉ 震后自救

地震时如被埋压在废墟下，周围又是一片漆黑，只有极小的空间，一定不要惊慌，要沉着，树立生存的信心，相信会有人来救援，要千方百计保护自己。

地震后，往往还有多次余震发生，处境可能继续恶化。在这种极不利的环境下，首先要保护呼吸畅通，挪开头部、胸部的杂物，闻到煤气、毒气时，用湿衣服等物捂住口、鼻；避开身体上方不结实的倒塌物和其他容易引起掉落的物体；扩大和稳定生存空间，用砖块、木棍等支撑残垣断壁，以防余震发生后，环境进一步恶化。

设法脱离险境。如果找不到脱离险境的通道，尽量保存体力，用石块敲击能发出声响的物体，向外发出呼救信号，不要哭喊和盲目行动，这样会大量消耗精力和体力，尽可能控制自己的情绪或闭目休息，等待救援人员。

遭遇地震的自救要点

关火

　　摇晃时立即关火，失火时立即灭火。火会引发火灾和爆炸等一系列连锁反应。

避震

　　地震发生时，应选择承重墙墙根、墙角或者坚固的桌子，蹲下或坐下，额头枕在两臂上。用坐垫等物品保护好头部。

不要慌张向外跑

　　不要慌张地向户外跑。地震发生后，慌慌张张地向外跑，碎玻璃、屋顶上的砖瓦、广告牌等掉下来砸在身上，是很危险的。

打开房门

　　将门打开，确保出口。钢筋水泥结构的房屋等，由于地震的晃动会造成门窗错位，打不开门。

指压穴位疗法

　　指压穴位疗法之所以广受大众的喜爱，主要是因为它可以不受时间和空间的限制和气候变化的影响，简单易学，经济实惠，可以迅速缓解症状。

● 同身寸量法

　　中医里有"同身寸"一说，就是用自己的手指作为穴位的尺度。人有高矮胖瘦，骨节自有长短不同，虽然两人同时各测得 1 寸长度，但实际距离却是不同的。

1 寸（手拇指横宽）

1 寸（中指中节长度）

1.5 寸（二指横宽）

2 寸（三指横宽）

3 寸（四指横宽）

速记卡	1 寸 =A. 手拇指横宽 B. 中指中节长度 1.5 寸 = 二指横宽 2 寸 = 三指横宽 3 寸 = 四指横宽

● 指压的基本手法

拇指压法　　　　二指压法　　　　中指折叠法　　　　四指压法

手刀切打法

拳捶打法

拿捏法

用拇指、食指、中指，拿捏穴位。

点穴震颤法

三指合并对准特定穴位，像小鸡啄米一样震动穴位。

● 自疗常见病

◉ 慢性胃炎

主要症状：轻微恶心、食欲不振，胃部有持续性或阵发性的疼痛。饭后上腹部有微痛感或呕吐症状。

最有疗效的穴位：合谷穴和中脘穴。

注意事项：孕妇最好改用足三里穴，不用合谷穴，因按揉合谷穴容易引发流产。

合 谷	中 脘
合谷	中脘
【取穴法】拇指和食指合拢时，在肌肉隆起的最高处。	【取穴法】脐上4寸或胸骨剑突与脐的中间点。

胃溃疡

主要症状：脸色苍白、唇浅黄，疲倦虚弱。伴有胃胀气、呕逆、嗳气或吐酸水。严重时会出现胃出血、吐血、胃穿孔和突发性昏迷。

最有疗效的穴位：神门穴和足三里穴。

注意事项：按揉神门穴时不可用力过猛，要轻压快揉，以免伤及手腕骨膜，造成骨膜炎。

神 门	足三里
手腕横纹 / 神门	足三里
【取穴法】腕骨与尺骨相交接处，左右两手，各有一穴。	【取穴法】膝眼下三寸，胫骨前，向外一横指处。

◉ 便秘

主要症状：一周的排便次数少于 3 次，大便坚硬，不易排出，或粪便量少，排出困难，有时没有便意，或是解不干净。

最有疗效的穴位：支沟穴和天枢穴。

注意事项：支沟穴在手臂背部，指力中度即可，治疗儿童和患者应注意力度。

支　沟

【取穴法】手背腕横纹的中点为阳池穴，阳池穴上 3 寸为支沟穴。

天　枢

【取穴法】在脐旁开 2 寸，左右各一穴。

◉ 痔疮

主要症状：大便时看到流血、滴血或者粪便中带有血液或脓血，多数是由痔疮引起的；排便时有肿物脱出肛门，伴有肛门潮湿或有黏液，多数是由内痔脱出或直肠黏膜脱出；如果肛门有肿块，疼痛激烈，肿块表面色暗，呈圆形，可能是患了血栓性外痔；肛门肿块伴局部发热疼痛，是肛周脓肿的症状。

最有疗效的穴位：二白穴和承山穴。

注意事项：二白穴为经外奇穴，两手共四穴，用指压棒较方便。承山穴指压时会有强烈酸、麻、痛、胀感，可用较强刺激。

二　白

【取穴法】掌后横纹中点为大陵穴，大陵穴直上 4 寸处，一穴在两筋间，一穴在大筋外，左右两手共计四穴。

承　山

【取穴法】小腿腹肌中点，"人"形凹陷处，左右脚各一穴。

◉ 气喘

主要症状：发作时，呼吸急促、心跳加快、血压上升、咳嗽、发汗。静态时，胸部有紧迫感，呼吸困难，出现喘鸣声。秋冬季节温差大，容易发作。

最有疗效的穴位：膻中穴和天突穴。

注意事项：膻中穴位于胸骨上，穴位深度浅，指尖用力即可达到。天突穴不宜用力过猛，恐引起剧烈咳嗽，或突发性呕吐。

膻中	天突
【取穴法】两乳头连成一线，取中间点即是。	【取穴法】在左右锁骨与胸骨交接点的凹陷处即是。

◉ 流行性感冒

主要症状：流行性感冒起病急骤，轻重不一。可有急起高热，全身症状较严重而呼吸道症状并不严重，表现为畏寒、发热、头痛、乏力、全身酸痛等。上呼吸道症状可有鼻塞、流涕、干咳、咽痛等。尚可见到恶心、呕吐、腹泻为主（胃肠型）的流感患者。患者体检时呈急病容，面颊潮红，眼结膜轻度充血和眼球压痛，咽充血，口腔黏膜可有疱疹，发热症状可持续 3 ~ 5 天，体温可高达 40℃，肺部听诊仅有粗糙呼吸音，偶闻胸膜摩擦音。

最有疗效的穴位：大椎穴和风门穴。

注意事项：大椎穴指压力度不可过猛，并应注意患者是否有长骨刺，或患有骨质疏松症。

大椎	风门
【取穴法】头微向前低，后颈部凸出高点，微第7颈椎，其下凹陷处即是。	【取穴法】在大椎穴下，第2胸椎棘突点，旁开1.5寸即是，左右各有一穴。

◉ 高血压

主要症状：当血压突然升高到一定程度时会出现剧烈头痛、呕吐、心悸、眩晕等症状，严重时会发生神志不清、抽搐。这就属于急进型高血压和高血压危重症，多会在短期内发生严重的心、脑、肾等器官的损害和病变，如中风、心梗、肾衰等。

最有疗效的穴位：涌泉穴和人迎穴。

注意事项：人迎穴在颈动脉附近，宜仰头伸颈，用中指食指压穴往后轻推，要轻柔，切忌过猛。

涌 泉	人 迎
【取穴法】弯曲脚趾，脚底 1/3 位置，有凹陷处的中间点即是，左右脚各有一穴。	【取穴法】在喉结外侧 1.5 寸处，左右各一穴。

◉ 心肌梗死

主要症状：胸部中央突然产生剧痛，犹如针扎般强烈的刺痛。伴有恶心、呕吐、呼吸困难、脸色苍白、冷汗、手足冰冷、指尖或嘴唇呈青紫色、血压下降、脉搏微细，严重时会立即休克或死亡。

最有疗效的穴位：内关穴和灵道穴。

注意事项：内关穴须指压按摩 1 次，约 5 分钟，直到有酸、麻、胀的感觉。

内 关	灵 道
【取穴法】手腕横纹的中心点，往手臂上 2 寸的位置，其穴在两筋中间，左右两手各有一穴。	【取穴法】在神门穴往上 1.5 寸的位置，左右两手各有一穴。

◉ 糖尿病

主要症状：初期没有明显症状。中期先出现口渴，然后容易疲劳，开始消瘦，接着出现多吃、多喝、多尿。晚期出现视网膜病变及周边神经症状如手脚麻木、肌肉萎缩或性功能退化，严重者出现尿毒症、急性心肌梗死及脑中风。

最有疗效的穴位：脾俞穴和足三里穴。

注意事项：脾俞穴位于脊椎中心线旁，不宜过重，应注意患者是否患有骨质疏松症或脊椎病变。

脾　俞	足三里
【取穴法】肚脐正后面为命门穴，此穴往上3寸为脊中穴，脊中穴左右旁开1.5寸处即是。	【取穴法】在膝眼下3寸，胫骨前外侧凹陷处即是，左右脚各有一穴。

◉ 痛风

主要症状：关节及周围软组织出现红肿疼痛，痛时如刀割般或撕裂啃咬般剧痛。因其发病快速如风，常见午夜足痛惊醒，故称痛风。

最有疗效的穴位：肾俞穴和阿是穴。

注意事项：肾俞穴在背部命门穴旁，指压力度中度即可，以酸麻感为度。阿是穴即压痛点穴，取发病部位之上下2个阿是穴，重力指压，使其酸麻感传至病位。

肾　俞	阿是穴
【取穴法】脊椎中心线与肚脐环平衡线交汇点即是命门穴，在命门穴左右旁开1.5寸即是，共有两穴。	【取穴法】压痛点即是穴，俗称"天应穴"。

◉ **痛经**

　　主要症状：月经前中后期，小腹、腰、外阴、肛门疼痛。常伴有面色苍白、手足冰冷、头面部冷汗淋漓、恶心呕吐，严重者出现昏厥。

　　最有疗效的穴位：承山穴和合阳穴。

　　注意事项：合阳穴在小腿肌肉厚重处，指压力度宜重方能见效。

【取穴法】脚尖着地，小腿腿腹中间点出现"人"字形的凹陷处即是，左右两脚各有一穴。

【取穴法】在委中穴往下 2 寸处即是，伸足取之，左右两脚，各有一穴。

◉ **孕妇呕吐**

　　主要症状：妊娠初期（约第 2 个月）出现呕吐、恶心、厌食，持续数周，至第 3～4四个月会自然消失，是妊娠的正常生理反应。

　　最有疗效的穴位：中脘穴和公孙穴。

　　注意事项：中脘穴深部为胃，宜空腹时指压，若饱食须防食物逆流入食管。

【取穴法】取胸骨剑突与脐的中间点即是。

【取穴法】正坐合足，两足弓相距最远处即是，左右两脚各有一穴。

◉ 牙痛

　　主要症状：牙龈红肿、疼痛、有灼热感、口臭、口渴、喜冷饮，常伴有便秘、暴躁易怒、头痛、眩晕、疲倦，后期出现持续性牙疼。

　　最有疗效的穴位：液门穴和下关穴。

　　注意事项：液门穴对疼痛感极为敏感，指压力度适中即可，尤其对妇女、儿童。

液门

【取穴法】在小指和无名指之间的交接处即是，左右两手各有一穴。

下关

【取穴法】在颧骨弓下线凹陷处，张口有骨隆起，闭口凹陷又出，即是本穴，左右两侧各有一穴。

◉ 口腔溃疡

　　主要症状：唇内侧、舌头、舌腹、颊黏膜、前庭沟、软腭等部位在初发病时出现一个或数个可以看得见的小红点，略有灼痛感，经过反复发作后转变成大小深浅不同的溃疡面，由病灶纤维蛋白和淋巴细胞渗入所形成的假膜覆盖着，疼痛明显，特别是吃饭或接触到刺激性食物时，疼痛会更加剧烈，灼痛难忍，重的口疮可扩展到整个口腔。表现为复发性口疮的疾病有白塞氏病、口腔黏膜损伤性溃疡、疱疹性口炎、多形性红斑、结核性溃疡、接触性口炎、坏死性龈口炎和恶性溃疡等，其中恶性溃疡最为危险。

　　最有疗效的穴位：神阙穴和承浆穴。

　　注意事项：神阙穴指压时宜空腹进行，孕妇不适宜此穴。承浆穴对痛反应极为敏感，指压要轻柔。

神阙

【取穴法】肚脐眼即是。

承浆

【取穴法】在下唇中中线与唇沟交叉点，有明显凹陷处即是。

本章看点

● 推拿的作用及常用手法

推拿疗法具有疏通经络、通利气血等作用

● 寻穴定位速成指南

古代先贤们在不断地摸索与实践积累过程中，逐步总

结快速准确取穴的诀窍

● 推拿力度的完美控制

恰如其分地控制推拿的力度是推拿疗法的一门学问

● 推拿的辅助工具与体位

借助身边常见的用具和推拿介质来辅助推拿，能在一

定程度上提升推拿的效果

……

第一章
中医推拿、拔罐与刮痧疗法

中医推拿、拔罐与刮痧是我国传统中医疗法中的精华，也是我国劳动人民及医学家在长期与疾病斗争中创造、总结出的最早的医学。其具有适应性广、操作简便、无副作用、不良反应少的优势，是居家生活保健常用的治病方法。

① 推拿的作用及常用手法

推拿疗法是通过各种手法在患者的一定部位和穴位上进行推拿的一种治疗方法，具有疏通经络、通利气血、滑利关节等作用，可改善生理功能，增强人体的自然抗病力。

推拿疗法对运动系统、神经系统、消化系统的某些疾病具有一定的效果。例如对急性腰扭伤、四肢关节软组织损伤、落枕、胸胁痛、腰椎间盘突出、肩关节周围炎、慢性腰背痛、风湿病和类风湿关节炎、三叉神经痛、面神经麻痹、头痛、高血压、胃和十二指肠溃疡、腹泻、脊髓灰质炎和乙型脑炎后遗症等病种，推拿疗法均能起到积极的治疗作用。

● 常用推拿手法

推拿手法的种类较多，名称和形态亦不统一。为了便于读者掌握，这里对揉法、擦法等几种临床常用手法作如下介绍。

擦法：用手指或手掌附着于治疗部位上做上下、左右来回推动，使局部发热，称为擦法。它适用于全身各部。擦法必须直接接触患者肌肤，故需用冬青油膏（水杨酸甲酯 18%、薄荷油 2%、凡士林 80% 混合成膏）或伤筋药水做润滑剂。

揉法：用手指、大鱼际或掌根部附着于一定部位，以腕关节做主动的摆动，称为揉法。适用于面部、腹部和肿胀患部的周围。

摩法：用全掌附着于一定部位，以腕关节为中心，做回旋动作，称为摩法。适用于腹部。

拿法：用拇指与其余手指相对用力挟住患部肌肉、筋腱，用力提起，称为拿法。适用于颈项，肩部、腋下及四肢部位。

按法：用拇指螺纹部、食指屈指中节或肘关节鹰嘴突按压于一定部位，徐徐用力，称为按法。适用于全身各部。

一指禅推法：用单手或双手拇指螺纹部或偏峰贴于一定部位前后左右推动称为一指禅推法。适用于头面、颈项部。

摇法：用两手托住和握住关节前后，然后上下左右徐徐做环转摇动，称为摇法。适用于全身关节。

在施用上述几种手法时，患者取坐位和仰卧位较为适宜，因这样能够放松局部的肌肉，便于治疗。

图解推拿手法

擦法

全手掌附着在患者背部上下、左右来回推动，使局部发热即可。

揉法

用大鱼际或掌根部附着于患处，以腕关节为中心摆动。

拿法

拿风池

用拇指及其他手指挟住颈项，反复用力提起。

拿法

拿合谷

用拇指及其他手指用对称的力挟住合谷穴即可。

按法

用肘关节鹰嘴突按压于患处，徐徐用力即可。

摩法

全手掌附着于患处，以腕关节为中心，做回旋动作即可，此法常用于腹部。

①

② 寻穴定位速成指南

分布于人体的穴位与经络星罗棋布、纵横交错，对于不熟悉它们的人来说，快速寻找与准确定位就如同大海捞针一样困难。没有人是天生的取穴高手，古代先贤们在不断地摸索与实践积累过程中，逐步总结出以下几个快速准确取穴的诀窍。

● 标志参照法

固定标志 人体的体表骨节突起、肌肉凹陷、皮肤褶皱等就像一个个路标引导着人们快速、准确地找到目标穴位。如关节、眉毛、指甲、乳头、肚脐等都是常见判断穴位的标志。

活动标志 不同于固定标志，人体部分关节、肌肉、肌腱、皮肤在经过相应动作姿势之后会显现出一定的突起、凹陷、褶皱等变化与痕迹，人们可以寻迹这些活动着的标志确定某些穴位的具体位置，如在颧骨弓下线凹陷处，张口有骨隆起、闭口凹陷的是下关穴等。

● 身体度量法

当寻找一些与标志参照物距离较远的部位的穴位时，标志参照作用的准确度、实用性已被渐渐模糊或减小，这时就出现了一个相对更为准确的身体度量法。它利用人体的部位以及线条作为简单的参考度量，将特定的人体部位均分成若干等份（也称作骨度分寸），再以人体自身的手指作为量取距离的尺度，即中医里的"同身寸"一说，从而准确地确定具体穴位的位置。需要注意的是，人有高矮胖瘦，其各自的骨节也有着长短不同，虽然两人同时各测得1寸长度，但实际距离却可能是不同的，因此在具体应用"同身寸"测量时，应遵循自测自身的原则。

手拇指横宽：拇指指间关节横宽1寸，为1.5~2cm。
二指尺寸法：并拢的食指和中指指幅横宽1.5寸，为2~3cm。
三指尺寸法：并拢的食指、中指和无名指指幅横宽2寸，约6cm。
四指尺寸法：并拢的食指到小指指幅横宽3寸，约7cm。

● 徒手寻穴法

触摸法 以拇指指腹或其他四指手掌触摸皮肤，如果感觉到皮肤有粗糙感，或是会有尖刺般的疼痛，或是有硬结，那可能就是穴位所在。

抓捏法 以食指和拇指轻捏感觉异常的皮肤部位，前后揉一揉，当揉到经穴部位时，感觉会特别疼痛，而且身体会自然地抽动想逃避。

按压法 用指腹轻压皮肤并做圈揉，对于在抓捏皮肤时感到疼痛想逃避的部位以按压法确认，如果指尖碰到有点状、条状的硬结就可确定是经穴的所在位置。

快速准确地寻找穴位

标志参照法

固定标志

人体体表骨节突起、肌肉凹陷、皮肤褶皱等都可作为固定参照点，如膻中穴位于左右乳头中间的凹陷处。

膻中穴

下关穴

活动标志

依据人体特定动作而在体表显露的痕迹来确定穴位，如在颧骨弓下线凹陷处，张口有骨隆起、闭口凹陷的是下关穴。

身体度量法

身体度量法利用人体的部位以及线条作为简单的参考度量，将特定的人体部位均分成若干等份，再以人体自身的手指作为量取距离的尺度，即中医里的"同身寸"一说，从而准确地确定具体穴位的位置。

同身寸量法

拇指指间关节横宽1寸，为1.5~2cm

并拢的食指和中指幅横宽1.5寸，为2~3cm

并拢的食指、中指和无名指幅横宽2寸，为6cm

并拢的食指到小指幅横宽3寸，为7cm

徒手寻穴法

触摸法	以拇指指腹或其他四指手掌触摸皮肤，感到皮肤粗糙或是会有尖刺般的疼痛，或是有硬结，即可能是穴位所在。
抓捏法	以食指和拇指轻轻捏揉感觉异常的皮肤部位，经穴位置的痛感明显，且身体会自然地抽动而逃避。
按压法	以指腹轻压皮肤并做圈揉，对于抓捏皮肤时感到疼痛想逃避的部位以按压法确认，经穴所在位置的指尖触感常有点状、条状的硬结。

②

③ 推拿力度的完美控制

推拿疗法借助于外力直接作用于人体损伤或其他特定部位，通过特定的手法、力度、用力方向、用力频率与持续时间的把握来调整人体机体的功能以达到调节人体生理、病理的变化，进而达到治病强身的目的，而恰如其分地控制推拿的力度则成为推拿疗法一门学问。

● 力度的轻与重

推拿手法、用力的方向与频率以及持续时间，都可以在了解和熟悉后较为轻松地掌握，唯有推拿力度的把握较为复杂和困难，不知从何谈起。推拿的力度过轻，会对人体不产生任何作用，而力度过重，又会对人体产生不良影响，可见推拿力度的完美控制对于人们来说就变得尤为重要。

根据推拿力度的大小，可分为最轻、较轻、适中、较重、最重五个较为模糊的等级。其中最轻的力度可达皮毛，承受者会感到舒适柔和，通常用来松弛神经、肌肉放松以及推拿前后阶段的身心放松；较轻的力度可达血脉，承受者会有温暖、舒适、酸胀之感，通常用来疏通经络、行气活血；适中的力度可达肌肉，承受者会有酸胀、压迫之感，但可忍受，推拿之后会有浑身畅快之感，这类力度的使用较为常见，通常用来解痉止痛；较重的力度可达筋腱或脏腑之间，承受者会有明显的酸胀、压迫、放射之感，通常用来解除粘连、调理经络；最重的力度可达骨骼，这类力度的推拿手法使用并不多见，讲究对大力的控制与力度的突然爆发，主要应对于各类正骨推拿，因其对施术者的技术、经验、临场应变能力要求较高，所以具体应用时须谨慎。

● 力度的辨证施与

推拿施术者对于力度的完美掌控除了取决于其自身的能力以外，推拿承受者的性别、年龄、体质状况、病症轻重缓急、损伤部位深浅的辨证判断更是一切诊断治疗、施术策略、具体操作的根基。如应对老年人、幼儿或身体劳累、虚弱者，推拿力度宜轻，而成年人、身体强壮者推拿力度可适当加重；应对人体损伤、病症初期时，推拿力度宜轻，而人体损伤、病症晚期时，推拿力度可适当加重；应对人体较为敏感的部位或穴位时，推拿力度宜轻，而其他一般部位或穴位的推拿力度可适当加重；应对有较长病史的慢性病患者，推拿力度宜轻，而病症反应较急患者的推拿力度可适当加重。

总体上，推拿的力度要做到平稳均匀、连贯有效、轻重相宜，稍重的力度必须要以承受者的耐受程度为限，不可过高。

推拿力度的掌控

不同推拿力度的效果

推拿的力度

- 过轻的力度 → 不产生任何作用
- 适宜的力度
  - 最轻 → 皮毛 → 松弛神经 肌肉放松
  - 较轻 → 血脉 → 疏通经络 行气活血
  - 适中 → 肌肉 → 解痉止痛
  - 较重 → 筋腱、脏腑 → 解除粘连 调理经络
  - 最重 → 骨骼 → 正骨推拿
- 过重的力度 → 产生不良影响

推拿力度的辨证判断

宜轻：
- 老年人、幼儿或身体劳累、虚弱者
- 人体损伤、病症初期
- 人体较为敏感的部位或穴位
- 有较长病史的慢性病患者

适当加重：
- 病症反应较急患者
- 一般部位或穴位
- 人体损伤、病症晚期
- 成年人、身体强壮者

推拿力度平稳均匀、连贯有效、轻重相宜，稍重的力度须以承受者的耐受程度为限

③

④ 推拿的辅助工具与体位

在人们进行人体经络穴位推拿的过程中，特别是自我推拿时，合理地借助一些身边常见的用具和推拿介质来辅助推拿，不仅可以帮忙达到准确、有效地刺激穴位与反射区，还能在一定程度上提升推拿的效果，从而起到事半功倍的作用。

● 推拿辅助工具

圆珠笔 材质坚硬且细长的东西最适合用来做穴位点揉的道具。手指尽可能地握住笔的前端，用笔头指点或按压穴位。注意不要使用过于尖锐的笔尖部位。

梳子 紧握梳子把柄轻轻地拍打头皮，或者用梳子缓慢地梳理头发。拍打时一开始先慢慢的、轻轻的，再逐渐增加强度，其技巧要有节奏感，此种手法能促进头部血液循环，消除头部、眼部的疲劳。应选用木质、宽齿梳子为佳。

此外还有牙刷、牙签、叉子、雨伞、毛巾、高尔夫球、核桃以及市场常见各类推拿用具等。

● 推拿介质

推拿介质又称推拿润滑剂，总体上可分为粉剂、油剂、水剂和酒剂四类，用以减少推拿时皮肤之间的摩擦或兼具一定的药物疗效。如可润滑皮肤的滑石粉、爽身粉，静气安神的精油，消肿止痛的红花油，温经散寒、润滑皮肤的冬青膏，加强手部热力透入的麻油，温热散寒的葱姜汁，行气、活血、止痛的木香水，清凉退热的洁净凉水，通经活络、活血祛风、除湿散寒的白酒等。

● 推拿的正确体位

端坐位 正坐，屈膝、屈髋各90度，双脚分开与肩同宽，双上肢自然下垂，双手置于膝上。此种体位适用于头面部、颈项部、肩部、胸部、胁部、背部、腰部疾病的推拿。

仰卧位 去枕或低枕，面部朝上，上肢自然置于体侧，双下肢自然伸直。根据需要可随时调整上下肢的位置。此种体位适用于头面部、颈部、胸部、腹部、下肢疾病的推拿。

侧卧位 身体一侧在下；双腿自然屈曲，或下侧腿伸直，上侧腿屈曲；下侧上肢屈肩、屈肘各90度，上侧上肢自然垂直，置于体侧或撑于体前床面。适用于头部、颈部、肩部、上肢、胸部、胁部、背部、腰部、髋部、下肢疾病的推拿。

俯卧位 腹部向下，去枕，面部朝下，或头歪向一侧，双下肢自然伸直，上肢置于体侧或屈肘置于面部下方，根据需要可随时调整上下肢的位置。适用于头部、颈项部、背部、腰部、臀部、下肢疾病的推拿。

推拿的预先准备与基本体位

推拿的辅助工具

高尔夫球　牙刷　梳子

叉子　**推拿辅助工具**　雨伞

圆珠笔　牙签　毛巾

常用推拿介质

粉剂 ▶	润滑皮肤的滑石粉、爽身粉。
水剂 ▶	温热散寒的葱姜汁，行气、活血、止痛的木香水，清凉退热的洁净凉水。
油剂 ▶	静气安神的精油，消肿止痛的红花油，温经散寒、润滑皮肤的冬青膏，加强手部热力透入的麻油。
酒剂 ▶	通经活络、活血祛风、除湿散寒的白酒。

推拿的体位

端坐位推拿

仰卧位推拿

侧卧位推拿

俯卧位推拿

④

5 常规部位推拿手法

人们在进行推拿活动与总结过程中，发现某些独立或复合性推拿手法对于人体特定穴位或部位有着显著的功效，于是将其区分、整理出来，就形成了所谓的常规部位推拿手法。

这些功效显著、各有所长、形态各异的推拿手法被人们赋予了许多灵动形象而又趣味横生的名称，依据其应用部位的不同简略介绍如下。

● 头部

一指禅推法 以拇指指端、螺纹面或偏峰着力于施术部位，沉肩、垂肘、悬腕，透过腕关节的摆动和拇指关节的屈伸活动来回推动。此法适用于头部、胸背与四肢的穴位，具有舒筋活血、调和营卫、祛淤消积、健脾和胃、温通经络等作用。

双运太阳法 以两手拇指指腹按压于面部两侧的太阳穴并做环形推揉。此法力度宜轻，具有通经活络、安神醒脑等作用。

● 颈部

二龙戏珠法 以单手拇指、食指指腹相对而向，虚力捏揉颈部喉结的两侧。此法力度宜轻，具有疏通经络、消炎止痛、解除咽喉不适的作用。

● 肩部

捏拿肩井法 以双手或单手反复捏拿肩部肌肉与肩井穴。此法力度适中，具有调理经络、舒筋活血、缓解肌肉紧张的作用。

● 躯干部

开胸理气法 以双手掌面轻按于人体胸部正中线，然后分别沿着肋部间隙向双侧同时分推。此法具有疏通经络、调和气血、舒肝宣肺的作用。

顺藤摸瓜法 以单手手掌着力于人体后侧，沿颈部后侧、脊柱及两侧膀胱经、下肢后侧至足跟部的线路由上而下直推，力度舒适，取顺藤摸瓜之形而得名。具有舒筋活络、调和气血的作用。

● 四肢部

喜鹊搭桥法 以单手拇指、食指的指尖着力于受术者指甲双侧的经络部位依次捏拿点压。此法刺激感略强，有疏通经络、调和气血、散风开窍之效。

阴阳抱膝法 以双手掌心分别按抚于受术者膝关节内外两侧，并一张一弛有节奏地做环形揉按。此法具有通络活血、散风止痛的作用。

常规部位推拿手法

一指禅推法
以拇指指端或偏峰着力，透过腕关节的摆动和拇指关节的屈伸活动来回推动。

双运太阳法
以两手拇指指腹按压于面部两侧的太阳穴并做环形推揉。

二龙戏珠法
以单手拇指、食指指腹相对而向，虚力捏揉颈部喉结的两侧。

捏拿肩井法
以双手或单手反复捏拿肩部肌肉与肩井穴。

开胸理气法
以双手掌面轻按于人体胸部正中线，然后分别沿着肋部间隙向双侧同时分推。

喜鹊搭桥法
以单手拇指、食指的指尖着力于受术者指（趾）甲双侧的经络起止部位，并依次反复捏拿点压。

顺藤摸瓜法
以单手手掌着力于人体后侧，沿颈部后侧、脊柱及两侧膀胱经、下肢后侧至足跟部的线路由上而下直推。

阴阳抱膝法
以双手掌心分别按抚于受术者膝关节内外两侧，并一张一弛有节奏地做环形揉按。

6 正骨推拿手法

作为推拿疗法中独立、完整的一个重要支系，正骨推拿是指那些专门应对人体骨骼脱位、骨折，通过不同的手法直接作用于伤患部位，减缓伤痛并促使其恢复到正常结构位置与活动机能的推拿之法。

人体骨骼由骨密质和骨松质两部分组成，而在各类骨骼创伤中最常见的病变就是骨骼脱位（也有称脱臼）与骨折。当人体在急骤运动中突发力量冲击关节，致使关节囊破裂，从而造成关节各骨之间的错位或脱节，即为脱位；而由外力作用或自身疾病所致骨骼脆弱而引发的骨骼断裂或折断，即为骨折。

病症相对较为严重、复杂的骨折按其损伤程度分为完全性骨折和不完全性骨折；按断骨是否刺破皮肉分为开放性骨折和闭合性骨折。骨骼脱位、多数闭合性骨折以及经过清创消毒处理后的半开放性骨折都可以通过正骨推拿来恢复原有结构位置与活动机能。

● 常用的正骨推拿手法

触诊法 在对骨折进行复位前，用手仔细触摸骨折端。先轻后重，由浅入深，从远到近，并可与健康肢体作比较，全面了解骨折的局部情况，明确骨折的类型（完全或不完全性骨折）以及移位的情况（前后重叠，左右侧方或成角移位），然后根据具体情况确定复位的方法和步骤。

拔伸牵引 用于有重叠移位的骨折，是最重要最基本的方法。在助手的配合下，分别握住骨折的远近两段并进行对抗牵引，使重叠的骨折端拉开，为其他手法做好准备。

旋转屈伸 用于有旋转或成角移位的骨折，尤其在关节附近的骨折，往往须用该方法复位。在牵引下将骨折的远段旋转、屈伸，放于一定的位置，使骨折的远近两段恢复在同一轴线上。

端提挤按 用于有侧方移位的骨折。两手分别握骨折两端，凡突起者予以挤按；凡陷凹者予以端提，达到两断端平整的目的。

夹挤分骨 用于两骨并列部位的双骨折（尺桡骨）。用两手拇指及食指、中指、无名指三指由骨折部的两面（掌背面）夹挤两骨间隙，使骨间膜张开，靠拢的骨折断端便分开，并列的双骨折就能像单骨折一样一起复位。

折顶法 在肌肉较丰富的部位或横断骨折重叠移位较多，单靠拔伸牵引不能达到复位的目的，应使用折顶法。以两拇指并列抵压骨折突出的一端，以两手其余四指重叠环抱骨折下陷的一端，在牵引下，两拇指用力挤按突出的骨端，并使骨折处的成角加大，达到将骨折两端挤按相接，再突然用环抱的四指将下陷的骨端猛向上提，进行反折，同时拇指继续推突出的骨端，这样便能纠正移位畸形。

正骨推拿手法

人体骨骼

头颅骨
下颌骨
肋骨
胸骨
脊柱
剑突
髋骨
髋关节

锁骨
肩胛骨
肱骨
桡骨
尺骨
腕关节
掌骨

膝关节
胫骨
踝关节

股骨
髌骨
腓骨
跖骨

颈椎（7节）
胸椎（12节）
腰椎（5节）
骶骨
尾骨

常用正骨推拿手法

旋转屈伸

拔伸牵引

折顶法

端提挤按

6

73

⑦ 小儿推拿

　　小儿推拿基本上和成人推拿一样，用取穴和手法来达到治疗的目的。但由于小儿形体弱小，血气未充，脏腑柔嫩，因此治疗的手法和成人不一样；有的手法名称虽同，但动作及作用均不相同，在取穴上也与成人有所区别。小儿取穴，有的成线状，有的成面状，同一穴位操作时使用不同手法能够起到不同的治疗作用。

　　小儿皮肤娇嫩，在使用手法时要取姜汁、葱白头汁、酒精等作为润泽剂，以加强治疗作用。这里所介绍一些小儿常见病的推拿方法，适用于5周岁以下的儿童，尤以乳儿期（即1月至1岁）的小儿治疗效果较佳。

● 小儿推拿常用手法

　　（1）推法：分为直推法、分推法两种。用拇指螺纹面或食指、中指二指面在部（穴）位上作直线推动，称为直推法。用两手拇指自穴位中点分别推向两端，名为分推法。

　　（2）揉法：用中指螺纹面或掌根部贴住穴位，做轻柔缓和的回旋动作。

　　（3）捏脊法：用拇指顶住皮肤，食指、中指前移，提拿皮肉，自尾椎两旁双手交替向前，推动至大椎两旁，称为捏脊法。如捏三次提拿一次，名为捏三提一法。

● 小儿推拿常用穴位

　　（1）大椎穴：第7颈椎棘突下凹陷处。操作要求：用拇指螺纹面作揉法，名为"揉大椎"。主治发热、惊风、感冒、咳嗽。

　　（2）肩井穴：肩胛冈上窝的上方。操作要求：用两食指或中指尖端作按法，名为按肩井；用拇指、食指作拿法，名为拿肩井。主治风寒感冒，胃脘疼痛。

　　（3）肺俞穴：第3胸椎下旁开一寸半。操作要求：用两拇指或食指、中指指尖端作揉法，名为揉肺俞。主治发热、咳嗽、气喘、痰壅潮热。

　　（4）脊柱穴：自大椎穴起至尾骶椎。操作要求：用食指、中指螺纹面直推由上而下，称为推脊柱。主治发热、腹泻、小儿麻痹后遗症。

　　（5）七节穴：自第4腰椎起至尾端骨成一直线。操作要求：用拇指或食指、中指的螺纹面作推法，自上而下或自下而上均可，名为推七节。向下推治便秘；向上推治泄泻。

　　（6）龟尾穴：尾椎骨端。操作要求：用拇指端作揉法名为揉龟尾。主治泄泻、痢疾、脱肛、便秘。

　　（7）膻中穴：二乳头中点。操作要求：用拇指分左右推至乳头，称为分推膻中。主治呕吐、嗳气、痰多、胸闷、咳嗽。

图解小儿推拿

推法

分为直推和分推，用拇指指腹在穴位上作直线推动称为直推法；用拇指指腹自穴位中点向两端推称分推。

揉法

用中指指腹或者手掌根部贴住穴位，轻柔地做回旋动作即可。

捏脊法

用拇指顶住皮肤，食指和中指向前移动，提拿皮肉。从尾椎开始，双手交替向前，推至大椎旁即可。

捏脊姿势　　　　　捏脊操作

小儿推拿取穴图

膻中
中脘
神厥
下脘

大椎
肩井
肺俞
腰俞

膻中主治：呕吐、胸闷
中脘主治：腹泻、腹胀
下脘主治：腹胀、遗尿
神厥主治：大便干燥

大椎主治：发热、咳嗽
肩井主治：风寒感冒
肺俞主治：气喘、痰热
腰俞主治：腹泻、痢疾

正面　　　　　　　　　背面

⑦

8 拔罐与腧穴

腧穴即是穴位，"腧"有转输的含义，"穴"即孔隙的意思。所以说，腧穴就是人体经络气血输注于体表的部位。腧穴是拔罐的部位，在临床上要正确运用拔罐治疗疾病，就必须掌握好腧穴的定位和归经等基本知识。

● 腧穴的分类

从总体上来说，腧穴可以分为十四经穴、奇穴和阿是穴三大类。

十四经穴是位于十二经脉、任脉和督脉上的腧穴，简称"经穴"。十四经穴与经脉的关系密切，它不仅可以反映本经经脉及其所属脏腑的病证，也可以反映本经经脉所联系的其他经脉和脏腑的病症。

奇穴又称"经外奇穴"，它有固定的穴名，也有明确的位置，但它们却不能归属于十四经脉。这些腧穴对某些病证具有特殊的治疗作用。

阿是穴又称压痛点、不定穴等，其多位于病变部位的周边。这一类腧穴的特点是既无具体名称，又无固定位置。

● 腧穴作用

近治作用：是一切腧穴主治作用所具有的共同特点。所有腧穴均能治疗该穴所在部位及邻近组织、器官的局部病症。

远治作用：是十四经腧穴主治作用的基本规律。在十四经穴中，尤其是十二经脉在四肢肘膝关节以下的腧穴，不仅能治疗局部病症，还可治疗本经循行所及的远隔部位的组织器官脏腑的病症，有的甚至可影响全身的功能。如合谷穴穴不仅可治上肢病，还可治颈部及头面部疾患，同时还可治疗外感发热病；足三里穴不但治疗下肢病，而且对调整消化系统功能，甚至人体防卫、免疫反应等方面具有一定的作用。

特殊作用：指某些腧穴所具有的双重性良性调整作用和相对特异性。如天枢既可治泄泻，又可治便秘；内关穴在心动过速时可减慢心率，心动过缓时，又可提高心率。特异性，如大椎穴可退热，至阴穴矫正胎位等。

总之，十四经穴的主治作用，归纳起来大体是：本经腧穴可治本经病，表里经腧穴能互相治疗表里两经病，邻近经穴能配合治疗局部病。各经主治既有其特殊性，又有其共同性。

常见的拔罐方法

如前面章节所述，按照拔罐的形式或者方法来分，拔罐可以分为单罐法、多罐法、刺络罐法、闪罐法等十几种。

多罐法

一般罐与罐的间距应小于3.5厘米。

3.5厘米

密排罐法

指罐具多而排列紧密的排罐法，这种方法多用于身体强壮的年轻人，或者病症反应强烈，发病广泛的患者。

疏排罐法

指罐具少而排列稀疏的排罐法，这种方法多用于年老体衰、儿童等患者，或者病症模糊、耐受能力差的患者。

一般罐与罐之间的间距应大于7厘米。

7厘米

这种方法的特征是在人体上零星选穴拔罐。

散罐法

散罐法又称星罐法，此法主要适用于一人患有多种疾病或者虽只患有一种疾病，但又具有多种症状的患者。

闪罐法与针罐法

闪罐法

指罐具吸拔在应拔部位后随即取下，反复操作至皮肤潮红时为止的一种拔罐方法。此法的兴奋作用较为明显，适用于肌肉萎缩、局部皮肤麻木、中风后遗症、内脏病等病症。

针罐法

不留针拔罐法，是指对穴位进行针刺后就立即出针，或者虽不立即出针，但必须至出针后，才在该部位拔罐的一种方法。

留针拔罐法，是指先选定穴位，并对其进行针刺，然后不出针在其上拔罐。此法多用于治疗时体位变动不大以及局部病痛而又病程较长的患者。

指罐法 摇罐法 提罐法 转罐法

指罐法

指在需要拔罐的穴位上或病患处先用手指点按穴位或按揉患部，然后再拔罐的方法。

摇罐法

指对留在皮肤上的罐具进行有节奏的摇动。

手握罐体，以顺时针和逆时针方向各均匀摇动数十次。摇动的力量要柔和，动作要协调。

用手握住罐底向上提拉，等上提到一定程度后放松，然后再提，如此反复数十次。

提罐法

指将吸拔在皮肤上的罐体向上提拉，其作用机制是通过肌肤的上下移动，可以振荡与之相应的内脏，增强其功能。

单手握罐，先向左旋转90~180度，再向右旋转90~180度，如此反复数十次，手法要轻柔和缓。

转罐法

转罐法是在摇罐的基础上发展起来的。通过增大对所留罐具的旋转力量，达到促进血液循环，增强治疗效果的目的。

刺血拔罐法

"拔火罐"是我国民间流传很久的一种特殊治病方法，俗称"拔罐子"。这种疗法简便易行且疗效明显，所以在民间历代沿袭，成为老百姓居家常用的治病方式。至今拔罐疗法依然不衰，一些外国人也对此颇感兴趣，随着拔罐疗法的不断发展，刺血拔罐法也相应而生。

● 治疗方法

选定治疗部位后，将酒精棉球皮肤消毒，用梅花针叩打局部皮肤，以皮肤潮红略见血点为宜。点刺后，盖上薄面饼，再找一个合适的瓶子（火罐）将纸片或酒精棉球点燃后投入瓶内。见火旺时，立即盖在穴位上。吸着后，留置10～15分钟。去罐时，先用指头压迫火罐边缘皮肤，使空气进入罐内，另一手即可拿去火罐。去罐后，用消毒纱布擦净血迹。

● 对症取穴

感冒、咳嗽：取双侧肺俞穴等上背部穴。胃痛：取脾俞穴、胃俞穴等下背部穴。肌肉劳损、关节痛：以压痛最明显处为治疗点。坐骨神经痛：取环跳穴、委中穴，亦可加用腰、臀部压痛点；高血压、失眠、头晕：取颈项后两侧，有时可加用大椎穴及第三、四胸椎之间，还可加用太阳穴。

● 其他注意事项

初次治疗可拔罐2～3处，重复治疗可拔罐2～5处，不宜过多；若在点火过程中发现瓶口已发烫时，应换瓶，以防烫伤；对毒蛇咬伤、小腿溃疡、丹毒、冻疮等，也可用此法治疗，但须配合有关治疗方法；若拔罐处发生水疱，可涂甲紫溶液；对心力衰竭、恶性肿瘤、肺结核、精神病、孕期、月经期、出血性疾病、急性传染病以及年老体弱等人群不宜用此法。

拔火罐原理

利用燃烧时的热力，排除罐内部分空气，造成负压（罐内气压低于外面大气压），使罐吸附于皮肤。

大气压

皮肤表里

外面的大气压大于罐内的气压，罐便吸附于皮肤

水罐法

治疗法术语，拔罐疗法之一。使用时，将火罐放入清水或药液中煮沸3～5分钟，然后用镊子夹出，除出多余水液，迅速用毛巾擦去罐口沸水，趁热吸附于穴位或病痛局部皮肤上。有通经活血，逐寒去湿的作用。常用于感冒风寒、风湿痹痛等症。

● 治疗方法

在选用的水罐内装入配制的药液约半瓶，紧紧地盖在选定的治疗部位，用注射器针头从橡皮塞中间刺入瓶中，抽出部分空气，使瓶内产生压力，瓶口就会吸紧皮肤。所用的药液应具有刺激性，如辣椒液、入地金牛液等。

拔罐手法

投火法：点燃蘸有95%浓度乙醇的棉条或纸片，投入罐内，迅速扣在所选的区域。

贴棉法：将2厘米见方的乙醇棉片贴敷于火罐内壁底部，点燃后迅速扣于穴区。

❶ ❷

❸ ❹

取罐法：取罐时，一手扶罐身，一手手指按压罐口的皮肤，使空气进入罐内，火罐即可脱落。

推罐法：待罐吸紧后，将罐体在患部上下推动，6～8次，局部出现青紫色即可。

12 拔罐疗法的适应证和禁忌证

如前所述，拔罐疗法经过数千年的演变发展，其治疗疾病的范围已经从比较单一扩展到了颇为广泛，但是也有一些情况下是不宜拔罐的。

● 拔罐疗法的适应证

循环系统方面的疾病：高血压、心脏供血不足以及心律失常等。

呼吸系统方面的疾病：急性支气管炎、慢性支气管炎、肺水肿、肺炎、哮喘、胸膜炎等。

消化系统方面的疾病：急性胃炎、慢性胃炎、急性肠炎、慢性肠炎、消化不良、胃酸过多等。

神经系统方面的疾病：神经性头痛、肋间神经痛、坐骨神经痛、四肢神经麻痹、面神经痉挛、颈肌痉挛等。

运动系统方面的疾病：肩关节痛、肩胛痛、颈椎痛、肘关节痛、腰椎痛、膝关节痛、髋部痛、踝部痛等。

妇科方面的疾病：痛经、月经过多、闭经、盆腔炎等。

外科疮伤方面的疾病：毛囊炎、急性乳腺炎、疖肿等。

健康保健方面：中医认为，拔罐疗法不仅可以治疗疾病，而且还可以无病防病、强身健体、固本培元。其原理是通过对皮肤、经络穴位等部位的吸拔，可以鼓动经脉气血在周身输布，濡养脏腑组织器官，调整机体的阴阳平衡，使气血得以调整，这样就可以达到强身健体的作用了。

● 拔罐疗法的禁忌证

虽然拔罐疗法有诸多好处，但是也有一些患者、人群或人体的某些部位是不适宜拔罐的。这些被称为"拔罐疗法的禁忌证"，具体有以下几种：①精神病、水肿、心力衰竭、活动性肺结核等病症不宜拔罐；②患急性骨关节软组织损伤者，患病部位不宜拔罐；③关节肿胀或严重水肿者，不宜拔罐；④皮肤溃烂者，不宜拔罐；⑤患有严重过敏者，不宜拔罐；⑥患有传染性皮肤病者，不宜拔罐；⑦皮肤肿瘤患者，不宜拔罐；⑧患有出血倾向性疾病的，不宜拔罐；⑨颈部以及其他体表有大血管经过的部位不宜拔罐；⑩眼、耳、乳头、前后阴、心脏搏动处、毛发过多的部位以及骨骼凹凸不平的部位等，均不宜拔罐。

种类繁多的罐具

在古代，拔罐疗法一般选用动物的角来做罐具，但在后来漫长的发展过程中，罐具的种类逐渐丰富起来，主要有以下几种。

◀ **玻璃罐**

采用耐热质硬的透明玻璃制成，形状如笆斗，肚大口小，罐口平滑。优点是使用时可以窥见罐内皮肤的淤血、出血等情况，便于掌握拔罐治疗的程度。

竹罐 ▶

竹制品，用直径3～5厘米的竹子截成，一端留节为底，一端为口，磨制光滑，中间略粗，呈腰鼓状。

◀ **陶罐**

用陶土烧制而成，罐口平滑，中间略粗，吸附力强，不透明，易破碎。

抽气罐示意图 ▶

抽气罐的分类

➡ **注射器抽气罐**

这种罐具用药瓶制成。将瓶底磨掉，制成光滑的罐口，但瓶口处的橡皮塞要保留，以作抽气之用。

➡ **空气唧筒抽气罐**

即用唧筒连接罐具制成，多用玻璃或有机玻璃制成。

橡皮排气球抽气罐

即用橡皮排气球连接罐具而成。分为筒装式、精装式和组合式三种。

➡ **电动抽气罐**

即将罐具连接在电动吸引器上。

(14) 拔罐时常用的其他材料

除了选择相应的罐具之外，在进行拔罐疗法时还会应用到其他一些材料，具体如下。

拔罐时所用的燃料

酒精 ▶

一般均选用热能高而又发挥快的酒精作为燃料。如果没有酒精，也可以采用高度数的白酒代替。

代替

缺点

◀ 食用油

食用油料亦可作为燃料使用，但它的缺点是它燃烧比较慢，而且有烟，容易把皮肤弄脏。

纸片 ▶

纸片也可作为燃料使用，但不能选用那些厚硬且带色的纸张。因为这些纸张的热力不够，而且还很容易烫伤皮肤。

在进行拔罐治疗前一般都要用酒精脱脂棉球清洁皮肤、消毒罐具。

消毒用品

润滑剂

为了加强罐口与皮肤接口的密度，以保持火罐的吸拔力，在拔罐中经常会使用如凡士林、石蜡和植物油等润滑剂。

拔罐前的准备工作

在进行拔罐治疗前要进行一定的准备工作，这对防止意外的发生，提高治疗效果等有积极的意义。一般来说，在进行拔罐治疗前要做好以下几项准备工作。

● 选择适当的体位

选择体位的原则是便于拔罐施治，在治疗期间，患者能够比较舒适并长久保持这种姿势。一般主要有以下几种体位。

仰卧位：让患者仰卧于床上，以暴露出前胸、腹部及四肢前侧，这样的姿势主要用于吸拔前胸、腹部及四肢前侧的穴位和患病部位。

侧卧位：让患者侧身躺在床上，这样有利于吸拔患者胸胁、髋和下肢外侧等处的穴位和患病部位。

俯卧位：让患者趴在床上，以暴露背部及下肢外侧，这种姿势有利于吸拔患者背部、腰部、脊柱两侧及腿部后侧等处的穴位和患病部位。

俯伏位：让患者坐于椅上，趴在椅背上，暴露出后颈和背部，这种姿势有利于吸拔患者颈肩部、腰背部、脊椎两侧及膝部等处的穴位和患病部位。

需要注意的是，患者在治疗期间最好不要轻易变动体位，尤其是在采用留针罐法时，千万不可变动体位。如果一定要变动体位，那么操作者应扶稳火罐，帮助患者变动体位。

● 罐具的选择

选择罐具的原则根据所拔部位的大小而定。具体来说，是指对于比较平坦宽阔的部位，如前胸、后背、腰部、臀部及大腿处，宜选用大号火罐；对于肩部、颈部、胳膊等相对比较小的部位，宜选用中等口径的火罐；对于头部、关节等骨骼凹凸不平且软组织薄弱处，宜选用小号口径的火罐。

如果是在秋、冬寒冷季节拔火罐时，应先将火罐放在火上烘烤，注意此时只能烘烤罐的底部，当火罐的温度与人体温度相近时再拔火罐。此举主要是为了使患者不至于感冒着凉。

第一章　中医推拿、拔罐与刮痧疗法

拔罐治疗时的体位

　　为了便于治疗，在进行拔罐时一般有以下几种体位可供选择，如果不是特殊需要，不能轻易变换体位，以防出现意外而受伤。

俯卧位

　　患者趴在床上，暴露背部及下肢外侧，这种姿势有利于吸拔患者背部、腰部、脊柱两侧及腿部后侧等处的穴位和患病部位。

仰卧位

　　患者仰卧于床上，暴露出前胸、腹部及四肢前侧，这样的姿势主要用于吸拔前胸、腹部及四肢前侧的穴位和患病部位。

侧卧位

　　患者侧身躺在床上，这种姿势有利于吸拔患者胸胁、髋和下肢外侧等处的穴位和患病部位。

俯伏位

　　患者坐于椅上，趴在椅背上，这种姿势有利于吸拔患者颈肩部、腰背部、脊椎两侧及膝部等处的穴位和患病部位。

拔罐的操作步骤

在做好拔罐前的准备后，就可以进行拔罐了。一般来说，拔罐的过程很简单，但在各个环节上有一些问题是需要注意的。

● 拔罐开始

首先让患者取一定适宜位置，以将选好的穴位和患病部位显露出来。然后施治者就站在患者身边，按照火罐法、水罐法或抽气罐法等不同的操作要领进行拔罐操作。

● 询问患者感受

拔罐开始后，施治者应随时询问患者感觉如何，也要随时观察罐内皮肤的变化情况。如果罐力过大患者感觉疼痛时，应放入少量空气以减轻吸拔力。操作方法是用一手拿住罐体稍倾斜，而用另一手指按压对侧皮肤，以形成微小空隙，使少量空气进入。如果拔罐后患者感到无力，那么就应起罐再拔1次。

● 如何确定拔罐时间

首先，拔罐时间要根据患者的年龄、体质、病情以及所拔罐的部位来确定。比如年轻的患者时间可以长些，年老的患者时间就可短些；病轻的就可以短些，病重的时间就可以长些；拔罐在头、面、颈、肩、上肢等部位的，时间就可以短些，拔罐在腰背、臀部、腹部及下肢部位的，时间就可以长些。

其次，还要根据罐具的不同来确定时间。比如大罐吸力强，那么1次只可拔5~10分钟；而小罐的吸力较弱，那么1次就可拔10~15分钟。

再次，还要根据拔罐的方法来确定时间。比如，在采用闪罐法或走罐法时，其留罐治疗时间应以罐下局部皮肤出现潮红或呈红豆点状的痧块、痧斑和淤斑等为准；在采用其他罐法时，则要因具体方法的不同而要求罐下皮肤出现紫斑、潮红、肿胀、灼热、疼痛、抽拉感等为准；在采用针罐时，留罐时间的决定因素则取决于针感和出血情况等。

如果在拔罐过程中，有些患者的皮肤出现水疱，那么就可用针挑破水疱，以加速病气的排出。但在挑刺水疱的时候，一定要注意防止伤口感染。

● 拔罐过程中的护理工作

1. 在拔罐过程中，应让患者保持一定的舒适体位，保证拔罐部位的平整，以使罐具稳定。

2. 在拔罐过程中，应保持室内温暖，让患者躺卧的地方远离风口，防止着凉。

3. 在拔罐过程中，应为患者加盖衣物以免着凉。施治者应仔细观察罐内皮肤隆起的程度和皮色变化，既要防止吸力不够，火罐脱落，又要防止因吸力过大或留罐时间太长而使患者皮肤出现较大水疱。

4. 如在患者身上拔出脓血的，应用无菌棉球将之清洗干净，清洗后用纱布包裹；若拔罐局部皮肤出现水疱的，要用无菌针头刺破水疱边缘，挤出渗出液，然后再涂上甲紫溶液等消毒药水。

● 如何起罐

当治疗完毕，或者某个穴位、部位需要重新拔罐时，就到了起罐的时候。起罐的原则是动作应轻柔、协调，切不可生拉硬拔，以免损伤皮肤，使患者产生疼痛。具体操作方法是，先用一手握罐将其稍稍倾斜，然后再用另一手拇指在罐口边缘处挤压皮肤，以使气体进入罐内，此时罐具即可自然脱落。起罐后，患者所拔部位局部皮肤如出现水蒸气，那么可用棉球擦干；若起罐后皮肤干皱或有裂纹的，则应涂上植物油；若起罐后局部皮肤绷紧不适的，可轻轻按揉皮肤，使其放松；若起罐后有水疱的，可用无菌针挑破，用干净棉球擦干后再涂以甲紫溶液即可；针罐或刺络拔罐后，针口应用医用酒精消毒。若起罐后皮肤出现紫红斑点的，则属正常反应，无须特别处理。拔罐结束后，应让患者休息5~10分钟。

● 拔罐疗程

拔罐疗程的确定也是根据病情程度及患者自身状况等因素确定的。例如患有感冒、发热等急性病的，要每天拔罐1次；若是重病的，则每天拔罐2~3次；是慢性病的，要两天拔罐1次；若是在拔罐后患者皮肤出现淤斑、痧块等情况的，应待淤斑、痧块消退后再拔。一般来说，拔罐7~10天为1个疗程，中间隔3~5天后，再进行第2个疗程。

如何给罐具排气

排气是拔罐前的一项必备操作，与拔罐效果密切相关。排气法可以分为：火力排气法、水蒸煮排气法、抽气排气法和挤压排气法。

● 火力排气法

这是最常用的一种拔罐方法，即借助火焰燃烧时产生的热力，排去罐内空气，使之形成负压而吸着于皮肤上。具体来讲，火罐法又可以细分为以下六种。

投火法：这种方法多用于从侧面横拔人体的某些部位。具体操作方法是用镊子夹住酒精棉球，点燃后将酒精棉球投入罐内，然后迅速将罐扣在应拔部位上。或者不用酒精棉球，用软质纸也可以。即先将软质纸稍加折叠，折叠后的纸条长度要短于罐具的高度，点燃后投入罐内，不要等纸条烧完，就迅速将罐扣在应拔部位上，并稍加按压。这种方法的缺点是罐内有燃烧的物质，烧着的纸或酒精棉球落下来有可能烧伤皮肤，所以患者最好取侧位，罐子呈水平横拔。

闪火法：这种方法适合于各种体位。具体操作方法是用镊子夹住燃烧的软纸或酒精棉球，伸进罐内旋转片刻，然后迅速抽出，并立即将罐扣在应拔的部位上。此时罐内即可形成负压吸住皮肤。如果需要比较大的吸拔力时，可将正在燃烧的酒精棉球在罐内壁上涂擦，以使酒精沾在罐壁上燃烧。注意不要将酒精沾在罐口，这样会烫伤皮肤。然后将棉球抽出，并迅速将罐扣在应拔部位上。这种方法因罐内没有燃烧物，所以适用于各种体位。

贴棉法：这种方法适合于侧面横拔。具体操作方法是取一块大小为 $0.5 \sim 1 cm^2$ 的脱脂棉片，拉薄后用酒精浸湿，贴在罐内壁上中段处，用火点燃后迅速将罐扣在应拔部位上。采用此法时应注意棉片所浸含的酒精应当适中；如果酒精太多，点燃着后滴到罐口，容易烧伤皮肤；酒精过少则贴不到罐壁上。

滴酒法：这种方法适用于各种体位。具体操作方法是先在罐内底部滴入几滴酒精，然后将罐口横放，旋转 1 ~ 3 周，以使酒精均匀地流过罐内壁上。注意不要让酒精流过罐口，以免灼伤皮肤，点燃后迅速将罐具扣在应拔部位上。使用此种方法时，酒精不宜滴得过多，以免火焰随酒精流溢，烧伤患者。

架火法：这种方法适用于俯卧、仰卧时的大面积部位及四肢肌肉平坦、丰厚的部位。它的优点是可以不受燃烧时间的限制。具体的操作方法可以分为以下两种。

第一章 中医推拿、拔罐与刮痧疗法

火力排气法

　　火力排气法是指借助火焰燃烧时产生的热力，以排去罐内空气产生负压的方法，这也是最常用的一种排气方法。具体来讲，火力排气法又可以细分为以下六种。

投火法

　　将质地柔软的纸点燃后投入罐内，迅速将罐扣在应拔部位上。

闪火法

　　用镊子夹住燃烧的酒精棉球，伸进罐内旋转片刻，然后迅速抽出，并立即将罐扣在应拔的部位上。

贴棉法

　　先取一块大小为 0.5 ~ 1cm^2 的脱脂棉片，拉薄后用酒精浸湿，贴在罐内壁上中段处，用火点燃后迅速将罐扣在应拔部位上。

滴酒法

　　先在罐内底部滴入几滴酒精，然后将罐口横放旋转 1 ~ 3 周，以使酒精均匀地流过罐内壁上，点燃后迅速将罐具扣在应拔部位上。

架火法

　　用不传热、不易燃的小物品放在应吸拔的部位上，然后再放上一个酒精棉球，点燃后将罐扣在其上。

弹簧架法

　　指先用 1 根长短适宜的铁丝绕成弹簧状，将弹簧的一端制成钩状。需要时将一个浸有酒精的棉球挂在钩上，点燃后将罐扣住即可。

一是用易燃的软布或软纸包住一枚铜钱或类似物品,制成毽子式的点火架。然后放在应吸拔的部位上,点燃软布或软纸（也可以用酒精棉球代替,放在点火架上点燃）。最后将罐扣在应拔的部位上。二是用木片、橘皮等不传热、不易燃的小物品放在应吸拔的部位上,然后再放上一个酒精棉球,点燃后将罐扣在其上。

弹簧架法:这种方法制作出来的弹簧架可反复使用。具体制作方法是用1根长短适宜的铁丝绕成弹簧状,将弹簧的一端制成钩状。需要时将一个浸有酒精的棉球挂在钩上,然后将此架放在应吸拔的部位上,点燃后将罐扣住即可。

● 水蒸煮罐法

即利用煎煮水产生的热力排去空气的方法。这种方法又可细分为两类:一是水煮罐排气法,是指用水煮罐以使罐内形成负压的一种排气方法。具体操作方法是指先将竹罐放在沸水中煮2～3分钟,随后用镊子将罐具取出,甩去水液,或用折叠的毛巾紧搭罐口,趁热扣在皮肤上,即能吸住;二是水蒸气排气法,是指用蒸汽熏蒸罐具以排出罐内气体的方法。具体操作方法是先用一个水壶烧水,在壶嘴套上一条橡皮管,当水蒸气从壶嘴中喷出时,即将罐具套在管口上几秒钟,随后将罐具取下扣在应拔的部位上。

● 抽气排气法

即直接将空气从罐内抽出的方法。可以先将罐具扣在需要拔罐的部位上,然后用注射器从橡皮塞中抽出瓶内空气,使产生负压吸住。也可以用抽气筒套在塑料罐具的活塞上,将空气抽出。

水蒸煮排气法

用火可以排气，用水亦可以排气，下面就叙述两种用水排气的方式。

水煮罐排气法

① 先将竹罐放在沸水中煮2~3分钟

② 用镊子将罐具取出，甩去水

或

③ 趁热将罐具扣在皮肤上，即能吸住

用折叠的毛巾紧捂罐口，以吸去水、保持罐内热度，防止空气进入

水蒸气排气法

具体操作方法是先用一个水壶烧水，在壶嘴套上一条橡皮管，当水蒸气从壶嘴中喷出时，即将罐具套在管口上几秒钟，随后将罐具取下扣在应拔的部位上。

刮痧法

刮痧法根据刮拭的角度、身体适用范围等方面可以分为面刮法、平刮法、角刮法、推刮法、厉刮法、点按法、按揉法等。

握板法

要刮痧首先要学会正确的持板方法，也就是握板法，否则刮痧时容易疲惫且效果不佳。正确的握板方法是：刮痧板的长边横靠在手掌心，拇指和其他四个手指分别握住刮痧板的两边，刮痧时用手掌心的部位向下按压。

面刮法

面刮法是最常用的刮拭方法。手持刮痧板，向刮拭的方向倾斜 30～60 度，以 45 度最为普遍。依据部位的需要，将刮痧板的 1/2 长边或全部长边接触皮肤，自上而下或从内到外均匀地向同一方向直线刮拭。面刮法适用于身体平坦部位的经络和穴位。

平刮法

手法与面刮法相似，只是刮痧板向刮拭的方向倾斜的角度小于 15 度，而且向下的渗透力也较大，刮拭速度缓慢。平刮法是诊断和刮拭疼痛区域的常用方法。

角刮法

使用刮板的角部在穴位处自上而下进行刮拭，刮痧板面与皮肤呈 45 度，适用于肩部、胸部等部位或穴位的刮痧。刮拭时要注意手法不宜过于生硬，因为角刮法比较便于用力，所以要避免用力过猛而损伤皮肤。

推刮法

推刮法的操作手法与面刮法大致相似,刮痧板向刮拭的方向倾斜的角度小于 45 度,压力大于平刮法,速度也比平刮法慢一点。

厉刮法

刮痧板角部与刮拭部位垂直,刮痧板始终不离皮肤,并施以一定的压力,在约 1 寸长的皮肤上做短间隔前后或左右的摩擦刮拭。这种刮拭方式主要用于头部穴位的刮拭。

点按法

将刮痧板角部与要刮拭部位垂直,向下按压,由轻到重,逐渐加力,片刻后快速抬起,使肌肉复原,多次反复。这种方法适用于无骨骼的软组织处和骨骼缝隙、凹陷部位。要求手法连贯自如,这种手法刺激性较强,具有镇痛止痛、解除痉挛的作用,多用于实证的治疗。

垂直按揉法

将刮痧板的边沿以 90 度按压在穴位上,刮痧板与所接触的皮肤始终不分开,做柔和的慢速按揉。垂直按揉法适用于骨缝部穴位以及第 2 掌骨桡侧的刮拭。

平面按揉法

用刮痧板角部的平面以小于 20 度按压在穴位上,做柔和迟缓的旋转,刮痧板角部平面与所接触的皮肤始终不分开,按揉压力应当渗透到皮下组织或肌肉。这种刮法常用于手足全息穴区、颈后、背腰部全息穴区中疼痛敏感点的刮拭。

刮痧疗法的简介

刮痧疗法是民间疗法的精华之一，也是祖国医学的重要组成部分。由于其具有简便易学、取材方便、操作简单、安全无副作用、疗效显著等特点，因此在民间广为流传，深受大众的喜爱。特别是在当今医疗费用居高不下，生活养生越来越受到关注的情况下，越来越多的家庭开始采用这种方法进行自我保健和养生。

"痧"一方面是指病邪的痧，这里泛指由于邪气侵入人体，孔窍闭塞、经脉阻塞、气血凝滞而产生的各种头晕头痛、耳热倦怠、胸口气闷、四肢乏力、上吐下泻等症。另一方面，"痧"也是病症的表现。这类疾病的表现多是体表出现各种红紫或紫黑的痧点或痧斑。这些大多是邪气闭阻不能外达的表现，能够用来帮助诊断和治疗。

刮痧的源头可追溯到旧石器时代。远古时候，当人们患病时，不经意地用手或石片在身上抚摩、捶击，有时竟然使病得到缓解。时间一长，自然形成了砭石治病法，这也就是"刮痧"的雏形。刮痧在古代又称"刮治"，到清代被命名为"刮痧"，一直沿用至今。

明代医学家张凤逵认为，毒邪由皮毛而入就会阻塞人体脉络，阻塞气血，使气血不畅；毒邪由口鼻吸入也会阻塞络脉，使络脉的气血不通。这时就可以运用刮痧疗法，将刮痧器具在经络穴位上进行刮拭，直到刮得皮下出血，通过发汗使汗毛孔张开，痧毒就这样被排出体外，从而达到治愈的目的。

简单地说，刮痧就是用手指或各种边缘光滑的工具，蘸上具有一定治疗作用的刮痧介质，在人体表面特定部位反复进行刮拭，使皮肤表面出现淤血点、淤血斑或点状出血，这就是所谓的"出痧"。如果用刮痧器具刮拭经络穴位，就可以通过良性刺激，使营卫之气得到充分发挥，经络穴位处充血，局部微循环得到改善，从而达到祛邪扶正、舒筋活络、祛风散寒、清热除湿、活血化淤、消肿止痛、增强抗病能力和免疫机能的作用。

20 刮痧疗法的功效

　　从现代医学的角度讲，刮痧是通过刮拭一定部位来刺激皮下毛细血管和神经末梢，促使中枢神经系统产生兴奋，以此来发挥系统的调节功能。刮痧通过刺激局部毛细血管扩张，加强循环血流量，增强人体的抗病能力。

　　以上是从现代医学的角度说的，下面我们则着重从中医的角度来谈一谈刮痧疗法的功效。

● 镇痛作用

　　刮痧对头痛、神经痛、风湿痛等各种痛症都有良好的治疗效果，而且刮痧的镇痛作用，跟一般的镇痛剂相比，具有见效快、作用持久、不用担心产生药物依赖的优点，最大的好处是不会对肝肾造成损害。

● 活血化淤

　　刮拭局部或相应的腧穴，可以调节局部肌肉的收缩和舒张，调节组织间压力。刮拭的刺激作用可以使局部产生热效应，血得热则行，血液的运行速度加快，促进刮拭组织周围的血液循环，增加血流量，从而可以改善局部的新陈代谢，起到活血化淤、祛淤生新的作用。

● 调整阴阳

　　刮痧是通过腧穴配伍和一定的手法来实现对人体平衡阴阳的治疗作用。刮痧治疗的关键就在于根据症状属性来调节阴阳的过盛或过衰，使机体"阴平阳秘"，恢复其正常的生理功能，从而达到治愈疾病的目的。

● 发汗解表

　　刮拭皮肤表面，使皮肤出现充血，这时毛细血管扩张，也就是机体的腠理已经开泄，邪气就可以从开泄的腠理中泻出。由于刮痧促使汗腺充血，皮肤汗孔开泄，毛细血管扩张，血液及淋巴液循环加快，皮肤的渗透作用得到大幅提高，有利于祛除邪气，使风寒、痰湿、淤血、脓毒等病邪排出体外。

● 美容排毒

　　在面部进行刮痧，可以使血管扩张，血流速度加快，使局部组织营养增强，促进皮肤组织细胞的生长，使体内所淤积的血液、秽浊之气得到宣泄，达到去黑、去黄气的目的，清除了面部的有害物质，就能保持面部的红润细腻——健康美容。

刮痧适应证与禁忌证

刮痧疗法的治疗范围非常广泛，但是，刮痧也不是万能的，有些病症不宜进行刮痧。

刮痧适应证

内科病症
感冒发热、头痛、咳嗽、呕吐、腹泻、高温中暑、支气管炎、肺部感染、哮喘、心脑血管疾病、中风后遗症、遗尿症、胃炎、肠炎、便秘、腹泻、高血压、眩晕、糖尿病、胆囊炎、肝炎、水肿、消化性溃疡、肾炎、慢性肝炎、肺心病、神经性头痛、血管性头痛、三叉神经痛、坐骨神经痛、胆绞痛、胃肠痉挛、失眠、多梦、神经官能症等

外科病症
急性扭伤、腰椎间盘突出症、足跟痛、脉管炎、毛囊炎、坐骨神经痛、肩周炎、落枕、慢性腰痛、风湿性关节炎、类风湿关节炎、关节骨质增生、股骨头坏死、痔、瘙痒症、荨麻疹、痤疮、湿疹等

儿科病症
营养不良、食欲不振、生长发育迟缓、小儿感冒发热、腹泻、遗尿等

五官科病症
牙痛、鼻炎、鼻窦炎、咽喉肿痛、视力减退、弱视、青少年假性近视、急性结膜炎、耳聋、耳鸣等病症

妇科病症
痛经、闭经、月经不调、乳腺增生、产后缺乳、带下病、盆腔炎、乳腺炎、人工流产综合征等

保健
预防疾病、病后恢复、强身健体、减肥、美容等

刮痧禁忌证

禁刮病症
白血病、血小板减少、严重贫血、皮肤高度过敏、破伤风、狂犬病、心脑血管病急性期、肝肾功能不全等

禁刮人群
久病年老的人、极度虚弱的人、极度消瘦的人、囟门未合的小儿等

禁刮部位
皮肤破损溃疡处、疮头、未愈合的伤口、韧带及肌腱急性损伤部位，孕妇的腹部和腰骶部、妇女乳头，孕妇和经期妇女的三阴交、合谷、足三里等穴位，肝硬化腹水者的腹部、眼睛、耳孔、鼻孔、舌、口唇、前后二阴、肚脐等

禁刮情况
醉酒、过饥、过饱、过渴、过度疲劳等

刮痧后的反应

刮痧后会出现一些"痧象"，患者也会出现一些身体反应，对于这些"痧象"和反应要区别对待，遇到不正常的反应要进行及时处理和补救。

刮痧后，对于局部皮肤有微热感、出现颜色不同、形状不一的痧象等反应，患者都不必惊慌，这些都是刮痧的正常反应。而对于出现疲劳、痧象两天后仍未消退甚至当场晕刮等现象则应积极防治，这些都是刮痧出现的不良反应。

刮痧反应	出现原因	正常/异常	如何处理	如何预防
刮拭部位出现不同颜色形态的痧，颜色有鲜红色、暗红色、紫色及青黑色。形态有斑块状、水疱样、包块状或结节状。	/	正常	/	/
刮痧半小时后皮肤表面的痧逐渐融合，呈现出一片的痧，深部色块样的痧逐渐消失。12小时后，色块样的痧变成青紫色或青黑色。	/	正常	/	/
5～7天后痧点慢慢消退。胸背部、上肢部、颜色较浅的痧都容易消退，腹部、下肢部、颜色较深的痧则不容易消退。	/	正常	/	/
刮痧24小时内有短时间疲劳反应，全身低热。	体质虚弱、刮痧时间过长、力度过重。	异常	适度休息即可恢复正常。	不用采取特别的预防措施，平时注意增强体质即可。
刮痧治疗结束后，刮拭部位皮肤出现肿胀、灼热等不适的感觉，两天后还没有消退。	刮拭时间太长，力度太重。	异常	可在刮痧24小时后进行局部热敷。	适当减少刮拭时间，减小刮拭力度。
患者出现头晕目眩、面色苍白、心慌、出冷汗、四肢发冷、恶心欲吐，甚至出现血压下降、神志昏迷。	患者存在紧张情绪，或者在空腹、过度疲劳等情况下进行刮痧，或者刮拭时间太长、力度太重，刮拭部位太多。	严重异常	停止刮拭，给患者喝温开水或糖水，用刮痧板角部点按百会穴、水沟穴、内关穴、足三里穴、涌泉穴。	消除对刮痧的紧张情绪；不要在空腹、熬夜、过度疲劳的状态下刮痧。

人体各部位的刮拭方向和顺序

整体刮拭的顺序是自上向下，先头、背、腰部或胸、腹部，后四肢。背、腰部及胸、腹部可根据病情决定刮拭的先后顺序。基本上按照头颈部→脊柱→胸部→腹部→四肢和关节的顺序来进行刮拭。每个部位一般先刮阳经，再刮阴经，先刮拭身体左侧，再刮拭身体右侧。

● 头部

头部有头发覆盖，所以刮拭时不用涂刮痧润滑剂。可使用刮痧板薄面边缘或刮痧板角部刮拭来增强刮拭效果，每个部位刮 30 次左右即可，刮至头皮有发热感为宜。

（1）刮拭头部两侧：从头部两侧太阳穴开始至风池穴，经过穴位为头维穴、颔厌穴、悬颅穴、悬厘穴、率谷穴、天冲穴、浮白穴、脑空穴等。

（2）刮拭前头部：从百会穴至前发际。经过穴位为前顶穴、通天穴、囟会穴、上星穴、神庭穴等。

（3）刮拭后头部：从百会穴至后发际。经过穴位为后顶穴、脑户穴、风府穴、哑门穴等。

（4）刮拭全头部：以百会穴为中心，呈放射状向全头发际处刮拭。经过全头穴位和运动区、语言区、感觉区等。

头部刮痧可以改善头部血液循环，疏通全身阳气。能够有效预防和治疗中风及中风后遗症、头痛、脱发、失眠、感冒等病症。

● 面部

因为面部出痧会影响美观，所以进行面部刮痧时，手法一定要轻柔，以不出痧为度，最好使用性质柔和、渗透性能好的面部刮痧油。刮拭时通常用补法，忌用重力进行大面积刮拭。方向应该是由内向外按肌肉走向刮拭。

（1）刮拭前额部：以前额正中线为基准分开，向两侧分别由内向外刮拭。经过的穴位包括鱼腰穴、丝竹空穴等。

（2）刮拭两颧部：由内向外刮拭。经过的穴位包括承泣穴、四白穴、下关穴、听宫穴、耳门穴等。

（3）刮拭下颌部：以承浆穴为中心，经过的穴位包括地仓穴、大迎穴、颊车穴等。

刮拭面部有养颜祛斑美容的功效。对眼病、鼻病、耳病、面瘫、雀斑、痤疮等五官病症有很好的疗效。

● 颈部

颈后高骨是大椎穴，为"诸阳之会"，刮拭时，用力要轻柔，应用泻法，不可用力过重，可以用刮痧板棱角刮拭，以出痧为度。肩部肌肉丰富，用力可以重些，从风池穴到肩髃穴，一次刮拭，中间不要停顿，一般用平补平泻手法。

（1）刮拭颈部正中线：从哑门穴到大椎穴。

（2）刮拭颈部两侧到肩部：从风池穴经肩井穴、巨骨穴至肩髃穴。

刮拭颈部，具有育阴潜阳、补益正气、防止风邪侵入人体的作用。

● 背部

刮拭背部时要按照由上向下的方向，一般先刮背部正中线的督脉，然后再刮两侧的夹脊穴和膀胱经脉。应用轻柔的补法刮拭背部正中线，千万不可用力过大，以免伤及脊椎，最好用刮痧板棱角点按棘突之间，刮拭背部两侧时，要采用补法或平补平泻法，而且用力要均匀，刮拭时最好一气呵成，中间不要停顿。

（1）刮拭背部正中线：从大椎穴至长强穴。

（2）刮拭背部两侧：背部足太阳膀胱经循行路线，也就是脊柱旁开 1.5 寸以及 3 寸的位置。

刮拭背部主治心、肺等疾病。对预防和治疗黄疸、胆囊炎、胆道蛔虫、急慢性肝炎、肠鸣、泄泻、便秘、脱肛、痢疾、肠痈等疾病有很好的疗效。

● 胸部

胸部的刮拭方向有两种，胸部正中线是从上向下，胸部两侧的刮拭是从内往外。对胸部正中线进行刮拭时，用力要轻柔，宜用平补平泻法，乳头处禁刮。

（1）刮拭胸部正中线：用刮痧板角部自上而下刮拭，从天突穴经膻中穴向下刮至鸠尾穴。

（2）刮拭胸部两侧：从胸部正中线由内向外刮，用刮痧板整个边缘由内向外沿肋骨走向刮拭，先刮左侧再刮右侧。刮拭中府穴时宜用刮痧板角部从上向下刮拭。

胸部主要有心肺二脏。因此刮拭胸部可防治冠心病、慢性支气管炎、支气管哮喘、肺气肿等心肺疾病，另外还可预防和治疗女性乳腺炎、乳腺癌等。

● 腹部

腹部的刮拭方向大致是从上往下的。但是有内脏下垂的患者在刮拭时应从下往上，以免加重病情。空腹或饱餐后禁刮，急腹症者忌刮，神阙穴禁刮。

（1）刮拭腹部正中线：从鸠尾穴经中脘穴、关元穴刮至曲骨穴。

（2）刮拭腹部两侧：从幽门穴至日月穴。

腹部有肝胆、脾胃、膀胱、肾、大肠、小肠等脏腑。因此刮拭腹部可辅助治疗胆囊炎、慢性肝炎、胃及十二指肠溃疡、呕吐、胃痛、慢性肾炎、前列腺炎、便秘、泄泻、月经不调、不孕等脏腑病变。

● 四肢

刮拭四肢时，遇关节部位不可强力重刮。对下肢静脉曲张、水肿者应从下向上刮拭。皮肤如有感染、破溃、痣瘤等，刮拭时应避开。如急性骨关节创伤、挫伤之处不宜刮痧，但在康复阶段做保健刮痧可提前康复。

（1）刮拭上肢内侧部：方向是由上向下，尺泽穴可重刮。

（2）刮拭上肢外侧部：方向是由上向下，在肘关节处可作停顿，或分段刮至外关穴。

（3）刮拭下肢内侧部：方向是从上向下，委中穴可重刮。

（4）刮拭下肢外侧部：方向是从上向下，从环跳穴到膝阳关穴，由阳陵泉穴到悬钟穴。

四肢刮痧主治全身病症。如手少阴心经主治心脏疾病，足阳明胃经主治消化系统疾病。

● 膝关节

膝关节刮痧时宜用刮痧板棱角刮拭，刮拭关节时动作应轻柔。

（1）刮拭膝眼：刮拭前可用刮痧板的棱角点按膝眼。

（2）刮拭膝关节前部：膝关节以上的刮拭，从伏兔穴至梁丘穴；膝关节以下的刮拭，从犊鼻穴至足三里穴。

（3）刮拭膝关节内侧部：从血海穴刮至阴陵泉穴。

（4）刮拭膝关节外侧部：从膝阳关穴刮至阳陵泉穴。

（5）刮拭膝关节后部：从上往下刮拭，委中穴可重刮。

刮拭膝关节主治风湿性关节炎，膝关节韧带损伤、肌腱劳损等膝关节的病变，另外对腰背部疾病、胃肠疾病的治疗也有很好的疗效。

23

人体各部位的刮拭方向和顺序图表

顺序	人体	刮拭部位	方法	功效	防治	注意事项
①	头部	头部两侧 前头部 后头部 全头部	用刮板薄面边缘或刮板角部刮拭。	改善头部血液循环，疏通全身阳气。	中风、头痛、脱发、失眠、感冒。	每个部位刮30次左右即可。
②	面部	前额部 两颧部 下颌部	补法，刮拭方向为由内向外。	养颜祛斑美容。	眼病、鼻病、耳病、面瘫、雀斑、痤疮。	手法轻柔，以不出痧为度。
③	颈部	颈部后正中线	泻法。	育阴潜阳，补益正气。	颈椎病、肩周炎。	用力轻柔。 一气呵成，中间不停顿。
		颈部两侧到肩部	平补平泻法。			
④	背部	背部正中线	补法。	预防脏腑疾病。	黄疸、胆囊炎、肝炎、肠鸣、泄泻、便秘、脱肛、痢疾、肠痈。	用力轻柔。 一气呵成，中间不停顿。
		背部两侧	补法或平补平泻法。			
⑤	胸部	胸部正中线	从上向下，平补平泻。	预防脏腑疾病。	冠心病、慢性支气管炎、支气管哮喘、乳腺炎、乳腺癌。	用力要轻柔，乳头处禁刮。
		胸部两侧	从内向外，平补平泻。			
⑥	腹部	腹部正中线	从上往下。	预防脏腑疾病。	胆囊炎、慢性肝炎、胃及十二指肠溃疡、呕吐、胃痛、慢性肾炎、前列腺炎、便秘、泄泻、月经不调、不孕。	空腹或饱餐后禁刮，急腹症者忌刮，神阙穴禁刮，有内脏下垂的患者在刮拭时应从下往上。
		腹部两侧				
⑦	四肢	上肢内侧 上肢外侧 下肢内侧 下肢外侧	从上往下。	通经活络。	全身疾病。	关节部位不可重刮，感染、破溃、痣瘤等处刮拭时应避开。
⑧	膝关节	膝眼 膝关节前部 膝关节内侧 膝关节外侧 膝关节后部	用刮板棱角刮拭。	舒筋理气。	膝关节的病变、腰背部疾病、胃肠疾病。	刮拭关节时动作应轻柔。

刮痧常用体位

　　刮痧体位就是刮痧时，接受刮痧的患者所采用的体位。常见的刮痧体位有卧位、坐位、立位三种。

　　在进行刮痧治疗的时候，要掌握一定的方法，体位是一项重要的因素。刮拭患者不同的部位时也要采取不同的体位姿势，如坐位、卧位、俯位、仰位、侧位、屈曲位等。正确的姿势不仅能使患者在接受刮痧时比较舒适，而且还能增进刮痧的功效。

● 刮痧常用体位

类别	体位	具体姿势	动作要领	适用范围	原则
卧位	仰卧位	面部朝上平卧，暴露腹部及上肢内侧部。	全身放松，双目微闭，呼吸均匀。	刮拭头部、胸部、腹部和上肢内侧及前侧、下肢前侧及外侧等部位或穴位。	医者可以正确取穴，施术方便，患者感到舒适自然，并能持久配合
	俯卧位	面部朝下平卧。	两前臂持平，胸腹部放松贴床面。	刮拭背部、腰骶部和下肢后面以及足底部等部位或穴位。	
	侧卧位	患者面部朝向一侧，两膝微微屈曲，身体侧卧。	两前臂置于胸前，两腿重叠微屈膝。	刮拭一侧的面部、肩胛部、四肢外侧等部位或穴位。	
坐位	正坐位	坐于凳子上，上身端正，肩膀自然放平。	呼吸均匀，保持放松。	刮拭胸部、前面肋间隙、腹部外侧等部位或穴位。	
	仰靠坐位	仰靠在椅子上，暴露下颌缘以下喉软骨。	头向后倾，拱腰收腹。	刮拭头面部、颈前等部位或穴位。	
	俯伏坐位	伏坐于凳上，暴露后背及项部。	低头挺胸，腹部放松。	刮拭脊柱两侧、头颈后面、肩胛部、背部、腰骶部以及臀部等部位或穴位。	
立位	站立位	自然站立，扶住椅背，露出背部。	拱腰，臀部向后，两腿用力，脚前部蹬地。	刮拭背部、后腰部等部位或穴位。	

本章看点

- **头痛**
  多与脑部、五官疾病有关

- **眩晕**
  通常会使人站立不稳、头昏眼花

- **咳嗽**
  是某些部位肌肉收缩，使肺内高压的气体喷射而出

- **呕吐**
  发作时常有心跳、腹部不适等感觉

- **胸痛**
  一般由胸部疾病引起，如肺癌、胸膜炎等

- **腹泻**
  指排便次数明显增多，粪质稀薄，水分增加

- **血尿**
  大量时，肉眼能看到。少量时，需要显微镜观察

- **便血**
  指大便带血，是下消化道出血的特殊症状

- **黄疸**
  以面目及全身皮肤发黄为特点，尤其是眼白发黄
  ……

第二章
常见病的诊断

现代社会人们的工作生活压力很大，生活中一些小的不适感也常常会出现，这些疾病无时无刻不在影响着我们的健康。如果我们能够对这些病症多些了解，比如了解它的发病原因、它的症状表现，就可以有的放矢地选择药物，达到事半功倍的效果。

(25) 头痛

　　头痛是临床上常见的症状之一，引起头痛的原因很多，其中有些是严重的致命疾患。在进行病因诊断时，往往十分困难。

● 头痛的病因

　　脑部疾病：如脑瘤、脑震荡、流行性乙型脑炎、脑出血、脑血管硬化、化脓性脑膜炎、结核性脑膜炎、脑瘤、颅内血肿等。

　　五官疾病：如散光、青光眼、中耳炎、乳突炎、鼻炎、咽炎、扁桃体炎等。

　　全身性疾病：如疟疾、血吸虫病、高血压、动脉硬化、神经衰弱、偏头痛、癔症等。

● 病症诊断

　　头痛发生的时间：高血压的头痛时间往往在晨间；脑瘤和副鼻窦炎的头痛时间一般在上午时比较剧烈；眼部疾病所导致的头痛，常常在下午或晚上发生，或者经常发生在看书后。

　　前额头痛：常见于眼、鼻、咽部疾病，以及贫血和发热性疾病；头顶部头痛：常见于神经衰弱等；头侧部头痛：常见于耳部疾病、偏头痛以及癔症等；枕部头痛：常见于脑膜炎、高血压、尿毒症、癫痫和蜘网膜下腔出血等。

● 治疗方法

● 现代医学治疗

　　复方阿司匹林或氨非咖：每次 1 片，每日 3 次；用于一般性头痛。盐酸异丙嗪：每次 25 毫克，每日 3 次，有轻微头痛时可以选用。

● 中医治疗

　　川芎 15 克，白芷 15 克，煎服或研末吹鼻；全蝎 5 克，蜈蚣 3 条，地龙 15 克，焙干，研末吞服，每次 5 克，每日 2 次。

　　肾虚头痛：视物模糊，耳鸣，头晕，腰背酸痛，苔薄脉细无力，宜养阴补肾。熟地 15 克，党参 15 克，山药 15 克，杜仲 15 克，山茱萸 5 克，枸杞子 15 克，当归 15 克，水煎服，每日 1 剂。

　　肝阳头痛：烦躁，易怒，头痛，失眠，苔薄脉弦，宜平肝息风。龙胆草 15 克，黄芩 15 克，钩藤 20 克（后下），牡蛎 50 克（先煎），磁石 50 克（先煎），川芎 7.5 克，夏枯草 20 克，水煎服，每日 1 剂。

头痛的诊疗与鉴别

头痛按摩法

① 前额痛　使用穴位：前额五点包括两边太阳穴、两边眉毛中点、两眼内侧与鼻根交界处。
② 膀胱经部头痛　使用穴位：攒竹穴。
③ 偏头痛　使用穴位：太阳穴（眉梢与外眼角中间）。
④ 后头痛　使用穴位：风池穴（头后部两侧凹窝）。
⑤ 头顶痛　使用穴位：百会穴（两耳尖直上连线与鼻中直上连线相交处）。

头痛鉴别诊断表

病名	症状体征
流行性乙型脑炎	多发于夏、秋季节，发热，头痛，喷射式呕吐，随着病情发展，出现烦躁、昏迷、抽搐时颈有抵抗。
脑震荡后遗症	受伤后，有数分钟意识丧失，患者清醒后出现头晕、头痛等症状，可达数月或数年常无明显体征。发现脑肿瘤、脑脓肿、脑血肿，头痛呈持续性，逐渐加剧，可伴有喷射式呕吐，视力逐渐减退，可出现复视、面部麻木、面瘫等，眼底检查可发现视神经乳头水肿。
流行性脑脊髓膜炎	多发于冬、春季节，起病急，高热，剧烈头痛，喷射式呕吐，很快进入昏迷颈有抵抗，抬腿试验、划足底试验阳性，胸腹部散在出血点，严重者可全身性出现淤斑。
化脓性脑膜炎	一年四季均可发生，发热，头痛，呕吐，常有大叶性肺炎或中耳炎史。颈有抵抗，抬腿试验、划足底试验阳性。
青光眼	眼疼头痛，视力减退，看灯周围有色彩圈，可出现恶心呕吐，慢性者起病缓，可无临床表现眼压增高，角膜水肿，瞳孔扩大呈椭圆形。
慢性鼻炎	鼻塞流涕，两侧鼻塞或左右交替，多为间歇性，常于平卧时加重，可有嗅觉减退。

取穴推拿

快速取穴

神庭穴 ●————
　　该穴位于人体的头部，当前发际正中直上0.5寸即是。

丝竹空穴 ●————
　　该穴位于人体的面部，抬起双手，掌心向内，以双手食指揉按两边眉毛外端凹陷处即是。

●————— **太阳穴**
　　该穴位于人体的面部，耳郭之前，前额两侧，外眼角延长线的上方，两眉梢后凹陷处即是。

推拿方法

太阳穴 ●———
　　举起双手，掌心向内，食指的指腹向内，按揉耳郭前面，前额两侧，外眼角延长线的上方，两眉梢后凹陷处的太阳穴。

力度	手法	时间
★★★	指按	2分钟

神庭穴
　　双手举过头，手掌心朝下，左右手的中指指尖垂直，相并放在神庭穴上，以中指指尖揉按或指甲掐按该穴。

力度	手法	时间
★★★	按揉	1分钟

头部
　　以单手或双手抓捏头部上方及侧上方的部位。

力度	手法	时间
★★★	抓捏	5分钟

●——— **丝竹空穴**
　　抬起双手，掌心向内，食指的指腹向内，其余四指自然并拢，以双手食指揉按两边眉毛外端凹陷处的丝竹空穴，有酸、胀、痛的感觉。

力度	手法	时间
★★	揉按	1分钟

眩晕

眩晕是目眩和头晕的总称，也就是感觉自身或外界的东西在旋转运动。眩晕通常会使人站立不稳、头昏眼花。

● 眩晕的病因

脑部疾病：如脑瘤、脑血栓等。

心血管疾病：如高血压、低血压、动脉硬化等。

精神神经系统疾病：如癔症、神经衰弱、癫痫等。

耳部疾病：如前庭神经炎、迷路炎、晕船、晕车等。

● 病症诊断

眩晕与环境的关系：长期生活在嘈杂的环境中，耳源性眩晕可能性最大；在坐船或乘车时发生眩晕，运动病的可能性较大。

眩晕发生的情况：感觉到自身及周围环境在旋转，常见于脑部疾病；没有感觉外物及自身在旋转，只是站立不稳，常见于心血管疾病。

眩晕伴有的症状：伴有恶心呕吐，眼球震颤，应考虑是耳原性眩晕；伴有口吐白沫，抽搐等，应考虑癫痫；情绪激动时头晕加重，应考虑是高血压或动脉硬化。

● 治疗方法

■ 现代医学治疗

氯氮䓬：每次 10 毫克，每日 3 次；三溴片：每次 0.6～0.9 克，每日 3 次；苯巴比妥：每次 0.015～0.03 克，每日 3 次。

眩晕发作时除用上述镇静剂外，还可以服用茶苯海明：每次 50 毫克，每日 3次；氟桂利嗪：每次 5～10 毫克，每日 2 次；盐酸异丙嗪或氯丙嗪：每次 12.5～25毫克，每日 3 次；山莨菪碱（654-2）：每次 10～20 毫克，每日 1 次，静脉滴注。

■ 中医治疗

（1）肝阳眩晕：急躁，容易发脾气，头晕头痛，苔薄黄，脉弦数，宜平肝潜阳。天麻 7.5 克，嫩钩藤 20 克（后下），珍珠母 50 克（先煎），磁石 50 克（先煎），夜交藤 25 克，龙胆草 5 克，水煎服，每日 1 剂。

（2）痰湿眩晕：头晕头重，胸闷恶心，舌苔白腻，脉象濡滑，宜祛痰化湿。焦白术 15 克，姜半夏 15 克，茯苓 15 克，陈皮 10 克，白芷 7.5 克，水煎服，每日 1 剂。

眩晕的诊疗与鉴别

耳石后位疗法治眩晕

第1步：患者正坐，慢慢平躺到床上。第2步：医生用手轻轻托住患者的后脑勺。第3步：医生将患者的头轻轻向左转45度，然后向右转45度，重复10次。第4步：患者将身体先向左侧身，然后向右侧身，重复10次。第5步：完成以上四步后轻轻将患者扶起，正坐5分钟。

眩晕鉴别诊断表

病名	症状体征
耳原性眩晕	突然发生眩晕，外界东西及自身感觉旋转，恶心呕吐，面色苍白，出汗，严重的会出现神志不清，眼球震颤。
白血病	头晕，乏力，发热，鼻、牙龈、胃肠道、皮下、脑等部位均可出血周围血液中可找到幼稚细胞，白细胞明显增生，肝脾可肿大。
脑肿瘤	头痛，眩晕加剧，常伴顽固性呕吐，站立不稳眼球震颤，放射线有助于诊断高血压。头晕，头痛，头胀，心悸。在情绪激动后头晕加重，血压增高，心脏可向左扩大，心尖区可有收缩期杂音。
动脉硬化	头晕，头痛，记忆力减退，脉弦紧，眼底血管硬化变细。
缺铁性贫血	面色苍白，头晕目花，耳朵嗡嗡作响，心跳两眼皮内及指甲血色变淡，红细胞及血红蛋白减少。
再生障碍性贫血	头晕，面色苍白，皮下出血点，尿血，便血红细胞、白细胞、血小板均减少。

咳嗽

咳嗽是人体的一种保护性呼吸反射动作。咳嗽的产生，是由于当异物、刺激性气体、呼吸道内分泌物等刺激呼吸道黏膜里的感受器时，冲动通过传入神经纤维传到延髓咳嗽中枢，引起咳嗽。咳嗽的动作是短促深吸气，某些部位肌肉收缩，使肺内高压的气体喷射而出，就成为咳嗽。随着急速冲出的气流，呼吸道内的异物或分泌物被排出体外。

● 咳嗽的病因

呼吸系统疾病：呼吸道各部位，如咽、喉、气管、支气管和肺的刺激性气体吸入、异物、炎症、肿瘤、出血等刺激均可引起咳嗽。

另外一些传染病和寄生虫病，如百日咳、白喉、肺结核、肺吸虫病等，也能令人咳嗽。

● 病症诊断

咳嗽出现的时间：早晨咳嗽加剧，常见于支气管扩张；夜间的单声咳嗽，常见于肺结核。

咳嗽的具体表现：急性咳嗽常见于上大叶性肺炎、呼吸道感染等；慢性咳嗽常见于肺结核、慢性支气管炎等。

咳痰的性质和多少：咳出大量的脓痰，常见于支气管扩张、肺脓疡；铁锈色痰常见于大叶性肺炎；泡沫性痰常见于支气管哮喘；粉红色痰常见于心力衰竭引起的肺水肿。

● 治疗方法

● 现代医学治疗

氯化铵（10%）：口服，每次 5 ~ 10 毫升，每日 3 次；或服用片剂，每次 0.5 ~ 1 克，每日 3 次；用于咳嗽，痰不易咳出的患者，尿毒症患者禁用。复方甘草合剂：口服每次 10 毫升，每日 3 次；用于一般咳嗽，若咯痰不畅，可加入氯化铵。

● 中医治疗

（1）燥火咳嗽：干咳，口唇咽喉干燥，舌边尖色红，宜清燥润肺。桑叶、杏仁、枇杷叶（去毛）、麦冬、北沙参各 15 克，水煎服，每日分上、下午服。

（2）风热咳嗽：咯痰不爽快或干咳，口干，咽喉疼痛，或有发热，舌苔薄黄，脉滑数，宜清热化痰。桑叶、菊花、杏仁各 15 克，甘草 5 克，桔梗 7.5 克，连翘 15 克，薄荷 5 克（后下），芦根 50 克（去节），水煎服。

咳嗽的诊疗与鉴别

民间偏方—刮痧治咳嗽

项从刮

颌带刮

膻中刮

支沟
外关

尺泽

内关
神门

鱼际

曲池

合谷

足三里
丰隆

阳陵泉

任选以上穴位的一穴或者多穴进行刮痧治疗均可缓解咳嗽症状。

咳嗽鉴别诊断表

病名	症状体征
上呼吸道感染	突然发病，流涕，咳嗽，鼻塞，发热，畏寒，鼻有分泌物，咽部充血。
肺吸虫病	咳嗽，咯血。本病发生多有地方性，痰中可找到肺吸虫虫卵。
支气管扩张	长期慢性咳嗽，大量脓痰，体位改变时更多，经常痰中带血或咯血。有少量干性或湿啰音。
支气管癌、肺癌	年龄在中年以上，咳嗽少痰，痰中带血，胸痛，很快消瘦。晚期可出现恶病质，放射线检查有助于明确诊断。
支气管肺炎	多见于老年人及小孩，发热干咳，或咯黏液浓痰，严重者可出现气急、紫绀。初期少量干啰音，以后湿啰音增加，可出现密集细小湿啰音及捻发音。

取穴推拿

快速取穴

水突穴
　　胸锁乳突肌前缘，人迎穴与气舍穴连线的中点。

屋翳穴
　　位于人体的胸部，乳头直上，第二肋间隙即是。

缺盆穴
　　人体的锁骨上窝中央，前正中线旁开4寸即是。

神堂穴
　　人体背部第五胸椎棘突下旁开3寸即是该穴。

推拿方法

水突穴
　　双手抬起至肩高，以食指或拇指指端轻揉、点压颈下人迎穴与气舍穴连线中点的水突穴。

力度	手法	时间
★★	揉压	3分钟

缺盆穴
　　以人体前正中线为基准，左右量测4寸的距离；以食指或中指指腹按揉锁骨上窝中央的缺盆穴。

力度	手法	时间
★★★★	按揉	3分钟

屋翳穴
　　单手抬起，以拇指或食指指腹按揉胸部乳头直上、第2肋间隙的屋翳穴，也可两侧同时按揉。

力度	手法	时间
★★	按揉	2分钟

神堂穴
　　施术者运用一指禅推法以拇指指端推按人体背部第5胸椎棘突下旁开3寸的神堂穴。

力度	手法	时间
★★★	一指禅推法	3分钟

27

(28) 呕吐

呕吐是胃内食物反入食管，经口吐出的一种现象。呕吐发作时常有出汗、心跳、脸色苍白和腹部不适或疼痛的感觉，开始时吐出胃里的残渣，以后甚至可以呕出胆汁。

● 呕吐的病因

中枢性呕吐：如流行性乙型脑炎、流行性脑脊髓膜炎、脑血管疾病、脑肿瘤等。

周围性呕吐：有胃炎、胃溃疡、胃穿孔、胃癌、肠梗阻、腹膜炎等。

● 病症诊断

呕吐与恶心的关系：呕吐时没有感觉恶心，呕吐后并不感到轻松，常见于中枢性呕吐；呕吐时感觉恶心，呕吐后感到恶心暂时缓解，常见于周围性呕吐。

呕吐物的性质：呕吐物有酸臭味及隔日的食物，见于幽门梗阻；混有胆汁或粪便，见于肠梗阻；混有血液，说明呕吐剧烈，使胃黏膜少量出血。

呕吐物的量：少量呕吐可能是胃神经官能症及妊娠呕吐；大量的呕吐可能是幽门梗阻。

● 治疗方法

● 现代医学治疗

阿托品，每次 0.3 毫克，每日 3 次；复方颠茄片，每日 3 次，每次 1 ~ 2 片；维生素 B_6，每次 10 ~ 20 毫克，每日 3 次。

● 中医治疗

制半夏 15 克，生姜 4 片，煎汤内服；冲酱油汤内服；把生姜捣成汁，涂在舌尖上。或者直接服用生姜汁。

（1）外邪犯胃：若出现发热、恶心呕吐、脉浮的现象，宜祛邪和胃。藿香 15 ~ 25 克，紫苏 15 ~ 25 克，厚朴 7.5 克，姜半夏 10 克，水煎服，每日 1 剂。

加减法：食滞加六曲 15 克，焦山楂 15 克；若口苦、胸闷加竹茹 10 克，黄连 2.5 ~ 5 克；若呕吐清水，苔白腻，去藿香、紫苏，加桂枝 7.5 克，白术 15 克。

（2）脾胃虚弱：若出现倦怠乏力、恶心呕吐、饮食不振、苔薄、脉濡、大便稀薄的现象，宜温中健脾。党参、白术、半夏各 15 克，干姜 5 克，炙甘草 7.5 克，水煎服，每日 1 剂。

加减法：吐清水加吴茱萸 5 克；若舌质红加淮山药 15 克，莲肉 15 克，去干姜。

呕吐的诊疗与鉴别

指压内关穴止呕吐

因小恙引起呕吐，可用中指压内关穴止呕。内关穴在掌后（掌面方向）二寸处尺桡骨之间，压至有酸胀感即说明已中穴位，约1分钟即止呕吐。

2寸 —— 大陵穴
1寸 —— 内关穴
—— 间使穴
2寸

呕吐鉴别诊断表

病名	症状体征
结核性脑膜炎	高热，头痛，呕吐，昏迷，有结核病史，散发于四季。
慢性胃炎	上腹部疼痛，饭后有灼热感和饱腹感，食欲不佳，口臭，嗳气，上腹部可有压痛。
胃下垂	上腹部有下坠感，食欲不佳，有时可出现恶心、呕吐。体质较瘦，常伴有肝、肾等内脏下垂。
溃疡病	溃疡病引起幽门梗阻时出现明显呕吐，平时有慢性、节律性、周期性上腹部疼痛，上腹部有压痛，幽门梗阻时可有震水音。
胃穿孔	上腹部突然剧烈疼痛，常发生于饱餐后，有溃疡病史腹肌紧张如板样。
胃神经官能症	恶心、呕吐频繁，甚至厌食，常伴有头痛、上腹不适等症状。
急性阑尾炎	转移性右下腹疼痛，发热，恶心，呕吐，右下腹阑尾点局限性触痛，反跳痛。
肠梗阻	腹部有阵发性绞痛，大便秘结，呕吐出胆汁或粪液，腹部有压痛，可见到肠型及肠蠕动波。
急性传染性肝炎	发热，恶心，呕吐，厌食油腻，体温下降时有的出现黄疸，小便如红茶肝轻度肿大，有压痛。

取穴推拿

快速取穴

风府穴
人体头部，后发际正中直上1寸，枕外隆凸直下凹陷中即是。

阳池穴
该穴位于人体的手腕部，腕背横纹上，前对中指和无名指的指缝，当指伸肌腱的尺侧缘凹陷处。

内关穴
位于前臂正中，腕横纹上2寸，在桡侧屈腕肌腱同掌长肌腱之间。

足三里穴
外膝眼下3寸，距胫骨前嵴1横指，当胫骨前肌上即是。

推拿方法

内关穴
手平伸、掌心向上；用另外一只手轻轻握住手腕后，拇指弯曲，以拇指指端垂直按揉近手腕横皱纹中央往上大约三指宽中央部位的内关穴。

力度	手法	时间
★★★	按揉	1～3分钟

足三里穴
屈膝，除拇指以外，其余四指并拢，放在外膝眼直下四横指处，以拇指指腹垂直按揉足三里穴。

力度	手法	时间
★★★	按揉	1～3分钟

风府穴
抬起单手至肩膀高度，手掌掌心朝前置于头后，以食指指腹按压风府穴。

力度	手法	时间
★★	按压	3分钟

阳池穴
手平伸，曲肘，掌心朝下；另一只手轻握手腕处，四指在下，拇指在上；拇指弯曲，以指尖垂直按压手腕横纹中点处的阳池穴，有酸痛感。

力度	手法	时间
★★★	按压	3分钟

胸痛

胸痛是常见的症状，一般是由胸部疾病引起的。胸痛的严重程度与引起胸痛的原因不一定有确切的关系，如胸部带状疱疹可产生剧烈胸痛，而急性心肌梗死的胸痛有时并不很严重。

● 胸痛的病因

胸腔脏器疾患：如肺癌、胸膜炎、气胸、心绞痛、心肌梗死、食管肿瘤等。

胸壁疾患：如肋软骨炎、肋骨骨折、皮炎、肌炎、肌间神经炎、带状疱疹等。

腹腔脏器疾患：如胰腺炎、急性胆囊炎等也可放散到胸部引起疼痛。

● 病症诊断

疼痛部位：胸膜炎的疼痛常位于胸侧部；肋间神经痛的部位则沿肋间分布；外伤的疼痛常见于外伤的部位；心绞痛常位于胸骨下或心前区，并常放射到左肩和左臂内侧。

疼痛性质：神经痛常为针刺样或刀割样，骨痛呈酸痛或锥痛，肌肉痛呈酸痛样，急性食管炎的疼痛呈灼热痛，心绞痛常感觉到压迫感和窒息感。

● 治疗方法

● 现代医学治疗

胸痛时，无论有无发热现象，都可选用镇痛片，每次 1 片，每日 3 次；吲哚类辛片，每次 25 毫克，每日 2 ~ 3 次；或用吡氧噻嗪 1020 毫克，每日 1 次，口服或肌内注射；若疼痛剧烈，出冷汗，或伴有血压下降，可选用延胡索乙素，每次 100 毫克，每日 3 次；或口服哌替啶，每日 3 次，每次 50 毫克，或肌内注射 50 ~ 100 毫克。

● 中医治疗

揉华盖、膻中穴，2 ~ 3 分钟；于膏肓俞和膈俞采用揉法或摩法 1 ~ 2 分钟。如果是肋骨骨折或带状疱疹者则不宜进行推拿。

（1）气滞：刺痛以胸肋为主，或有胸闷，苔薄，治宜疏肝理气。金铃子 15 克，延胡索 20 克，广木香 7.5 克，制香附、广郁金各 15 克，枳壳 7.5 克，水煎服，每日 1 剂。

（2）血淤：胸痛，苔薄，舌质有紫块，脉律不齐，宜活血祛淤。当归 25 克，丹参 25 克，赤芍 15 克，桃仁 10 克，每日 1 剂，水煎服。若兼有气滞者可加香附、郁金、青皮。

看图了解胸痛

诊断胸痛的程序

胸痛发生后，首先要排除心脏疾病，然后询问患者病史，考虑胸痛是否与以前疾病有关，如若不是，可再检查、考虑是否与其他疾病有关，之后予以相应治疗。

胸痛鉴别诊断表

病名	症状体征
带状疱疹	疱疹是沿着胸部肋间神经分布，从背后向前蔓延，疼痛剧烈。疱疹呈带状。
肋间神经痛	沿着胸部肋间神经分布的部位有刺痛，往往在咳嗽和深呼吸时加重、无明显阳性体征，发现有外伤史，局部疼痛骨折处有压痛、血肿，可察及骨摩擦音。
气胸	胸痛，伴有呼吸困难，感觉吸气不足，紫绀，患侧呼吸音降低，叩诊高清音。胸有胸部外伤史，胸痛，呼吸困难。
胸腔积液	患侧呼吸音降低，叩诊实音，心及气管移向健侧。
胸膜炎	胸痛在咳嗽、呼吸时加重，可有发热、咳嗽、呼吸困难等症。患侧叩诊浊音，呼吸音降低，语颤减弱。
心包炎	心前区疼痛，伴发热、出冷汗和疲乏，可出现呼吸困难及咳嗽心率加快，可听到心包摩擦音。
心绞痛	有心脏病史，多见于中老年人，胸痛时心前区有压迫感。疼痛可放射到左肩和左臂，伴出冷汗，心电图有助于诊断。

腹泻

腹泻是一种常见症状，是指排便次数明显超过平日习惯的频率，粪质稀薄，水分增加。腹泻常伴有排便急迫感、肛门不适、失禁等症状。腹泻分急性和慢性两类。

● 腹泻的病因

急性感染：急性胃肠炎、食物中毒、痢疾等。

慢性疾患：慢性结肠炎、血吸虫病、肠结核、直肠癌或结肠癌等。

● 病症诊断

有无腹痛：肚脐周围绞痛，应考虑是食物中毒；左下腹疼痛，应考虑是细菌性痢疾；右下腹疼痛，应考虑是阿米巴痢疾和肠结核；中上腹部疼痛，应考虑是胃肠炎；腹泻后腹痛不缓解者，应考虑是痢疾；腹泻后腹痛能缓解者，应考虑肠结核、肠炎等。

大便的性状：脓血样大便常见于细菌性痢疾；豆瓣酱样大便常见于阿米巴痢疾；水样大便常见于急性胃肠炎；米泔水样大便常见于霍乱；白色粘冻样大便常见于食物中毒或慢性结肠炎。

● 治疗方法

■ 现代医学治疗

在一般情况下，特别是在急性腹泻时，不宜单独用止泻药物，而应根据其病因，进行针对性的治疗。次碳酸铋：用于治疗一般性腹泻；每次 0.3 ~ 1.5 克，每日 3 次。矽炭银：用于治疗急性肠炎，或者因受冷而引起的腹泻；每次 1 ~ 3 片，每日 3 次。复方樟脑酊：用于治疗剧烈的腹泻，效果较好，但不宜长期连续服用；每次 2 ~ 5 毫升。

■ 中医治疗

（1）湿热：如果出现舌苔黄腻、发热、腹泻、大便脓血的症状，宜清热利湿。白头翁 25 克，秦皮 25 克，黄芩 15 克，黄柏 20 克，白芍 10 克，甘草 5 克，水煎服，每日 1 剂。加减法：肛门下坠者，可加木香 15 克。

（2）伤食：如果出现腹泻、腹胀痛、舌苔腻的症状，宜消食导滞。枳实 15 克，白术 15 克，黄芩 15 克，黄连 5 克，大黄 5 克，六曲 20 克，山楂 15 克，水煎服，每日 1 剂。

腹泻的诊疗与鉴别

按摩穴位治疗儿童腹泻

任选以上穴位的一穴或者多穴进行按摩治疗均可缓解儿童腹泻症状。

腹泻鉴别诊断

病名	症状体征
细菌性痢疾	怕冷，发热，腹痛，腹泻，里急后重，脓血样大便等左下腹压痛，大便镜检可见到巨噬细胞及脓细胞和红细胞。
急性胃肠炎	有饮食不洁或受寒病史，呕吐物有馊气，水样大便，常在腹泻后有松快感上腹部或脐周围部有压痛。
食物中毒	常有进食未烧熟的蟹、变质的鱼、肉等饮食不洁史，且同食的人，常同时有相同的症状。症见呕吐，腹泻，水样大便，可伴有发热，脐周围绞痛，大便可培养出致病菌。
霍乱、副霍乱	一般先有腹泻，再见呕吐，米泔水样大便，量多，次多，脱水，小腿肌肉酸痛，严重的患者可引起周围循环衰竭而死亡大便可培养出霍乱弧菌。
结肠癌、直肠癌	年龄多在中年以上，贫血，消瘦，大便常带有血液。
直肠癌	在肛指检查时，可触及坚硬而高低不平的肿块。

取穴推拿

快速取穴

胃俞穴
此穴位于人体背部，当第12胸椎棘突下，旁开1.5寸即是。

大肠俞穴
此穴位于人体腰部，当第4腰椎棘突下，旁开1.5寸即是。

下巨虚穴
人体小腿前外侧，胫骨前缘旁开1中指宽，上巨虚穴下3寸的位置即是。

三阴交穴
人体小腿内侧，足内踝上缘四指宽，踝尖正上方胫骨边缘凹陷中即是。

推拿方法

胃俞穴
以拇指指腹按揉体后正中线第12胸椎棘突下，旁开食指、中指两指横宽位置的胃俞穴。

力度	手法	时间
★★★	按揉	1分钟

大肠俞穴
以拇指指腹按揉体后正中线第4腰椎棘突下，旁开食指、中指两指横宽位置的大肠俞穴。

力度	手法	时间
★★★★	按揉	1分钟

三阴交穴
屈膝，单手手掌放置在踝关节，除大拇指以外其余四指轻轻握住踝部；拇指弯曲，用指尖垂直点按胫骨后缘的三阴交穴。

力度	手法	时间
★★	点按	1分钟

下巨虚穴
正坐或仰卧，拇指指尖垂直点按小腿前外侧的下巨虚穴。

力度	手法	时间
★★★	点按	1分钟

(31) 血尿

正常的小便是没有血的，如果尿液中有红细胞存在，称为血尿。尿血大量时，肉眼都能看到，称为肉眼血尿；尿血少量时，需要显微镜观察，称为显微镜血尿。

● 血尿的病因

肾结核、尿路结石、肾炎、泌尿系肿瘤以及白血病、紫癜、再生障碍性贫血等都会引起血尿。

● 病症诊断

考虑血尿的来源部位：排尿一开始就有血，后来反而清晰无血，说明大多来自尿道。如果第一段尿清晰，到最后几滴才发现血液，则多见于膀胱的疾病。尿自始至终都有血，而且和尿完全混合，表示出血部位在肾脏。根据以上道理，通常用三杯试验来帮助确定出血的部位。将患者的一次尿，分为前、中、后三杯，并互相对照。若血尿仅在第一杯出现，说明血来自尿道；若血液仅在最后一杯中存在，表示血来自膀胱；若所有三杯都有均匀的血色，表示血来自肾脏。

● 治疗方法

● 现代医学治疗

安特诺新：每次 2.5 ~ 5 毫克，每日 3 次，口服；或每次 5 ~ 10 毫克，每 4 小时 1 次，肌内注射。仙鹤草素：每次 20 ~ 60 毫克，每日 3 次，口服；或每次 10 毫克，每 4 ~ 6 小时 1 次，肌内注射。紫珠草溶液：每次 10 毫升，每日 4 次，口服；维生素 K_4：每次 4 ~ 8 毫克，每日 4 次，口服；维生素 K_3：每次 4 ~ 8 毫克，每日 2 ~ 4 次，肌内注射。

以上各种止血药中，安特诺新对血小板减少性紫癜效果较好，也可用于各种出血症；仙鹤草素可用于各种出血；紫珠草溶液，对呼吸道出血效果较好，也可用于血尿、便血等；维生素 K_3 及维生素 K_4，对凝血酶原缺乏效果较好。

● 中医治疗

（1）火旺：血尿，心烦，小便赤热；或有尿痛，宜清心泻火。木通、甘草各 5克，黑山栀 15 克，小蓟、生地、鲜竹叶各 25 克，水煎服，每日 1 剂。

（2）血淤：肾绞痛，血尿或尿中有血块，苔薄，舌质青紫，宜活血化淤。川芎5 克，桃仁、牛膝、生蒲黄（包）、小蓟、当归各 15 克，水煎服，每日 1 剂。

图说血尿

如何检测出血的部位

将患者的一次尿，分为前、中、后三杯，并互相对照。可判断出患者的出血位置。

血尿鉴别诊断表

病名	症状体征
泌尿系统结核	有肺结核病史，肾结核可能只有血尿而无其他明显症状，膀胱结核有尿痛、尿急，小便次数增多。尿检查可见到红细胞、脓细胞或少量蛋白，24小时尿沉淀物检查可发现结核杆菌泌尿系结石。
肾绞痛	出现血尿，可放射至阴部及大腿内侧。
膀胱结石	有小便突然中断的现象，小便中可有泥沙样或大小不等的结石排出，肾区可有叩击痛。
泌尿系肿瘤	开始时无痛性血尿，随着肿瘤逐渐增大，或血块通过输尿管时，也可引起疼痛放射线有助于诊断。
泌尿系外伤	有外伤史，常见全血尿急、慢性肾炎血尿以急性肾炎为常见，突然起病，眼睑水肿后布及全身，血压增高。
慢性肾炎	有反复发作的水肿，血尿较少见尿常规可见到蛋白尿、管型及红细胞。
急性、慢性肾盂肾炎	发热，寒战，腰部酸痛，有尿频、尿急、尿痛，慢性肾盂肾炎也可急性发作。尿常规可见到红细胞，但以脓细胞为主。

31

㉜ 便血

便血是指大便带血从肛门排出，颜色可分为鲜红色或暗红色。这是下消化道出血的特殊症状。

● 便血的病因

呕血、胃及十二指肠溃疡并发出血、食管静脉破裂出血、细菌性痢疾、血吸虫病、肠结核、肠炎、小肠肿瘤、肠套叠、痔疮、肛裂、脱肛，以及各种血液病。

● 病症诊断

便血的颜色：越近肛门的部位出血，便血的颜色越鲜红；越离肛门远的部位出血，颜色越暗红；若上消化道大量出血则变为漆黑如柏油一样。

便血与大便的关系：大便后有鲜血滴出，常见于肛裂和痔疮；大便中夹有血液，常见于结肠癌、血吸虫病及肠结核等；大便与血液混合，常见于大量上消化道出血。

便血与黏液或脓的关系：直肠肛门疾病除肛瘘外，一般无黏液及脓液；大小肠疾病常伴有黏液及脓液，如痢疾、肠结核等；上消化道疾病及血液病则又无黏液及脓液。

便血的伴发症状：便血伴里急后重，最常见的有细菌性痢疾，其次是阿米巴痢疾、直肠癌及息肉；便血伴有皮下出血或乌青块者，则要考虑血液病，如白血病、紫癜、再生障碍性贫血等；便血伴有发热，应考虑伤寒、痢疾和白血病。

● 治疗方法

■ 现代医学治疗

详见"血尿"节。

■ 中医治疗

（1）脾虚便血：食欲不佳，面色无华，大便稀薄，神疲力乏，宜健脾温中。党参、黄芪、炒白术、炙远志各15克，炒枣仁20克，干姜5克，水煎服，每日1剂。

（2）湿热便血：下血鲜红，大便不爽，苔黄腻，宜清热化湿。地榆、茜草根各25克，黄连5克，焦山栀、云茯苓、淡黄芩各15克，水煎服，每日1剂。

便血的诊疗与鉴别

便血鉴别诊断表

病名	症状体征
肛门疾病	血液颜色鲜红，在大便表面或大便后滴血，肛裂出血后疼痛。肛门检查可以确定诊断细菌性痢疾、阿米巴痢疾、血吸虫病、肠结核、结肠癌、直肠癌。
肠套叠	多见于2岁以下婴儿，有阵发性腹痛及呕吐，便血量少，呈豆瓣酱样，腹部可触及块状物。
食管静脉破裂出血	有肝脾肿大、蜘蛛痣，肝掌，腹壁静脉怒张。
白血病	长期发热，贫血，乏力，有出血倾向，如鼻出血、牙龈出血、便血肝脾肿大，全身浅表淋巴结肿大，周围血中可找到幼稚细胞，白细胞多至数万到数十万。
紫癜皮下点状出血	乌青块，分布不一，四肢多于躯干，贫血、脾肿大，血小板减少，束臂试验阳性。
再生障碍性贫血	贫血，面色苍白，皮下淤斑，便血，尿血，乏力，反复感染后，红细胞、白细胞和血小板都减少。

便血的穴位按摩

▶ 取穴技巧

正坐，把脚抬起，放置另一大腿上。用另一手拇指按压足大趾内侧趾甲角旁即是隐白穴。

此穴位是隐白穴，其意指脾经体内经脉的阳热之气由此穴外出脾经体表经脉。每日早晚各1次，用拇指指甲垂直掐按穴位，即可达到止血调经、安神健胃之功效。

程度	指法	时间/分钟
适度		1~3

32

黄疸

　　黄疸，是以面目及全身皮肤发黄为特点，尤其以眼白发黄为主要特点。在检查是否患有黄疸时，应在充足的自然光线下进行。

● 黄疸的病因

　　如蚕豆病、黑尿热、先天性溶血性黄疸、传染性肝炎、肝脓肿、肝癌以及胰头癌、胆石症等都能引起黄疸。

● 病症诊断

　　黄疸的色调：橘黄色常见于传染性肝炎，柠檬色常见于中毒性肝炎，棕黄色常见于亚急性黄色肝萎缩，黄绿色常见于肝癌，褐黑色常见于肝硬化等。

　　小便的颜色：出现黄疸后，深黄色尿常见于疟疾；咖啡色尿常见于溶血性黄疸；红茶色尿常见于传染性肝炎；黑色尿常见于黑尿热或肝癌等。

　　大便的颜色：出现黄疸后，大便颜色加深，常见于溶血性黄疸；大便颜色变淡如陶土色，常见于阻塞性黄疸；大便颜色深浅不一，常见于肝细胞性黄疸。

　　腹痛：右上腹疼痛，常见于肝炎；阵发性或突发性右上腹绞痛，或向背部放射者，常见于胆石症；持续性剧烈疼痛，常见于肝癌等。

● 治疗方法

● 现代医学治疗

　　除了对具体的病因治疗外，常用的保肝药物如下。

　　葡醛内酯：每日 3 次，每次 0.1 克，可用于肝炎、中毒性肝炎、肝硬化等；谷氨酸或味精（含谷氨酸钠 80%）：每日 3 ~ 4 次，每次 2 ~ 5 克，可防止肝昏迷；水飞蓟素：每次 2 片，1 天 3 次，3 个月为 1 个疗程，主要用于慢性、迁延性肝炎。

● 中医治疗

　　（1）气滞血淤：黄疸长期不退，有右上腹剧烈疼痛，苔薄，舌质有紫块，宜理气化淤。穿山甲（先煎）、土茯苓各 25 克，蒲公英、石见穿、半边莲各 50 克，柴胡 15 克（醋炒）、制香附各 15 克，水煎服，每日 1 剂。

　　（2）寒湿黄疸：如果出现食欲不佳、脘闷或腹胀、黄色晦暗、大便稀薄的症状，宜温化寒湿。焦白术 15 克，茵陈 50 ~ 100 克，干姜 5 克，甘草 7.5 克，淡附片 5 ~ 15 克（先煎），每日 1 剂，水煎服。

看图说黄疸

黄疸症状流程图

```
新生儿 ── 出生两个 ┬ 粪便呈灰白色 ┬ 先天性胆道闭锁 ┐
              星期以后 │              │              ├ 及时就医
              还有黄疸 │              ├ 乳儿肝炎     ┘
                       └ 粪便呈黄色   ┘
                         母乳 ── 母乳性黄疸

婴儿 ┬ ──────── 各种原因造成的黄疸 ── 在能够察觉的时间内就医
     └ 眼睛不黄 ── 喝太多橘子汁 ── 不必担心

幼儿 ┬ 眼睛不黄 ── 吃太多橘子、木瓜 ── 不必担心
     ├ 发热 ── 急性肝炎 ┐
     └ 发热 ── 贫血     ┴ 在能够察觉的时间内就医
```

黄疸鉴别诊断表

病名	症状体征
传染性肝炎	多见于儿童及青年，有肝炎接触史，常有发热、恶心、呕吐，食欲不振，厌食油腻，右上腹不适或疼痛，乏力肝脏轻度肿大，质软有压痛。
中毒性肝炎	有药物中毒史，如磷、锑等，一般可见食欲不佳、恶心、呕吐等症，在停药后，黄疸也逐渐消退肝有压痛。
肝硬化	有肝炎史或血吸虫病史，乏力，消瘦，食欲不佳，可见腹水肝脾肿大，质地坚硬，蜘蛛状痣，肝掌等。
肝脓疡	有阿米巴痢疾史，或有败血症史，发热，肝区压痛，黄疸等肝肿大，压痛明显，超声波检查有助于诊断。
肝癌	黄疸不断加深，进行性消瘦，恶病质，多见于老年。
胆囊炎	发热或有寒战，右上腹阵发性或突发性绞痛，可向右肩背部放射，黄疸可反复出现，右上腹有明显压痛，可触及胆囊。
先天性溶血性黄疸	慢性，常见于儿童，常有家族史。由情绪等刺激而诱发，头痛，恶心，四肢酸痛，发热，贫血，酱油样尿。

33

34 水肿

　　水肿是指血管外的组织间隙中有过多的体液积聚，为临床常见症状之一。与肥胖不同，水肿表现为手指按压皮下组织少的部位时，有明显的凹陷。水肿可分为全身性水肿和局部性水肿。

● 水肿的病因

　　心源性水肿：常见于充血性心力衰竭、心包炎等；肾源性水肿：常见于肾小球肾炎、肾盂肾炎及肾病综合征等；肝源性水肿：常见于病毒性肝炎、肝硬化等；营养不良性水肿：常见于低蛋白血症、维生素 B_1 缺乏症等；结缔组织病所致的水肿：常见于红斑狼疮、硬皮病及皮肌炎等。

● 病症诊断

　　全身性水肿：见于肾炎，心力衰竭；眼睑或颜面水肿：见于肾炎早期，局部感染和小儿患百日咳时；身体上部水肿：见于纵隔肿瘤和动脉瘤等；胸、腹壁或腰部水肿：如伴有发红和压痛，则为局部感染所致；两侧下肢水肿：见于肾炎，心力衰竭，妊娠及卵巢囊肿压迫静脉时；水肿限于一侧下肢：见于淋巴管阻塞，丝虫病或蜂窝织炎等。

● 治疗方法

● 现代医学治疗

　　氨苯蝶啶：每次 50 毫克，每日 3 次；呋塞米注射液：每次 20～40 毫克，每日 1 次，肌内注射或者静脉滴注；氯噻酮：每次 100 毫克，隔日 1 次，可用于心源性、肝源性和肾源性水肿。妊娠水肿禁忌应用。

● 中医治疗

　　大蒜去皮 4 个，田螺去壳 4 只，车前子 15 克，以上各药研末制成饼，贴在脐中，用胶带固定。

　　（1）水湿：水肿按之凹陷，尿少，胸闷，倦怠，苔白腻，脉缓，宜通阳利水。桂枝、白术各 15 克，茯苓、猪苓、泽泻各 25 克，桑白皮、大腹皮各 50 克，水煎服，每日 1 剂。加减法：汗出恶风加防己 25 克，黄芪 15 克。

　　（2）湿热：局部水肿，发红发热，苔薄脉数，宜清热利湿。蒲公英 50 克，银花 25 克，连翘、茯苓各 15 克，水煎服，每日 1 剂。

看图了解水肿

肾病水肿形成的发病机理示意图

　　肾病综合征水肿的形成和患者本身发生尿蛋白和低蛋白血症有着直接密切的联系。当肾病综合征患者发生水肿时，不仅仅是眼睑、面部、四肢及脚踝等肢体受累及，随着肾病病情的恶化进展，水肿可波及患者的全身，胸腔、腹腔、心包、肺脏等人体重要内脏均可出现水肿（即积液）。这时候肾病综合征患者的治疗需要进行全身系统的综合治疗，这大大增加了肾病综合征治疗的难度。因此，已检查出大量蛋白尿的肾病综合征患者一定要积极采取有效救治措施，方能阻止更多并发症的出现。

水肿鉴别诊断表

病名	症状体征
肝硬化	水肿缓起，以腹水及下肢水肿较为明显，有黄疸，乏力，消瘦，食欲不振，肝炎及血吸虫病等病史，肝脾肿大，质地坚硬，蜘蛛痣，肝掌，腹壁静脉怒张。
急性肾炎	水肿骤起，由眼睑布及全身，血压增高，大量蛋白尿及血尿，2 周前有链球菌感染史，全身水肿。
慢性肾炎	水肿缓起，可反复发作，某些患者有急性肾炎史，乏力，腰酸，胃口不开，恶心，面色苍白。

34

肝脾肿大

即肝和脾均增大。肝、脾一般在肋下，能触及，当内脏下垂或横膈下降或深吸气时，肝、脾才能被触及，但不超过肋下 1 厘米，且质地较软。肝脾肿大常见于慢性肝炎、伤寒、血吸虫病、肝硬化早期、白血病等。肝肿大与脾肿大可在同一疾病中出现；有的疾病则单独出现肝或脾的肿大；有的疾病随着病情发展到晚期，脾肿大非常明显而肝反见缩小。

● 肝脾肿大的病因

肝脏肿大：以肝脏肿大为主的疾病有肝炎、肝脓疡、肝癌、肝包虫病，以及心力衰竭引起的肝淤血等；脾脏肿大：以脾脏肿大为主的疾病有疟疾、血吸虫病、伤寒、黑热病、肝硬化等。

● 病症诊断

心率：心率很快，呼吸困难，下肢水肿，常见于心力衰竭引起的肝淤血。发热：隔 1 日或隔 2 日发热，伴有寒战、出汗，常见于疟疾；长期不规律发热，体温出现反复升降，常见于黑热病。黄疸：疟疾、肝炎可出现黄疸；肝癌则黄疸进行性加深。腹痛：右上腹疼痛可见于肝炎、肝硬化；右上腹剧烈疼痛可见于肝癌。出血：皮肤出血，常见于白血病和血小板减少性紫癜；鼻出血常见于黑热病；食管静脉破裂出血，常见于肝硬化。

● 治疗方法

● 现代医学治疗

如果脾脏肿大十分明显，则应该考虑手术治疗。

● 中医治疗

（1）气滞：肝脾肿大，质地较软，两肋作痛，苔薄脉弦，宜理气通络。青皮、陈皮各 7.5 ~ 15 克，制香附、藿香各 15 克，枳壳 7.5 克，丹参 20 克，水煎服，每日 1 剂。

（2）血淤：肝脾肿大，压之疼痛，蜘蛛痣，面色黯黑，毛细血管充血，苔薄舌紫，宜活血化淤。杜红花 7.5 克，五灵脂、川芎、乌药、桃仁、延胡索各 15 克，水煎服，每日 1 剂。

加减法：正气已虚，应加入党参、当归、白术各 15 克。

肝脾肿大鉴别诊断表

病名	症状体征
肝淤血	有心脏病、心力衰竭病史，气急，紫绀，上腹部饱满或隐痛颈静脉怒张，搏动明显，心脏扩大并可有杂音。
血吸虫病	生活在血吸虫病流行地区，有河水接触史，下痢，腹水肝脾肿大，肝脏质硬，表面颗粒状结节，蜘蛛痣，腹壁静脉曲张。
肝包虫病	多见于畜牧区，自觉症状很少，有时上腹部有饱满感，肝脏轻度肿大，触诊有囊性感觉。
中华分支睾吸虫病	多见于广东，有食生鱼史，全身乏力，精神不振，食欲不振，腹泻，有的可出现黄疸肝可肿大，大便中可找到中华分支睾吸虫虫卵。
黑热病	见于长江以北，有不规则发热，体温每天可有2次升降，消瘦，贫血脾脏随病情呈进行性肿大，肝脏轻度或中度肿大。
伤寒、副伤寒	多见于夏秋季，持续发热，食欲不振，表情淡漠，脉缓，玫瑰色皮疹，肝脾轻度肿大，质地柔软，可有压痛。
白血病	长期发热，贫血，乏力，有出血倾向肝脾肿大，周围血中可找到幼稚细胞，全身浅表淋巴结肿大。
血小板减少性紫癜	皮下点状出血，乌青块，分布不一，四肢多于躯干，贫血脾肿大，血小板减少，束臂试验阳性。
淋巴瘤	有周期性发热，寒战，乏力，盗汗，体重减轻全身淋巴结肿大，脾肿大。

调理肝脾之穴位

▶ **取穴技巧**

正坐或仰卧，双手掌心向下，指尖朝下，放在双乳下，肋骨上。用拇指、食指直下掌根处，形状像条鱼一般肉厚处所按穴位即是章门穴。

章门穴意思是指肝经的强劲风气在此风停气息，如同由此进入了门户一样，故称为"章门"。每日按压此穴2次，能够调节肝脾二脏，对肝气郁结、肝脾肿大有妙效。

程度	指法	时间/分钟
轻		1 ~ 3

35

本章看点

● 腹痛
是腹腔内脏器官病变的外部表现

● 高热
是多种疾病的常见症状，在临床上属危重症

● 昏迷
是中枢神经系统受到严重抑制，对外界事物失去反

● 休克
是全身组织缺氧而产生的征候群

● 小儿惊厥
是小儿时期常见的急症

● 呼吸困难
有空气不够用的感觉和费力呼吸的特征

● 异物
可有眼内异物、气管异物和耳道异物等

● 气胸
可分成闭合性、开放性和张力性三种

● 咯血
患者可能有呼吸系统或心脏病史

......

第三章

急症处理

　　所谓急症，其特点就是发病很急，且来势汹汹，如果不能够妥善处理，很有可能发展为更严重的疾病甚至是死亡。面对这种情况，我们所要做的就是在专业人员没赶来前，在没有治疗设备的时候，及时做出最有效的处理，为患者赢得宝贵的救治时间。

腹痛

腹痛是一种常见的病症，指由于各种原因引起的腹腔内外脏器官的病变，而表现为腹部的疼痛。腹痛可分为急性与慢性两类。急性腹痛的特点是发病突然，发展迅速，由于大部分患此病者需尽快手术治疗，所以被称为"急腹症"。急性腹痛是多种疾病的共同症状，由于病因不同，腹痛的部位、性质及体征等均具有不同的特点。在诊断和鉴别诊断上，要透过腹痛的现象看清疾病的实质。因此要问清患者病史，仔细做好一般检查，再结合必要的化验检查，深入分析研究检查结果，才能得出早期的正确诊断。

常见病特效自疗全书

● 病症诊断

腹痛部位：要明确腹痛开始和现在所在的部位。要求患者用手指头指出腹痛最剧烈的部位和范围。一般说来，腹痛的固定部位，大多是病变的部位。比如，左上腹部疼痛多为胃的疾患；右上腹部疼痛多为肝和胆道的疾患；右下腹部疼痛多为回盲部的疾患（如阑尾炎、肠结核等）；左下腹部疼痛多为结肠的疾患（如细菌性痢疾等）；脐周围疼痛多为小肠的疾患（如肠梗阻、蛔虫病等）。如先有局部疼痛而后向全腹发展，多为阑尾、胃、肠、胆囊穿孔而并发弥漫性腹膜炎。

腹痛时间：突然发生的腹痛，常见有胃溃疡穿孔、肠梗阻、胆道蛔虫病等；逐渐加剧的腹痛，常见的则为急性阑尾炎、急性胆囊炎等。

腹痛性质：阵发性腹痛多见于梗阻；持续性腹痛多见于炎症以及内出血；持续性腹痛伴阵发性加剧者，则为炎症伴有梗阻，如急性胆囊炎、胆石症、绞窄性肠梗阻等。绞痛则多为梗阻；钝痛和胀痛多见于炎症。

● 治疗方法

■ 现代医学治疗

严密观察患者的全身情况如体温、脉搏、血压等；局部体征的变化如腹痛、压痛、肌紧张的程度和范围等。要早期预防和治疗休克。采取禁食、输液、半卧位、抗感染等基本治疗措施。止痛可肌内注射阿托品 0.5 毫克。但必须禁用吗啡类药物，对腹胀患者应放胃管，用注射器不断抽出胃肠内的气体和液体。

■ 中医治疗

针刺足三里、阳陵泉、太冲、合谷等穴；

若经过一定时期的严密观察而病情仍未好转，或反而加剧者，应及时考虑送医院做剖腹探查。

看图说腹痛

腹痛部位分布图

常见急性腹痛疾病的鉴别诊断

病名	发病情况与过去病史	腹痛部位	腹痛性质	腹部体征	体温	消化道症状	化验及检查
急性阑尾炎	逐渐发生。	始于上腹部或脐周围，转移至右下腹。	持续性疼痛，伴轻度阵发性加剧。	右下腹阑尾点局限性压痛，反跳痛，肌紧张。	体温轻度升高。	恶心，呕吐。	白细胞增高。
急性胆囊炎、胆囊结石	常突然发生于多食油腻后的晚上。	中上腹或右上腹。	持续性疼痛或阵发性绞痛，向右肩胛部放射。	右上腹有压痛，肌紧张，肝区常有叩击痛，有时可触及胆囊。	高热可伴有寒战。	恶心，呕吐，可出现黄疸。	白细胞增高。
宫外孕破裂	突然发生，伴有休克，有月经过期史，阴道流血，且常有多年不育史。	先在下腹一侧，然后发展到全腹。	持续性痛，常向肩部放射。	一侧下腹部有明显压痛，但肌紧张较轻，可有移动性浊音。	一般正常。	腹泻。	血红蛋白、红细胞下降。

36

取穴推拿

快速取穴

气海穴

位于体前正中线，脐下1寸半的位置即是该穴。仰卧位，施术者右手食指和中指并拢，食指横放于肚脐处，则中指边缘与体前正中线相交的位置即是气海穴。

大横穴

人体的中腹部，距脐中4寸，正坐或仰卧，右手五指并拢，手指朝下，将拇指放于肚脐处，则小指边缘与肚脐所对的位置即是该穴。

推拿方法

大横穴

以两手中指指尖垂直下压（此时吸气、缩腹效果更佳）揉按大横穴，有胀痛的感觉。

力度	手法	时间
★★	揉按	5分钟

气海穴

以单手中指指腹着力，点揉、振颤患者的气海穴。

力度	手法	时间
★★	点揉、振颤	5分钟

常见病特效自疗全书

高热

发热是多种疾病的常见症状。高热在临床上属于危重症范畴。引起高热的原因有很多，下列几种疾病是临床上比较常见的疾病：急性血吸虫病、疟疾、流行性感冒、流行性乙型脑炎、麻疹、肺炎、急性扁桃体炎、流行性脑脊髓膜炎、伤寒及副伤寒、肾盂肾炎、败血症、细菌性痢疾、急性乳腺炎、产褥热、丹毒等。

● 病症诊断

了解患者起病的缓急，起病的季节，以及当地传染病的流行情况，有无接触史，还有发热的高低，热型，发热的长短和经过等。

伴随的主要症状：呼吸系疾病常有咳嗽、咯痰、胸痛等症状，消化系疾病常有腹痛、腹泻、恶心、呕吐等症状，泌尿系疾病常有尿频、尿急、尿痛、腰酸等症状，风湿病常有关节红、肿、热、痛等症状。

● 治疗方法

● 现代医学治疗

卧床休息，大量饮水，必要时或不能口服者可给静脉补液。吃易消化而富有营养的饮食，保持大便通畅。

物理降温：用井水或冷水毛巾敷头部，或用 50% 酒精擦浴。

药物降温：用复方阿司匹林口服，或用柴胡注射液 2 毫升，立刻肌内注射。小儿还可用 50% 安乃近液滴鼻。重患者应用药物降温须慎重，一般先给小剂量，以免出大汗而致虚脱。

镇静：高热、烦躁不安（尤其是小孩）应给镇静剂，如氯丙嗪或盐酸异丙嗪，25 毫克口服或肌内注射。

● 中医治疗

针灸：针刺曲池、外关、合谷、大椎等穴，刺少商、十宣等穴出血。

（1）风寒：鼻塞流涕、形寒怕冷、骨节酸痛、口淡为主症，苔薄，舌质正常，治宜祛风散寒。荆芥、羌活各 15 ~ 25 克，柴胡 7.5 ~ 15 克，桔梗 5 ~ 10 克，水煎，每日 1 剂，分 2 次服。

（2）热毒：高热、咽痛、口干或有皮疹为主症，苔薄，舌红，适宜清热解毒。大青叶、板蓝根、拳参各 50 ~ 100 克，连翘 15 ~ 25 克，每日 1 剂，水煎，分 2 次服。

发热的临床特征与鉴别

发热的临床过程及特点与病理生理的联系

高热鉴别诊断表

病名	发病情况	症状体征
上呼吸道感染、流行性感冒	突然发病，有受冷史。	鼻塞，流涕，全身不适，咳嗽，若同一地区有许多人出现相同症状，应考虑流行性感冒，咽部充血，鼻有分泌物。
流行性腮腺炎	多发于冬春季节。	腮腺部肿胀，或有头痛、呕吐，或有睾丸肿胀、疼痛，以耳垂为肿胀中心，有压痛，腮腺管口红肿。
传染性肝炎	有接触史。	食欲不振，恶心呕吐，乏力，上腹部不适，有的热退时出现黄疸肝肿大，肝区有压痛，小便黄如浓茶，小便泡沫亦呈黄色。
败血症	有感染史。	头痛，寒战，常伴有恶心，呕吐，腹泻皮下出血点，肝脾肿大、压痛，轻度黄疸。

拔罐选穴与治疗方法

精确取穴

大椎穴

位于人体背部，第7颈椎棘突下凹陷中。

曲池穴

屈肘成直角，在肘横纹外侧端与肱骨外上髁连线中点。完全屈肘时，当肘横纹外侧端处。

选穴及操作步骤

● 刺络罐法	大椎 曲池

让患者取适当体位	→	对穴位皮肤进行常规消毒	→	用三棱针点刺穴位并使之出血	→	用闪火法将罐吸拔在穴位上，留罐5分钟

37

38 昏迷

昏迷是一种极严重的意识障碍，是由于内在原因或外来的各种原因，使机体中枢神经系统受到严重的抑制，而对外界事物或强烈的刺激失去反应而呈昏迷状态。

● 昏迷的病因

脑与脑膜疾患：流行性乙型脑炎、脑肿瘤、脑出血、脑血管栓塞、脑血栓形成、脑血管痉挛、癫痫、蛛网膜下腔出血等；头颅外伤，如脑震荡、颅底骨折等。

昏迷可根据程度不同，分为以下三种状况：

浅昏迷：意识丧失，呼唤不应，大小便失禁，或伴有谵语，躁动，但吞咽及咳嗽反射尚存在，角膜反射和瞳孔反射均未消失，肌腱反射反而增强。

中昏迷：意识丧失更甚，呼吸急促，全身强直或痉挛，角膜反射消失，瞳孔反射迟钝，病理反射阳性。

深昏迷：意识深度丧失，呼吸急促或呈潮式呼吸，肢体软瘫，瞳孔反射迟钝或消失，吞咽困难等。

● 病症诊断

病史：询问患者有无糖尿病、高血压、心脏病、肾炎、癫痫等患病史；发病时的详细情况，起病急或缓，有无可能的诱因（如药物中毒、脑外伤等）或前驱症状（如发热、头痛、呕吐、抽搐等）。如患者已昏迷，则应询问患者当时所处环境的情况，如室温、田间施药等。

● 治疗方法

● 现代医学治疗

纠正循环衰竭，给予中枢兴奋剂，如尼可刹米或苯甲酸钠咖啡因，每次 0.25 克，每 1 ~ 2 小时肌内注射；纠正机体缺氧，可进行人工呼吸，若出现大呼吸、潮式呼吸，可给尼可刹米，每次 1.5 毫升，洛贝林每次 3 毫克，每隔 2 ~ 4 小时交换肌内注射。

● 中医治疗

紫雪丹：适用于谵语、烦躁、抽搐、斑疹等症。服法：每服 1.5 ~ 5 克，凉开水调服，每日 1 ~ 2 次。

至宝丹：适用于高热神昏谵语，痰涌气急，烦躁不安等症。服法：每日服 1 ~ 2 次，每次服 1 粒。

昏迷的诊疗与鉴别

对昏迷患者进行急救

　　首先取出患者口中的异物，防止患者窒息，对患者进行人工呼吸，然后让患者平躺，头侧向一边以免舌头后缩堵塞呼吸道，最后给患者保暖，等待救援。

人工呼吸

保暖盖被

取出口腔异物

平躺头侧向一边

昏迷鉴别诊断表

病名	发病情况及病史	症状体征
结核性脑膜炎	有结核病史，散发于四季。	高热，头痛，呕吐，消瘦，盗汗颈项强有抵抗，抬腿试验、划足底试验阳性。
癫痫	有反复发作史。	吐白沫，全身抽搐瞳孔扩大，对光反应消失。
脑出血	有高血压史。	头晕、头痛为先驱症状，呕吐，鼾声，肢体偏瘫，瞳孔大小不相等。
脑血栓	有高血压及动脉硬化史。	头晕目花，进行性偏瘫、肢体偏瘫或活动不利。
脑外伤	有外伤史。	昏迷，苏醒后可再度进入昏迷，有头部外伤感染。
败血症	有感染史。	高热，头痛，恶寒，可伴有腹泻，皮下出血点，肝脾肿大压痛，轻度黄疸。
尿毒症	有慢性肾炎及肾盂肾炎史。	少尿或无尿，水肿或消瘦，贫血，既往或有尿频、尿急史，尿常规可发现尿蛋白及管型。

38

39 休克

休克是指由于心排量不足或周围血流分布异常等综合因素引起急性周围循环衰竭，全身组织缺氧而产生的征候群。通常都有低血压和少尿的情况。病情危急，必须及时救治。休克按照发病的原因，休克可分为创伤性休克、出血性休克、中毒性休克、过敏性休克等。

● 休克的病因

战伤、肝硬化、脾破裂、溃疡病、子宫外孕、心肌梗死、青霉素及普鲁卡因过敏、败血症、肺炎、流行性脑脊髓膜炎、中毒型细菌性痢疾、骨折、脑外伤、农药；妊娠呕吐性胃肠炎、幽门梗阻等。

● 病症诊断

出血情况：呕吐咖啡色物及排出柏油样大便，应考虑溃疡病并发出血，肝硬化食管静脉破裂。若有严重腹部外伤史，应考虑脾破裂。若腹痛，停经，面色苍白，应考虑宫外孕。

注意流行季节及感染情况：在冬春两季常见的有中毒性肺炎、流行性脑脊髓膜炎，在夏秋两季常见的有中毒型细菌性痢疾等。

其他还需问清是否有外伤史、心脏病史、急性胃肠炎史等。

● 治疗方法

● 现代医学治疗

（1）去氧肾上腺素 10 毫克肌内注射，或 20～60 毫克加入 5% 葡萄糖溶液 500 毫升静脉滴注。或用美速克新命 10～20 毫克，每半小时至 2 小时肌内注射一次，或 40～100 毫克加入 5% 葡萄糖溶液 500 毫升中静脉滴注。可用于各种低血压及休克的防治。

（2）去甲肾上腺素 2～6 毫克，加入 5% 葡萄糖溶液 500 毫升中静脉滴注。每 100 毫升中不得超过 5 毫克。必须严密注意不可漏出血管外，否则可引起组织坏死。亦可应用重酒石酸去甲肾上腺素。去甲肾上腺素 1 毫克相当于重酒石酸去甲肾上腺素 2 毫克。可用于各种休克，但对于心源性休克效果较差。

（3）异丙基肾上腺素：以 0.25～1 毫克加于 5% 葡萄糖溶液 500 毫升中，每分钟静脉滴注 10～15 滴，可根据血压情况增加药量及控制滴注速度。血压稳定 12 小时后，可逐渐减少剂量而停药。如使用 1 小时，血压上升不理想，可加大剂量，一般不超过 2～4 毫克。本品忌与碱性药物配伍，忌与肾上腺素同用，心源性休克亦忌用。对中毒性休克效果较好。

休克鉴别诊断表

病名	病史	症状体征
溃疡病出血	有溃疡病史。	有反复发作的上腹部节律性疼痛，或泛酸，呕吐夹有食物残渣的淤血，状如赤豆汤，或大便黑色如柏油样，上腹部可有压痛。
子宫外孕破裂	有停经史。	恶心、呕吐等早期妊娠反应，持续性腹痛，有不规则的阴道少量出血，下腹部可出现肌紧张、压痛及反跳痛。
战伤大出血	有枪弹伤或外伤史。	面色白，流血，昏迷，四肢软瘫，战伤不同部位，出现不同体征，如骨折有骨摩擦音，脑外伤有瞳孔散大等。
流行性脑脊髓膜炎	流行性，于冬春季突然发病。	头痛，喷射式呕吐，高热，昏迷全身散发性暗红色淤斑，颈有抵抗，抬腿试验、划足底试验阳性。
大叶性肺炎	突然发病。	高热，咳嗽，胸痛，咯铁锈色痰，患侧可听到湿啰音，呼吸音降低，听到支气管呼吸音、语颤增强。
中毒型细菌性痢疾	发病急，多见于夏秋季，有饮食不洁史。	高热，嗜睡，可有腹痛，腹泻，大便脓血样，伴里急后重，大便常规能见到大量红细胞、白细胞，并找到巨噬细胞。若无腹泻，应灌肠后做大便常规检查。
败血症	有感染史。	高热，头痛，寒战，昏迷，皮下出血点，肝脾肿大、压痛，轻度黄疸。
药物过敏	有注射青霉素或普鲁卡因等药物过敏史。	注射后立刻出现面色白，出冷汗，头晕，恶心，两目发黑，注射部位可有发痒、出疹，水与电解质平衡丧失。
急性胃肠炎	有饮食不洁史。	急性腹痛，腹泻，大便水样，频频呕吐，呕吐物酸臭，可伴有高热、脱水现象，眼球下陷，皮肤干燥皱缩，无弹性。
霍乱	有流行史。	呕吐、腹泻大量米泔样排泄物，无里急后重，肌肉痉挛，尿闭，烦躁不安，迅速出现严重脱水。
心源性急性心肌梗死	有冠状动脉粥样硬化性心脏病等病史。	多发生于40岁以上男子，胸骨后剧烈疼痛，呼吸困难，烦躁不安，体温可增高，血清转氨酶增高，心电图有助于明确诊断。
慢性心力衰竭	有心脏病史。	呼吸困难，不能平卧，气急，紫绀，后期可出现休克，心瓣膜区可听到杂音，两肺可听到湿啰音，肝可肿大，下肢可水肿。

40 小儿惊厥

　　惊厥是大脑皮层机能的暂时紊乱。表现为突然发作的全身性或局限性肌群强直性和阵挛性抽搐，多数伴有意识障碍。惊厥是小儿时期常见的急症，由于小儿大脑的发育尚未完善，兴奋易于扩散，所以小儿常常发生惊厥现象，其发病率为成人的 10 倍，尤以婴幼儿多见。

● 病症诊断

　　临床表现：患者突然发病，而且发作时间短暂，肌肉阵发性痉挛，四肢抽动，两眼上翻，口吐白沫，牙关紧闭，口角牵动，呼吸不规则或暂停，面部与口唇发绀。可伴有意识丧失，大小便失禁。

　　小儿惊厥应着重寻找原因。必须详细采集病史，仔细检查，包括神经系统检查，结合必要的实验室及辅助检查综合分析。

● 治疗方法

● 现代医学治疗

　　退热：安乃近 5 ～ 10 毫克／千克体重／次，肌内注射；同时可冷敷头部、冷盐水灌肠或酒精擦浴，或人工冬眠，协助降温。止痉：安定，每次 0.2 ～ 0.3 毫克／千克，最大剂量不超 10 毫克，直接静注，速度 1 毫克／分钟，用后 1 ～ 2 分钟发生疗效。静注有困难者，可按每次 0.5 毫克／千克体重保留灌肠，安定注射液在直肠迅速直接吸收，通常在 4 ～ 10 分钟发生疗效。

● 中医治疗

　　神昏者可点按人中穴，拿风池、肩井、曲池、内关、外关、承山穴。

　　高热者：推脊 300 ～ 500 次。

　　草药单方：

　　金线吊葫芦 5 克，钩藤 10 克，水煎服；七叶一枝花、金线吊葫芦各 2.5 克，研末，凉开水送服，每日 3 次；白颈红蚯蚓（截断取跳得高的一段）6 ～ 8 条，浸入白糖内，蚯蚓即化为水，取糖水蚯蚓内服。

　　表证：发热初起，无汗，突然惊厥，舌淡红，苔薄白者，宜解表、清热、熄风。蝉衣、菊花各 7.5 克，竹叶 10 克，荆芥、淡豆豉、大力子各 15 克，银花、连翘各 20 克，钩藤 20 克（后入），薄荷 5 克（后入），煎汤服。可同时吞服小儿回春丹，每次 3 ～ 5 粒，每日 2 ～ 3 次。

小儿惊厥的家庭护理与鉴别

小儿惊厥家庭护理

▶ 取穴技巧

患儿正坐、伸手、仰掌，屈肘向上约45度，在无名指与小指掌侧向外方，父母用另手四指握住手腕，弯曲拇指，指甲尖所到的豆骨下、神门穴。

神，神魂、魂魄、精神的意思；门，指出入之处。此处穴位属于心经，心藏神，因此能够治疗神志方面的疾病。

程度	指法	时间 / 分钟
适度		3 ~ 5

小儿惊厥鉴别诊断

发热否	颅内疾病	颅外疾病
发热惊厥	急性：（1）各种化脓性脑膜炎；（2）脑炎、脑型小儿麻痹症；（3）继发于各种传染病后的脑炎（如水痘、腮腺炎、麻疹等）。 慢性：（1）结核性脑膜炎；（2）脑脓肿。	（1）呼吸道：上呼吸道感染、扁桃体炎、肺炎；（2）消化道：细菌性痢疾、中毒性消化不良；（3）泌尿道感染；（4）特种传染病：败血症、疟疾、猩红热、麻疹；（5）创伤感染：破伤风。
无热惊厥	（1）颅内出血：如新生儿颅内出血、脑震荡；（2）大脑发育不全：如脑积水、小头畸形；（3）肿瘤：如脑瘤；（4）脑水肿：如高血压脑病；（5）癫痫。	（1）代谢性疾病：如婴儿手足搐搦症、血糖过低、尿毒症；（2）中毒：食物如白果、杏仁等；药物如酒精、阿托品、奎宁等；（3）精神因素：如癔症。

40

41 呼吸困难

呼吸困难是呼吸功能不全的一个重要症状。患者有呼吸不畅、缺氧的感觉和各种呼吸困难的特征，如鼻翼颤动、开口呼吸，同时有呼吸次数、深度、节律的改变。重症患者常被迫采取端坐位（端坐呼吸）或半卧位，过度缺氧时还会发生紫绀。

● 呼吸困难的病因

心力衰竭、支气管哮喘、肺炎、重度肺结核、肺气肿、异物阻塞、胸腔积液或气胸，尿毒症、糖尿病昏迷、农药中毒等，以及脑血管意外、癔症、重度贫血等都可导致呼吸困难。

● 病症诊断

意识障碍甚至昏迷，呼吸慢而深，有时患者的呼吸由浅渐深，再渐变浅，然后停止片刻或数秒钟，又周期性地由浅至深，再变浅而暂停。这种不规则呼吸称为潮式呼吸，常见于脑循环障碍、糖尿病昏迷、有机磷农药中毒等患者。

吸气期呼吸困难：呼吸慢而深，肋间肌、膈肌等呼吸肌高度紧张，胸骨上窝、锁骨上下窝、胸廓下部及上腹部吸气时凹陷。常见于呼吸道阻塞，如吸入异物、炎症（急性喉炎、白喉）、肿瘤等病时。

呼气期呼吸困难：呼吸次数增减无定，肺部两侧可听到较多干啰音，常见于支气管哮喘。

吸气及呼气呼吸困难：呼吸次数增多，有明显胸痛时呼吸较浅，常见于肺炎、胸腔积液、气胸等。

● 治疗方法

● 现代医学治疗

可用 50 毫升针筒套上橡皮细管吸痰，如喉阻塞时可考虑进行气管切开术，有条件可吸入氧气。

保持安静，卧床休息。可应用少量镇静药，如盐酸异丙嗪 12.5 ～ 25 毫克，口服或肌内注射；苯巴比妥 0.015 ～ 0.03 克口服，均为每日 3 次。

呼吸兴奋剂：洛贝林 3 毫克，肌内注射，或尼克刹米 0.375 克，肌肉或静脉注射，必要时可重复应用。

呼吸困难的诊疗与鉴别

穴位治疗呼吸困难

在患者突然出现呼吸困难，喘不上气来时，可以用手指按住图中所指的任意一个穴位，可以防止患者晕倒。

鱼际穴

人中穴

廉泉穴

天突穴

呼吸困难鉴别诊断表

病名	病史	症状体征
支气管哮喘	有反复发作史。	发作时以呼气困难为主，咳嗽，咯泡沫痰，两肺可听到干啰音。
哮喘性支气管炎	有支气管炎史。	咳嗽，痰黄色，伴有发热、畏寒，两肺可听到散在干啰音，还可听到细小湿啰音。
肺气肿	有慢性咳嗽及支气管、哮喘史。	长期咳嗽，气促，肺部叩诊呈高清音，呼吸音低，心音轻，可有筒状胸。
胸膜炎	常有结核病史。	发热，咳嗽，胸痛，每于呼吸及咳嗽时疼痛加剧，患侧呼吸音降低或消失，叩诊实音，气管及心脏向健侧移位。
肺及纵隔肿瘤	中年以上人群多患此病。	干咳，胸痛，短时间内很快消瘦，在晚期可出现恶病质，放射线检查有助于诊断气道。

41

42 异物

本节着重介绍眼内（结膜、角膜）异物、鼻腔异物、咽异物、气管异物和耳道异物。

● 结膜、角膜异物

结膜、角膜异物是指灰末、小昆虫、金属碎块及木屑等异物意外进入眼内角膜或结膜所致的一种眼科急症。飞入眼内的灰尘、细砂粒等附着在结膜囊，不侵入角膜的，称结膜异物；如果铁屑、砂粒等物附着或嵌入角膜，则称角膜异物。

● 治疗方法

结膜异物大多位于上睑结膜面及穹窿部，但亦可以附着在其他部位。应在光线明亮处翻转眼皮，找到异物后，用生理盐水棉签或清洁手帕、棉花揩去。

对于角膜异物，有的嵌得较深，可用 1% 丁卡因滴眼 2～3 次麻醉以后，用盐水棉签揩去。如无效，可用异物针或以注射针头剔去，需注意不要伤及角膜，观察是否有铁屑残留。异物剔去后用 0.5% 氯霉素眼药水或其他眼药水滴眼，防止继发感染。

● 鼻腔异物

鼻腔异物是鼻腔内外来的物质。鼻腔外来物质可分为下列 3 种类型：非生物类，如纽扣、泥土等；植物类，如豆类、花生等；动物类，如昆虫。

● 治疗方法

对鼻腔前部的圆形光滑异物不可用鼻镊夹取，以免将异物推至鼻腔深部，甚至坠入喉内或气管中，而发生窒息危险。须用弯钩或曲别针，自前鼻孔伸入，经异物上方达异物后面，然后向前钩出。对小儿患者须将全身固定，以防挣扎乱动，必要时可用全身麻醉。为避免异物吸入喉和气管内，宜取平卧头低位；对不能钩出的较大异物，可用粗型鼻钳夹碎，然后分次取出。

● 咽异物

咽部异物是耳鼻喉科常见急症之一，易被发现和取出，如处理不当，常延误病情并发生严重并发病。较大异物或外伤较重者可致咽部损伤。

异物取出术

角膜缘切口前房异物取出示意图

角膜缘切口

异物

异物

异物进入角膜缘时，不要慌张，不可用手搓揉眼睛。畏光者可用眼罩或墨镜遮盖受伤眼睛。眼睛疼痛时，可用 **1%** 丁卡因或 **4%** 可卡因滴眼。立即送医院眼科接受手术去除异物。

咽部异物取出术

喉咽部异物钳

喉咽部异物钳

间接喉镜

鼻钳

用鼻钳取出扁桃体异物

间接喉镜下取出舌根部异物

● 治疗方法

咽部异物，如扁桃体、咽侧壁较小的异物，可用镊子夹出。

位于舌根、会厌、梨状隐窝等处的异物，可在间接或直接喉镜下用异物钳取出。

鼻咽部异物，须先用探针触诊和 X 线检查，以确定异物位置、大小、形状和硬度，然后牵引软腭以后，鼻孔弯钳取出异物，取出时应采取仰卧、低头位，以防异物坠入下呼吸道或被咽下。

已发生咽部感染者，应先用抗生素控制炎症，再取出异物，已有咽旁或咽后脓肿形成者，经口或颈侧切开排脓取出异物。

● 气管异物

气管异物是指各种异物造成口、鼻、咽、喉、气管，甚至支气管的阻塞，导致通气功能障碍，甚至死亡。常见的异物有豆类、花生、小硬币、小玩具、小纽扣等。

● 治疗方法

如果确定或强烈怀疑有气道异物的患者，应做气管镜检查。如发现异物，即行取出。气道异物是一种紧张而又高度危险的疾病，异物随时可以嵌顿喉部，而使患者窒息死亡。如异物突然堵塞声门，呼吸阻断，应立即将气管切开；在没有气管切开的条件下，可以将小孩头向下，脚朝天倒提，然后用手指到口内去挖，此时小孩定有呕吐或咳嗽，有时异物会自行落出。

● 耳道异物

耳道异物多见于儿童。成人多为挖耳或外伤时所遗留。亦见于虫类侵入而造成。异物分三类：非生物类，如石头、小玩具等；植物类，如豆类、种子等；动物类，如昆虫。

● 治疗方法

若异物为活的动物，须先行杀死或麻醉后用镊子钳出，或用小钩钩出或冲洗法冲出；若植物性异物，禁用冲洗法，以防受潮膨胀；光滑的异物，禁用钳子钳取，以防愈钳愈深而有伤及鼓膜的危险；如异物嵌顿在外耳道深部，不能取出，可经耳后切口，除去外耳道部分骨质后取出；耳道已继发急性炎症者，宜先抗炎治疗，待炎症消退后再取异物；钳取异物时，头部必须绝对固定，以免损伤耳道和鼓膜。小儿等不能合作者，可在全身麻醉下进行取出。

气管阻塞急救

气管阻塞的儿童：救助者坐着将孩子俯伏在双腿上，让其胸廓横过膝而下垂，这样可使孩子的胸部和头部低悬。一只手扶住孩子外侧，用另一只手有节律地拍击其两肩胛间的背部，使气道内阻塞物脱离原位。如果孩子开始咳嗽，则暂停拍背。若孩子咳嗽变弱，应重复上述过程。

拍击两肩胛间的背部

坐着将孩子俯伏在双腿上

气管阻塞的成人：救助者站在患者的背后，用双臂围抱患者的腰部，一手握拳，拇指侧顶住其脐上2厘米，远离剑突，另一手抱拳，连续向内、向上猛压6～10次。然后，站在患者面前，一手拇指与其他四指将其嘴撬开，抓住舌头从咽后部拉开，另一手食指沿颊内侧探入咽喉取出异物。

向内、向上猛压6～10次

环抱患者腰部

42

(43) 气胸

空气进入胸膜腔造成积气状态称为气胸。此时胸腔内压力升高甚至由负压变成正压，使肺脏压缩，静脉回心，血流受阻产生不同程度的肺心功能障碍。气胸分为创伤性气胸和自发性气胸两类，创伤性气胸多见于肋骨骨折或刀、枪、子弹或针刺穿破胸膜所致，自发性气胸多见于肺结核、肺气肿等疾病发展的结果。临床上按气胸的表现，又可分成闭合性、开放性和张力性三种，尤以后两种较为严重，如不及时处理，可发生休克而导致死亡。

● 病症诊断

大多起病急剧，突然出现胸痛、呼吸困难、面色苍白或紫绀。严重者可有冷汗、心率加快、血压下降、休克等症状。体检时创伤周围常可触及皮下气肿，心脏大血管向健侧移位，患侧肺部叩诊鼓音，听诊呼吸音降低或消失，健侧增高。

● 紧急处理

气胸治疗原则在于根据气胸的不同类型适当进行排气，以解除胸腔积气对呼吸、循环所生成的障碍，使肺尽早复张，恢复功能。

镇静、止痛：可口服可待因，每次 15 ～ 30 毫克；必要时可皮下或肌内注射哌替啶 50 ～ 100 毫克；避免深呼吸和咳嗽；呼吸困难者可给氧气；有休克者按休克处理。

● 治疗方法

抽气治疗：少量气体无明显症状者可不必抽气，能自行吸收。有呼吸困难和心脏受压迫者，应立即抽气。方法：取半卧位，在患者前胸壁靠近腋前线第 2 肋或第 3 肋间，用大号针头刺入胸膜腔，针头基底接一段橡皮管。如无气胸仪器，则可用大号针筒抽气。抽气量视病情而定，如症状明显好转即可停抽。张力性气胸因胸膜腔内压力大于大气压，紧急急救时可立即在上述部位插入粗针头放气。

创口处理：开放性气胸，应迅速用棉垫或大块凡士林纱布填塞创口，使不漏气，使成闭合性气胸。待病情好转后，应及早清创，缝合创口。同时可注射破伤风抗毒素 1500 单位，以预防破伤风感染。另外，还应根据创口污染的程度，酌情用抗生素预防感染。

经上述处理无效时，则应考虑闭式胸腔引流术或转院施行外科手术开胸探查，以缝合漏气裂口。

气胸的诊疗法

气胸穿刺法

　　患者取半卧位，穿刺点选在左锁骨中线第2~3肋间。消毒皮肤后，抽取2%利多卡因5毫升在穿刺点进行局部浸润麻醉。后以左手食指与中指固定穿刺部位的皮肤，右手将穿刺针的三通活栓转到与胸腔关闭处。在麻醉处刺入，打开三通活栓进行抽气。每次抽气800~1000毫升。

被压缩的肺

空气

缓解气胸所致胸痛的按摩方法

锁骨

中府

云门

中府

▶ 取穴技巧

　　正坐或仰卧，将右手三指（食指、中指、无名指）并拢，放在胸窝上，中指指腹所在的锁骨外端下即是中府穴。

　　此穴名中府，肺、脾、胃合气于此穴，所以名中府。中府穴在针灸经络上是肺与脾的经络交会之处，故可以除胸烦，缓解气胸所致的胸痛。

程度	指法	时间 / 分钟
适度		1 ~ 3

43

44 咯血

　　在医学上，血液自心、血管腔外出，称为出血。流出的血液逸入体腔或组织内者，称为内出血，血液流出体外称为外出血。本节我们着重介绍的就是外出血中比较常见的咯血。

　　气管、支气管、肺组织出血，经口腔排出，称为咯血。咯血量的多少视病因或病变的性质而异，大量咯血时血液自口鼻涌出，常可阻塞呼吸道，造成窒息或严重失血而危及生命；小量咯血有时仅痰中带血，常被忽视。咯血量多少并不一定与疾病的严重程度成正比，小量咯血，尤其是持续痰中带血，可能是肺癌的一种临床表现。因此不仅对大量咯血要采取有效措施，进行止血及抢救；对小量咯血也应及时查明原因，妥善处理。

● 病症诊断

　　咯血前常有咽喉发痒或血腥气；咳出血液为鲜红色，泡沫状，常混有痰；咯血停止后可有持续性痰血；粪便颜色正常。但是，若大量咯血，血液吞入胃中，也可使大便发黑；有呼吸系统或心脏病史。

● 治疗方法

● 现代医学治疗

　　镇静与镇咳：苯巴比妥 0.03 克，每日 3 次；咳嗽厉害时可用喷托维林 25 毫克，每日 3 次，口服。

　　止血药：维生素 K38 毫克，每日 2～3 次，肌内注射；安特诺新 10 毫克，每日 2～3 次，肌内注射。

● 中医治疗

　　（1）气火上逆：反复咯血，血色鲜红或痰中带血，宜降气、凉血。苏子、丹皮各 15 克，侧柏炭 20 克，茜草根、鲜生地各 25 克，煎服，每日 2 次。

　　加减法：咳嗽有痰加杏仁 15 克。

　　（2）热毒：咯血而咳痰腥臭的患者，宜解毒排脓。桃仁 20 克，茜草根、冬瓜子、薏苡仁各 25 克，鱼腥草、鲜芦根各 50 克，煎服，每日 2 次。

　　（3）血淤：咳嗽、咯血、心悸、气急、紫绀，宜活血化淤。红花 10 克，苏子、桃仁各 15 克，藕节炭、丹参各 25 克，煎服，每日 2 次。

咯血的穴位按摩与鉴别诊断

咯血的对症按摩

▶ 取穴技巧

手臂向前，仰掌向上，以另手握住手臂中段处。用拇指指甲、垂直下压即是孔最穴。左右各有一穴。

本穴位于前臂掌面桡侧，尺泽穴与太渊穴连线上，腕横纹上7寸处。对于咯血来说，按压孔最配鱼际能够起到清热止血之功效。

咯血鉴别诊断表

病名	病史	咯血及咳痰	体征	X线
肺结核	可有乏力、消瘦、午后低热、盗汗等症状，或症状不明显。	血色鲜红，或为血丝痰，多为干咳。当有空洞形成后，痰量增加且呈脓性。	有时可听到细湿啰音，或呼吸音减低。	可发现肺部结核病灶。
支气管扩张	有长期咳嗽、咳痰及反复肺部感染史，或有反复咯血史。	满口鲜血或痰中带血，或兼痰量甚多，为黄脓样或带臭气。	多在胸下部及背部听到散在性湿啰音。	可正常，或见肺纹增粗增深。
肺脓肿	有吸入异物、昏迷呕吐、口腔外科手术后感染物吸入史，有高热、乏力、食欲减退，或有胸痛气急等症状。	痰中带血或大量鲜血，痰初为泡沫状，以后变为脓性，臭味较浓。	可能不明显，或在病变部位呼吸音减低，有湿啰音，如空洞形成，可听到空洞音。	初期可见局部致密阴影，脓肿形成后，有脓腔液出现。

（45）呕血与黑粪

呕血与黑粪为上消化道（食管、胃、十二指肠或胆道）出血的表现。大多数是溃疡病和肝硬化（食管及胃底静脉曲张破裂）的并发症。一次出血量超过 60 毫升时，可出现黑粪（呈柏油样），如出血量较多，可同时伴有呕血。若出血速度慢，血在胃中停留较久，呕出的血为深棕色；若出血量大且速度快，则呕出的血呈鲜红色，便出的血为暗红色。

● 病症诊断

呕出鲜红色（或紫褐色）血液，或红豆汤一样的液体，排出漆黑色的成形大便或稀糊成柏油样的大便。根据病史、体检可查出引起呕血与黑粪的疾病。

● 治疗方法

● 现代医学治疗

患者情绪紧张者可施给镇静剂，如苯巴比妥钠 0.1 克，肌内注射，或 0.3 克口服，每日 3 次。

止血剂：可用维生素 K_3 8 毫克，每日 2～3 次，肌内注射；或安特诺新 10 毫克，每日 2～3 次，肌内注射。

溃疡患者可给解痉剂，如颠茄合剂 10 毫升，每日 3 次；或阿托品 0.3 毫克，每日 3 次。同时给碱性药，如氢氧化铝凝胶 10 毫升，每日 3 次。如是食管及胃底静脉曲张破裂出血，且血红蛋白并不过低者，可用垂体后叶素 10 单位，加入 50% 葡萄糖溶液 20 毫升中，缓慢静脉注射，或用 20 单位加入 5% 葡萄糖溶液 500 毫升中，静脉滴注。

● 中医治疗

（1）翻白草 15～25 克，白茅根 50～100 克，六月雪 25～50 克，马兰根 25～50 克，水煎，药汤送服血余炭（研细），每次 5～10 克。

（2）仙鹤草 100 克，煎服，每日 2～3 次。

（3）白芨粉 5～7.5 克，吞服，每日 3～4 次。

（4）紫珠草 100 克，水煎服；或紫珠草溶液 20 毫升，口服，每日 3 次。

（5）灶心土 100 克，煎汤代水，生地 25 克，生地榆 20 克，黄芩炭 20 克，白芨、炒白术各 15 克，煎服，每日 2 次。

便血、呕血的鉴别诊断与诊疗

便血的穴位按摩

► 取穴技巧

正坐，上身前俯，伸左手至臀后，以中指所在的位置的穴位即是长强穴。

长强

长强是指胞宫中的高温高压水湿之气由此穴位外输体表。按摩这个穴位能够促进直肠的收缩，长期按压此穴，具有通任督、调肠腑的作用，对于便血、脱肛、痔疮有很好的治疗作用。

程度	指法	时间/分钟
轻		1 ~ 3

呕血与黑粪鉴别诊断

病名	出血情况	病史	症状体征
溃疡病	呕血或黑粪，以黑粪多见，出血量多少不等。	有反复发作的上腹部节律性疼痛病史。	或嘈杂、泛酸史，上腹部可有压痛、有壁龛或十二指肠球部畸形。
肝硬化	（胃底及食管静脉曲张）主要表现为呕血，血色鲜红，量常很大。	有肝炎、血吸虫病史或饮烈酒史。	有上腹部不适、食欲不佳、肝区疼痛、腹胀、乏力等症状。皮肤出现蜘蛛痣，出现肝掌，肝脾肿大，腹壁静脉曲张，腹水食管及胃底静脉曲张。
胃癌	持续性黑粪，较常见。	食欲不佳，上腹部不适及进食后疼痛，恶心呕吐，年龄多在40岁以上。	迅速消瘦，上腹部有肿块，左锁骨上淋巴结肿大，腹水，恶病质胃充盈缺损。

45

46 中暑

中暑俗称"发痧"，是指在日光下曝晒、高温和热辐射的长时间作用下，机体体温调节障碍，水、电解质代谢紊乱及神经系统功能损害的症状的总称。包括热痉挛、热衰竭、热射病，可以单独出现，亦可合并出现。颅脑疾患的患者，老弱及产妇等耐热能力差者，尤易发生中暑。

● 中暑的病因

中暑的原因有很多。在高温作业的车间工作，如果再加上通风差，则极易发生中暑；农业及露天作业时，受阳光直接曝晒，再加上大地受阳光的曝晒，使大气温度再度升高，使人的脑膜充血，大脑皮层缺血而引起中暑；在公共场所、家族中，人群拥挤而集中，产热集中，散热困难而易引起中暑。

中暑是一种威胁生命的急诊病，若不给予迅速有力的治疗，可引起抽搐和死亡，永久性脑损害或肾脏衰竭。核心体温达41℃是预后严重的体征；体温若再略为升高一点则常可致死。老年，衰弱和酒精中毒可加重预后。

● 治疗方法

● 现代医学治疗

首先要做的是迅速撤离引起中暑的高温环境，选择阴凉通风的地方休息；解开衣扣和裤带，把上身稍垫高，然后先用温水敷头部及擦全身，后用冰水或井水敷患者的头部，或用酒精遍擦全身。同时，给患者降温，按摩四肢及皮肤，以促进血液循环，增加散热能力。如患者神志清醒，给饮大量的冷茶或糖水、盐水、苏打水、西瓜汁等。

● 中医治疗

重拿合谷穴、内关穴、人中穴，以醒为度；然后拿委中穴，按足三里穴1分钟，待其清醒后，取坐势，再拿风池穴15～20次。

（1）热盛伤阴：发热，口干，舌质红或绛，脉细数，宜清热生津。鲜竹叶15～25克，生石膏50克（先煎），麦冬10～15克，石斛15～20克，甘草12.5克，水煎，每日分两次服。

（2）气分实热：高热，无汗，口干而渴，脉洪大，宜清解气热。生石膏50～100克（先煎），知母15～25克，甘草7.5～15克，香薷10克，水煎。

中暑的诊治与鉴别

刮痧治中暑

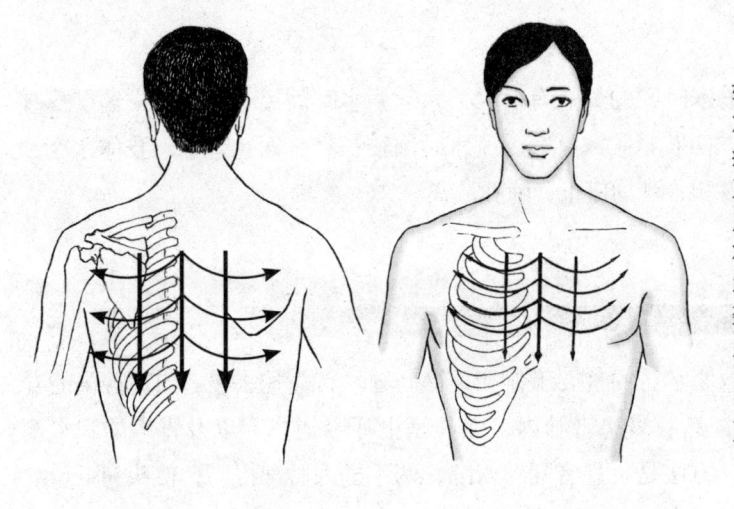

如果患者病情较重，有发热、发冷、头痛、胸腹胀痛、呕吐下泻、甚至昏迷的现象时，用瓷质或较钝的片状用具，蘸上冷水，背刮脊两侧、颈部、胸肋、肩臂及膝弯处，待皮肤出现红紫色后，再用棉花蘸上麻油或食用油涂擦。

先刮后背 20 下，再刮前胸 20 下，可缓解中暑症状。

中暑的鉴别诊断表

类型	诊断要点
热射病	（1）在烈日下工作，头部受阳光过分照射；（2）出现剧烈头痛、头晕、眼花、耳鸣、恶心、呕吐、精神兴奋或昏睡；（3）体温不高或轻度升高。
热痉挛	（1）在高温环境工作，大汗；（2）开始仅小腿肌肉抽搐，接着出现强烈痉挛，四肢及骨骼肌均可出现痉挛，并伴有口干、尿少、乏力、头晕、恶心等症状。
热衰竭（虚脱型中暑）	（1）高温环境工作；（2）先有头晕、恶心，终至昏倒，面色苍白，呼吸浅表，皮肤发冷，脉搏细数，血压下降，瞳孔散大，神志不清，甚至昏迷；（3）体温一般正常。
高热型中暑	（1）生活和工作环境闷热；（2）多发生于老年人；（3）起病前常有四肢酸痛、头晕思睡、胃口减退、胸闷心烦、口渴、恶心等前驱症状；（4）高热，皮肤干燥无汗；（5）严重者出现神志昏迷、呕吐、腹泻、尿少、呼吸不匀、心律不齐、抽搐、血压下降。

溺水

溺水是常见的意外，溺水是由于大量的水，经过口鼻，灌入肺内，或冷水刺激使喉头痉挛所造成的特殊形式的窒息和缺氧，若不及时抢救，可迅速导致死亡。

● 病症诊断

症状的轻重和溺水时间的长短有很大关系。溺水时间短者，四肢末端以及口唇紫绀，结膜充血，四肢紧张或痉挛。溺水时间较长者，面色青紫，肢体冰冷，不省人事，甚至呼吸和心跳均停止，瞳孔散大。

● 治疗方法

● 紧急救治

倒水：这是抢救溺水者的首要工作和关键问题。首先挖去患者口鼻腔内的异物，松解上身衣领，然后将患者肺内，尤其是上呼吸道内，以及胃内的积水倒出，使呼吸道通畅。方法是将患者翻转俯卧，两手插入腰部提高，使头肩低位，这样易于压迫及排空胃内积水，进而使肺内的水一并倒出，这一姿位同时还利于进行人工呼吸。

人工呼吸和心脏按压：如果呼吸已经停止，宜即进行俯卧压背式人工呼吸，要持续进行，并配合口对口呼吸，这是较有效的一种抢救方法。若心跳微弱或已停止，应同时配合心脏按压。

● 现代医学治疗

可选择注射尼可刹米、苯甲酸钠咖啡因、肾上腺素、阿托品等，以促使心跳、呼吸的恢复。如心跳已停止者，可直接注射于心室内。

注射青霉素，防止吸入性肺炎等并发症。注意保暖，必要时给氧。

● 中医治疗

将盐研细，从头顶至足底及四肢腹背处用力摩擦，约10分钟，水可由毛孔渗出。

脱去患者湿衣，用草木灰铺地上约一寸厚，患者俯卧灰上，再往患者身上盖灰约一寸厚，露出头面，把嘴撬开，灰湿了再换，直至苏醒为止。

溺水的疗法与施救

溺水昏迷的取穴按摩

▶ 取穴技巧

掌背向上、掌面向下，以另手轻握小指，弯曲拇指，指尖所到达的小指指甲外侧下缘处即是少泽穴。

少泽

少泽穴是指此处穴内的气血物质为天部的湿热水汽。它属于小肠经脉的穴道，在人体小指末节尺侧。用指甲掐按此穴，能使气血回流，对不省人事的患者，具有起死回生的作用。

程度	指法	时间 / 分钟
轻		1 ~ 3

溺水急救方法

肩背倒立倒水法：能倒出肺内、上呼吸道及胃中的积水，使患者呼吸顺畅。

人工呼吸：适宜呼吸停止者，如有心跳微弱或停跳，可配合心脏按压。

47

48 电击伤

电击伤俗称"触电"，包括触电和雷击等。通常是指人体直接触及电源或高压电经过空气或其他导电介质传递电流至人体，通过人体时引起的组织损伤和功能障碍，严重者甚至死亡。故及时抢救是十分重要的。目前，由于各种用电及避雷等安全装置增加，电击伤的发生率已显著降低。但电击伤和热烧伤不一样。电击伤时，因为体内的血管是优良的导电线路，因此电流能够深入体内，甚至引起肌肉和骨骼的坏死。故严重的电击伤，不仅有局部表面的灼伤，还可能有深部组织的损害。

● 电击伤的病因

引起电击伤的原因很多，主要系缺乏安全用电知识，安装和维修电器、电线不按规程操作，电线上挂吊衣物，高温、高湿和出汗使皮肤表面电阻降低容易引起电损伤。意外事故中电线折断落到人体以及雷雨时大树下躲雨或用铁柄伞而被闪电击中都可引起电击伤。

● 病症诊断

除局部有不同程度的灼伤外，还可出现昏迷，肌肉痉挛，阴茎勃起，皮肤寒冷紫绀，心跳微弱或消失，呼吸可停止等电休克现象。

● 处理方法

立即切断电源：如关闭电门，或尽快地利用手边任何绝缘器具（干燥的木棍、扁担或绳索等）拉开电源。

人工呼吸：大部分患者均需进行人工呼吸，首先要松解衣领，人工呼吸必须坚持较长的时间，切勿轻易放弃。

心脏按压：凡有心室纤维颤动或心跳已经停止者，宜立刻进行心脏按压。

呼吸兴奋剂：山梗菜碱、苯甲酸钠咖啡因、尼可刹米等肌内注射。

局部灼伤及预防感染：可对症处理。

● 其他注意事项

日常生活中应广泛宣传安全用电。

不用潮湿的手直接接触电源，电灯开关尽可能改装拉线开关。

不在通电的电线上晒衣服，雷雨天不在树底下躲雨。

电气设备损坏后应及时维修，维修时必须注意安全操作，切勿粗枝大叶，以免造成触电危险。

触电的紧急救治

触电急救方法

先拨打 120，再用绝缘器具挑开电线，或关掉电源。让患者平躺，解开衣领，进行长时间的人工呼吸，等待救援。

挑开电线

让其平躺
解开衣领

触电的紧急救治

水沟

▶ 取穴技巧

正坐，伸左手（或右手），置面前，五指朝上，掌心朝内，弯曲食指置于鼻沟中上部即是水沟穴。

当遭遇触电等紧急情况时，可以按压水沟穴，这个穴位具有开窍清热、宁神志的作用，对休克、昏迷、晕车、中暑等疾患具有明显疗效。

程度	指法	时间 / 分钟
适度		1 ~ 3

48

163

49 急性中毒

急性中毒，是指短时间内大量毒性较剧的毒物，突然进入人体内，迅速出现中毒症状。

● 急性中毒的病因

急性中毒多为违犯操作规程、设备故障或误服、误吸等引起。其特点是发病快、变化速、对生命危害大。

● 治疗方法

● 现代医学治疗

催吐：可用手指或压舌板刺激咽部催吐，或口服硫酸铜溶液（少量硫酸铜加水成淡蓝色）或肥皂水（肥皂加水成米泔样）反复数次。

洗胃：插入胃管后，注入温开水，再行抽出，反复多次；或大量饮入高锰酸钾溶液（少量高锰酸钾加水成淡红色），后用手指或压舌板刺激咽部催吐，反复几次至洗出液清爽为止。

清肠：服用50%硫酸镁30～50毫升，或内服麻油30～50毫升。

利尿：静脉输入5%葡萄糖溶液或5%葡萄糖盐水1500～2000毫升。

● 中医治疗

解毒单方：甘草50～100克，绿豆50～200克，水煎服。

● 对症治疗

呼吸循环衰竭：用中枢兴奋剂，如尼克刹来、苯甲酸钠咖啡因、山梗菜碱等，应重复应用。一般肌内注射和皮下注射，紧急时静脉注射。

呕吐腹痛：可用阿托品0.5毫克，皮下注射（曼陀罗中毒禁用）。

抽搐：可肌内注射苯巴比妥钠0.1～0.2克（小儿以8毫克／千克体重／次计算），或用水合氯醛1.0～2.0克溶于水灌肠。

还须注意用降低毒性的物质，如蛋清、牛奶等沉淀毒物，可起保护、润滑黏膜的作用。用活性炭吸着毒物，减少吸收。用弱碱中和强酸，弱酸中和强碱。用高锰酸钾分解生物碱和其他有机毒物等。还应用对抗剂：如亚硝酸盐中毒用亚甲蓝，曼陀罗中毒用毛果芸香碱等。

中毒的紧急救治

中毒急救方法

用手指刺激咽部，将有毒食物吐出，最好反复多次，将毒素尽量排出体外。

手指抠咽部

吐出食物残渣

常用药物中毒鉴别诊断

药名	症状	解救方法
阿司匹林、水杨酸钠	头痛、眩晕、恶心、呕吐、意识不清、耳鸣、视听力减退、大量出汗、精神错乱、谵妄、幻觉，有时有高热、皮疹、出血、酸中毒等症状。	（1）补液，大量服用碳酸氢钠或静脉滴注乳酸钠，促进排泄，纠正酸中毒。（2）止血。（3）对症治疗和一般处理。
茶碱、利血平	鼻塞、腹泻、面色潮红、嗜睡、四肢无力、心跳缓慢、体温下降、神经反射减弱或消失、意识不清、呼吸深而慢、眼睑下垂、瞳孔缩小。	对症治疗和一般处理。
异烟肼	失眠、头痛、眩晕、手足抽搐、反射亢进、便秘、尿闭、精神失常、昏迷。	（1）对症治疗和一般处理。（2）给大量烟酰胺，每次200～300毫克，每15分钟至1小时静脉注射；或维生素$B_6$50～200毫克肌内注射，每15分针至1小时1次。（3）症状好转后，烟酰胺每次口服50毫克，每日3次，连服1周；或用维生素B_6。

49

毒蛇咬伤

毒蛇咬伤在我国南方各省农村较为多见。一般发生于春、夏、秋季节，咬伤部位多见于四肢，尤以下肢为常见。被毒蛇咬伤后，毒液由毒蛇口中毒牙射入人体，继而发生一系列的中毒症状，甚至迅速造成死亡。

● 病症诊断

初起局部红、肿、热、痛。伤口可留有牙根或残留断牙。肿势迅速发展，并可向躯干蔓延，腋下或腹股沟的淋巴结肿大。伤口流血不止，局部可见明显的水疱、血泡、溃烂。也有初期无明显红、肿、热、痛，而觉伤处麻木不仁的。

早期大都首先出现发热、怕冷、骨节酸痛、头昏、眼花、耳鸣。然后出现恶心、呕吐、鼻衄、便血、皮肤淤点或淤斑、复视。晚期则出现低头嗜睡，血压下降，瞳孔放大，牙关紧闭，呼吸及吞咽困难，四肢抽搐，角弓反张，舌苔紫黑等症状。这说明病情已经发展到非常危急的阶段。

● 治疗方法

● 现代医学治疗

患者应保持镇定，避免因恐惧、烦躁而引起血液循环加快，从而加速毒素的扩散。迅速利用可能条件，就地进行急救。结扎：立即用柔软的绳带，在伤口上方进行结扎。但注意每隔20～30分钟，必须放松1～2分钟，以免肢体因淤血而坏死。

● 中医治疗

（1）新鲜半边莲200～400克（干草用量减半），煎汤分3次内服（药渣可敷于创口周围）。

（2）发现高热神昏、惊悸抽搐时，用清热解毒法。全蝎3只，蜈蚣2条，生甘草5克，蝉衣、龙胆草、白菊花各10克，川贝、白僵蚕、七叶一枝花各15克，半边莲25克，水煎服。

加减法：咽喉肿痛，吞咽困难，痰迷心窍者加石菖蒲10克；严重昏迷者应吞服牛黄1～1.5克或牛黄清心丸1粒；呕吐者加生姜25克，半夏7.5克，或生姜捣取汁服；小便不利者加车前子（包）25克；大便不通者加生大黄15克（后下）。

毒蛇咬伤后的处理

毒蛇咬伤自救法

立即以柔软的绳带，在伤口上方进行结扎，阻止毒素扩散，并清洗伤口，尽快送往医院。

蛇咬外用药：外治的原则一般为清热解毒，消肿止痛，化淤生新。因此蛇咬后，我们可以考虑用以下药物对伤处进行洗涤：鲜金银花50克，甘草5克或葱白100克，生甘草25克。上述两种方剂可任选一种，煎汤后淋洗患处。

各种毒虫咬伤施治方法

毒虫名称	诊断要点	施治方法
蜈蚣	（1）咬伤处有一淤点，周围红肿，剧痒或剧痛。（2）甚则发热头痛、浑身麻木、心悸、抽搐、脉数。（3）一般数天后症状消失，儿童亦有危及生命的。	（1）雄鸡口内涎沫涂患处。（2）甘草、雄黄各等份研末，用菜油调敷患处；或以新鲜桑叶捣汁外敷。（3）10%氨水湿敷，一般不需内服，病情严重者服南通蛇药片20片，每日3～4次。
刺毛虫	（1）初感瘙痒刺痛，势如火灼。（2）久则外痒内痛，甚则发生溃烂。	（1）初用豆豉、菜油捣敷痛痒之处，少时刺毛出现，去掉豆豉及刺毛，再用白芷汤洗。（2）溃烂时用海螵蛸末掺之，或按一般溃疡处理。
黄蜂	（1）咬伤处有明显肿胀，剧烈灼痛。（2）严重时可出现头昏，头痛，恶心，呕吐，甚至昏迷等。	（1）10%氨水湿敷，或用苏打水洗涤伤口。（2）青苔捣烂外敷，严重时可用南通蛇药片20片，每日3～4次。
蝎子	（1）局部大片红肿，剧烈疼痛，可引起淋巴结或淋巴管炎症。（2）严重者有寒战、高热、呕吐、恶心等全身症状。	大蜗牛捣烂涂在创口，或以明矾米醋调敷患处。

第四章

内科

内科属于一门综合的学科，它所涉及的疾病范围很广，包括呼吸系统疾病、消化系统疾病、循环系统疾病和神经精神疾病。内科看似病症很多，且内科疾病治疗起来相对复杂，但是对于一些家庭常见病来说，只要选对药物，找到适合自己的治法，还是很容易治疗的。

上呼吸道感染

　　上呼吸道感染，俗称"伤风""感冒"，是我们在日常生活中最常见的呼吸系统疾病。上呼吸道包括鼻、鼻旁窦、咽、咽鼓管、会厌、喉，这些部位的病毒性或细菌性感染，即称为上呼吸道感染。

● 病症诊断

　　患者先是突然感到头痛，然后出现喉咙干燥、喉咙发痒、打喷嚏、流鼻涕、鼻塞等症状，进而出现全身酸痛、畏寒、发热（部分患者无发热）、头痛、咳嗽等症状。体检时除了鼻中有分泌物和咽部充血外，无其他特殊异常症状。一般患者在3～7天内，可以自然痊愈。

● 治疗方法

● 现代医学治疗

　　发热头痛：用复方阿司匹林，每次1片，每日3次，或加用盐酸异丙嗪12.5毫克，每日3次。小儿患者选用对乙酰氨基酚10～15毫克/千克体重/日，4～6小时1次；鼻塞：用1%麻黄碱或萘甲唑啉，滴鼻；咽痛：用冷盐开水漱口，或含服薄荷含片、含碘喉痛片等，每隔1～2小时含1片。咳嗽：用复方甘草合剂，每日3次，每次10毫升。

● 中医治疗

　　白英25～50克，野菊花10～25克，桑叶10～15克，水煎服。若有咳嗽，可加鼠曲草15～25克，枇杷叶3～5片（去毛）；一枝黄花10～25克，生姜2片，葱白5根，水煎服。若有鼻塞，可加鹅不食草7.5克；若食欲不佳，舌苔白腻，可加藿香10～15克。

　　（1）风寒感冒：畏寒，发热，无汗，头痛，四肢酸痛，鼻流清涕，舌苔薄白，治宜辛温发散。药方：荆芥、防风各15～25克，羌活15克，煎服。若头痛严重，可加藁本10～15克；若有咳嗽，加杏仁7.5～15克；若有痰，加陈皮5～7.5克。

　　（2）风热感冒：身热畏风，咽喉充血作痛，口干，舌苔薄白或微黄，治宜辛凉解表。药方：银花、连翘各15～25克，薄荷5～10克（后下），桔梗7.5～15克，鲜芦根10～15克，煎服。

上呼吸道感染的治疗

刮痧治上呼吸道感染

项部刮痧以风池穴、风府穴为重点；肩部以肩井穴为重点；肩胛内以大椎穴、风门穴、肺俞穴为重点；四肢以丰隆穴、曲池穴、合谷穴为重点。病愈后常刮项部，可以预防感冒。

呼吸系统

人体的鼻腔、咽、喉、气管、支气管、肺等器官组成了人体的呼吸系统。它的主要功能就是与外界进行气体交换，即吸进空气中的氧气和呼出体内的二氧化碳。

51

拔罐选穴与治疗方法

精确取穴

大椎穴
位于人体的颈部下端，第7颈椎棘突下凹陷处。

肺俞穴
位于第3胸椎棘突下，旁开1.5寸处。

身柱穴
位于人体背部，当后正中线上，第3胸椎棘突下凹陷处。

选穴及操作步骤

● 单纯火罐法	大椎 身柱 肺俞	
让患者取俯卧位并选用中等型号的玻璃火罐 ➡	用闪火法将罐吸拔在穴位上 ➡	留罐10～15分钟，以吸拔部位的皮肤变得红紫为准

● 刺络罐法	大椎 身柱 肺俞	
让患者取俯卧位并对穴位皮肤进行消毒 ➡	用三棱针点刺或用梅花针扣刺穴位周围皮肤至微微出血的程度 ➡	用闪火法将罐吸拔在穴位上，并留罐10～15分钟

支气管扩张

支气管扩张，大多是由其他呼吸系统疾病引起的，比如呼吸道感染、麻疹、百日咳、支气管肺炎等，都可以导致此病的发生。它也是较为常见的呼吸道慢性疾病。

● 病症诊断

慢性咳嗽：早期无明显症状，或仅有慢性咳嗽。

大量脓痰：后期出现大量脓痰，痰呈黄绿色脓样；放在玻璃管中静置后可分成三层：上层泡沫，中层黄绿色混浊脓液，下层坏死组织沉淀物。此时往往已有明显感染症状。患者在晨起、傍晚和就寝时等体位变动的时候，咯痰增多。

反复出现呼吸道感染：发热，伴有咳嗽加重和脓痰增多。

● 治疗方法

■ 现代医学治疗

咳嗽，可用敌咳糖浆，每次10毫升，每日3次。或用半夏露，每日3次，每次2食匙。

继发感染时，可用磺胺类及抗生素。

咯血可用止血剂，如紫珠草浸膏，每日3次，每次10毫升。

■ 中医治疗

冬瓜子100克，鲜芦根200克（或金银花25克），水煎服。

鱼腥草50～100克，或鲜大蓟根50克，水煎加冰糖，连服半月。

（1）肺热

适应证：咳嗽咯脓痰，苔薄脉滑，宜清肺化痰。

药方：桑白皮25～50克，黄芩15～25克，芦根、冬瓜子各50克，杏仁、桔梗、竹沥半夏各15克，水煎服。

（2）热毒

适应证：咳吐黄绿脓痰，发热畏寒，苔黄脉数，宜清热解毒。

药方：蒲公英50～100克，鱼腥草50～100克，银花25～50克，芦根、冬瓜子各100克，杏仁、桔梗各15克，水煎服。

支气管扩张的诊疗

刮痧治支气管扩张

治疗支气管扩张可选用膻中穴、尺泽穴、孔最穴、内关穴、足三里穴、丰隆穴。每日刮上述穴位10分钟，能有效治疗支气管扩张，病愈后常刮膻中穴，可治疗胸闷，咳喘、吐逆，心悸等病症。

支气管扩张对症按摩

坚持每日按摩中府穴5分钟、膻中穴3分钟、尺泽穴1分钟、魄户穴2分钟，能有效缓解因支气管扩张所导致的咳嗽、气喘等不适。

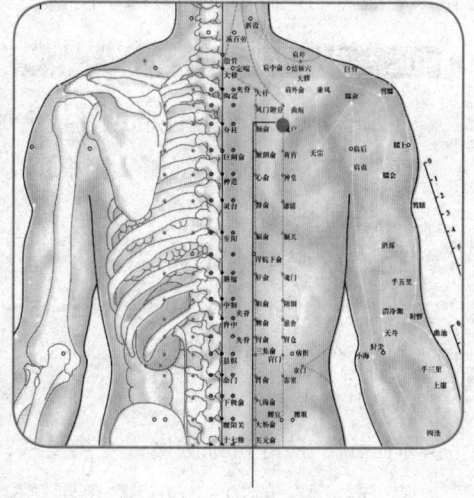

中府穴

胸前壁的外上方，云门穴下1寸，前正中线旁开6寸，平第1肋间隙处。

膻中穴

在体前正中线，两乳头连线之中点。

尺泽穴

肘横纹中，肱二头肌腱桡侧凹陷处即是。

魄户穴

位于第3胸椎棘突下旁开3寸。

常见病特效自疗全书

支气管哮喘

支气管哮喘是一种慢性气道炎症，任何年龄的人都可能患上此病，是一种很常见的呼吸道疾病。可导致反复发作的喘息、气促、胸闷和（或）咳嗽等症状，多在夜间和（或）凌晨发生。

● 病症诊断

反复发作的呼气性呼吸困难，发作时不能平卧，发作将止时咳出白色泡沫痰；肺部听诊，两肺满布干啰音。严重哮喘发作时常有呼吸费力、大汗淋漓、发绀、胸腹反常运动、心率增快、奇脉等体征。

● 治疗方法

● 现代医学治疗

氨茶碱0.1克，每日3次。儿童4～6毫克／千克体重／次，每日3次。或合并盐酸异丙嗪25毫克（儿童0.5～1毫克／千克体重／次），每日1～2次；麻黄碱25毫克，每日3次。儿童0.5～1毫克／千克体重／次，每日3次；0.5%异丙基肾上腺素溶液喷雾吸入，一日数次。用上述药物不能缓解时，可用下列方法治疗：

1：1000肾上腺素溶液0.3～0.5毫升，皮下注射。儿童用量减半。有心脏病、高血压、甲状腺功能亢进者忌用。或氨茶碱0.25克，儿童用2～4毫克／千克体重／次，加入50%葡萄糖20～40毫升中，静脉缓注。

● 中医治疗

推拿治疗

（1）用抹法抹印堂穴至太阳穴，然后抹头维穴至风池穴，各20次。

（2）拿风池穴10余次，并用拇指偏峰抹颈项两侧（自耳根至缺盆穴成一斜行线），每侧抹15～20次，接着再按肺俞穴、膈俞穴。

（3）用擦法横擦胸腹部（以华盖穴、膻中穴为重点），然后横擦腰背部（自上而下，以肺俞穴、膈俞穴、命门穴为重点），以热为度，最后擦脊柱及两侧膀胱经。

敷贴疗法

药方：细辛、甘遂、白芥子各35.5克，延胡索55克。制法：上药共研细末，将1/3粉末（1次敷贴用量），用生姜汁80毫升调为糊状，制成药饼6只。或加用麝香0.05克，研细后均分6份，放在药饼中间。贴法：将药饼放在大小约直径3寸的圆形布上，贴在百劳穴、肺俞穴、膏肓穴3个穴位（左右对称共6个穴位）。

支气管哮喘的处理与治疗

支气管哮喘病发时喷雾器的正确用法

第一步	将喷雾器摇匀
第二步	彻底呼气
第三步	将喷雾器之喷口向张大的嘴巴或将喷口含在嘴内。按下喷雾器慢慢而彻底地吸入，再继续慢慢吸入药物
第四步	吸入极量后忍着呼吸
第五步	吸入剂通常需用两次，可于半分钟至一分钟后重复第二至第四步

忍住呼吸

支气管哮喘的对症按摩

▶ 取穴技巧

　　将食指、中指和无名指并拢，掌心朝内，置于腹部，无名指位于肚脐眼处，食指所在的位置即是商曲穴。

　　"商曲"的意思是指肾经冲脉气血在这个穴位处吸热后缓慢上行。本穴也叫"高曲穴""商谷穴"。按摩这个穴位，能有效缓解哮喘所致的各种不适，同时亦对腹痛、腹泻具有不错的疗效。

程度	指法	时间/分钟
轻		1 ~ 3

刮痧治疗

刮痧取穴

大椎穴
第1胸椎脊突上之凹陷处。

肺俞穴
第3胸椎棘突下，旁开1.5寸。

灵台穴
在第6、7胸椎棘突间。

肾俞穴
当第2腰椎棘突下，旁开1.5寸。

刮法	刺激程度	次数
推刮、面刮	适度	40

天突穴
胸骨上窝中央。

玉堂穴
当前正中线上，平第3肋间。

膻中穴
在体前正中线，两乳头连线之中点。

手臂掌侧

食疗保健

肉丝炒菠菜

　　猪瘦肉150克，菠菜300克，小虾15克，食用油50毫升，醋、味精、香油各适量。将菠菜用开水泡透后捞出，入冷水中过凉。猪瘦肉切丝；小虾用温水泡发；锅内放入食用油烧热，下入肉丝、菠菜、小虾煸炒，再加少许酱油、醋、味精、香油拌匀即可。

53

大叶性肺炎

大叶性肺炎，是由于肺大叶被肺炎双球菌等感染而引起的急性疾病。病情较轻时，会出现寒战、高热、咳嗽等；病情严重时，会出现血压下降，甚至神志昏迷。

● 病症诊断

突然起病，寒战，高热，咳嗽，胸痛，咳铁锈色痰，出现口唇疱疹。病变部位叩诊浊音，呼吸音降低，听到湿罗音，语颤及支气管语音增强。

大叶性肺炎的病理过程分为充血，实变、消散三期。发病后12～24小时内为充血期，肺部毛细血管扩张，肺泡内有少量浆液渗出，肺泡内仍含大量气体。X线检查可无明显或仅有局部肺纹理增粗。发病后24小时左右，肺泡内充满炎性渗出物，病变逐步发展为实变期。X线表现为密度均匀增加的致密影，先沿肺叶周边开始，逐渐向肺门侧扩展。如累及肺叶全部，则呈大片均匀致密影，以叶间裂为界，边界清楚，形状与肺叶的轮廓一致，不同肺叶的大叶性实变，形状不同，X线表现亦异。

● 治疗方法

● 现代医学治疗

首先要对症，如果咳嗽，就服用止咳化痰药；胸痛可用优散痛一片，每日3次；高热时给对乙酰氨基酚1克口服，每日4～6次；另外根据情况，可考虑补液和给予多种维生素。

一般临床治疗通常用青霉素每次80～160万单位，每6～8小时1次，肌内注射，或阿莫西林每次0.4～0.6克，每日3～4次；庆大霉素每次8万单位，每日2～3次，肌内注射。年老体弱和病情较重者，与青霉素联合应用。

● 中医治疗

（1）咳嗽气急，高热出汗，口渴，苔黄脉数，宜清热宣肺。生甘草7.5克，麻黄10克，杏仁、桔梗、黄芩各15克，金银花25克，鱼腥草50克（后下），生石膏100克（研粉），水煎服。1剂分2次服。病情较重者1天可服2剂。

（2）咳嗽，咯痰黄色，发热形寒，苔薄脉数，宜清肺热。桔梗10克，薏苡仁25克，金银花、连翘各25～50克，鱼腥草50克，鲜芦根、冬瓜子各100克，水煎服。若患者胸痛，可加桃仁7.5克。

图解大叶性肺炎

左肺肺炎示意图

　　X线表现为密度均匀增加的致密影，先沿肺叶周边开始，逐渐向肺门侧扩展，左肺上叶大叶肺炎其X线表现相当右肺上叶加中叶肺炎的征象。

左上叶　　　　　　　　　　　　　左下叶

右肺肺炎示意图

　　右肺上叶大叶肺炎正位观水平裂以上肺野呈均匀密度增大，下界清楚，密度自下向上渐淡；下叶大叶肺炎正位观肺下部密度均匀增加，向上渐淡，直至肺门上方。

右上叶　　　　　　　　　　　　　右下叶

54

刮痧治疗

刮痧取穴

身柱穴

背部，第3胸椎棘突下，正中。

肺俞穴

背部，第3胸椎棘突下，旁开1.5寸。

刮法	刺激程度	次数
面刮、平面按揉	轻度	30

膻中穴

胸部，当前正中线上，平第4肋间，两乳头连线的中点。

孔最穴

太渊穴与尺泽穴连线上，太渊穴上7寸处。

太渊穴

腕掌侧横纹桡侧，桡动脉搏动处。

丰隆穴

小腿前外侧，当外踝尖上8寸，条口外，距胫骨前缘2横指。

食疗保健

芹菜熘鲤鱼

鲤鱼250克，鲜芹菜50克，淀粉、姜丝、蒜丝、酱油、白糖、醋、盐、味精、黄酒、泡酸辣椒、菜油、香油、食用油各适量。将鲤鱼切成丝，芹菜切段，把酱油、白糖、醋、味精、黄酒、盐、淀粉，上汤调成汁。炒锅置旺火上，下油烧至五成热，放入鱼丝熘散，沥去余油，放姜丝、泡酸辣椒。芹菜段炒出香味，而后烹入芡汁，放入香油，起锅即可。

54

慢性胃炎

慢性胃炎，成因一般来自三个方面：一是由急性胃炎转变而来；二是由其他疾病引起的续发炎症，如溃疡病、胃癌、胃扩张、胃下垂等；三是由饮食无节制、爱吃生冷辛辣食物、长期饮酒、过度吸烟、精神刺激等因素诱发所致。

● 病症诊断

上腹部不适或疼痛，进食后加重；常有口臭、口苦、嗳气、恶心、食欲不振等症。

肥厚性胃炎，胃酸常增高，临床征象可似溃疡病，也可发生胃出血。萎缩性胃炎，后期可见营养不良、消瘦、贫血、舌萎缩，部分患者胃酸减低，有时出现腹泻，本病可恶变成胃癌。

● 治疗方法

● 现代医学治疗

疼痛和胃酸增多的患者，可按溃疡病治疗，给予制酸解痉药。如果效果不好，可加用镇静药，或口服0.25%～0.5%普鲁卡因，每次10毫升，每日3～4次。

有消化不良的患者，可用多种健胃剂，如胃蛋白酶合剂，每次10毫升，每日3次。胃酸缺乏者，可用稀盐酸（10%盐酸）0.5～2毫升，溶于半杯温开水中服下，每日3次。

身体衰弱，有舌萎缩或贫血的患者，可给予稀盐酸口服，并配合维生素B_{12}肌内注射，每日或隔日1次，每次100微克，连续1～2月。

● 中医治疗

（1）胃气上逆胃部胀满疼痛，有重压感，食欲不振，嗳气、泛酸、恶心，甚则呕吐，苔厚腻，宜和胃降逆。

药方：枳实、厚朴、陈皮各10克，姜半夏、茯苓、苍术各15克，黄连2.5克（或黄芩15克），水煎服。若患者胃痛剧烈，可加延胡索、川楝子各15克。若患者出血，可加生地榆、仙鹤草各25克，生蒲黄（包煎）20克。

（2）脾气虚弱上腹部隐痛，呕吐或胀满，头重眩晕，四肢无力，舌淡苔薄，脉细小，宜益气健脾。

药方：炙甘草5克，生姜、陈皮各10克，白术、茯苓、党参、姜半夏各15克，红枣4枚，水煎服。

慢性胃炎的穴位疗法

穴位按摩治胃炎

　　慢性胃炎是由于长期受到伤害性刺激、反复摩擦损伤、饮食无规律、情绪不佳等引起的一种胃黏膜发作性病变。患者可坚持按摩膻中穴、中脘穴、足三里穴以及上巨虚穴，这对于缓解慢性胃炎具有明显的作用。

膻中穴
　　位于胸部，当前正中线上，平第4肋间，两乳头连线的中点。

中脘穴
　　前正中线上，脐中上4寸。

足三里穴
　　外膝眼下3寸，距胫骨前嵴1横指，当胫骨前肌上。

上巨虚穴
　　小腿前外侧，当犊鼻下6寸，足三里穴与下巨虚穴连线的中点。

胃痛对症按摩

▶ 取穴技巧

　　正坐，将左足翘起放在右腿上。将另一侧手的食指与中指并拢，中指位于足内侧大趾的关节后，则食指所在位置即是公孙穴。

　　公孙，顾名思义即"公之辈与孙之辈"，指此处穴位内的气血物质与脾土之间的关系。每天用拇指按压此穴位3分钟，对慢性胃炎所致的胃脘胀痛有理想的治疗效果。

程度	指法	时间/分钟
适度		1～3

拔罐选穴与治疗方法

精确取穴

大椎穴
位于人体的颈部下端，第7颈椎棘突下凹陷处。

身柱穴
位于人体背部，当后正中线上，第3胸椎棘突下凹陷中。

膈俞穴
位于人体背部，当第7胸椎棘突下，旁开1.5寸处。

肝俞穴
位于人体背部，当第9胸椎棘突下，旁开1.5寸处。

胆俞穴
位于人体背部，当第10胸椎棘突下，旁开1.5寸处。

脾俞穴
位于人体背部，当第11胸椎棘突下，旁开1.5寸处。

胃俞穴
位于人体背部，当第12胸椎棘突下，旁开1.5寸处。

三焦俞穴
位于人体腰部，当第1腰椎棘突下，旁开1.5寸。

中脘穴
位于人体腹部，脐上4寸，即胸骨下端至脐连线之中点。

天枢穴
位于人体中腹部，肚脐向左右3指宽处。

内关穴
位于前臂正中，腕横纹上2寸，在桡侧腕屈肌腱同掌长肌腱之间。

关元穴
位于人体下腹部，前正中线上，当脐下3寸处。

足三里穴
位于外膝眼下3寸，距胫骨前嵴1横指，当胫骨前肌上。

选穴及操作步骤

● 单纯火罐法	胆俞 肝俞 脾俞 膈俞 胃俞 三焦俞 内关 足三里		
让患者取俯卧位 ➡	用闪火法将罐吸拔在穴位上，留罐15分钟		
● 刺络罐法	大椎 脾俞 胃俞 身柱 中脘 胃俞		
让患者取俯卧位或坐位 ➡	对穴位皮肤进行常规消毒 ➡	用三棱针点刺穴位到出血的程度 ➡	再用闪火法将罐吸拔在点刺穴位上，留罐10分钟
● 闪罐法	中脘 天枢 关元		
让患者取俯卧位以暴露出腹部 ➡	用闪火法将玻璃火罐吸拔在穴位上 ➡	在每个穴位上连续闪罐20～30下，最后再留罐10分钟	

55

183

肝硬化

　　肝硬化，即肝脏的病理性硬化。它的形成主要来自两方面原因：一是由其他肝病如急性肝炎、慢性肝炎等转变而来；二是其他病症造成的肝脏组织损坏所致，如血吸虫病后期。

● 病症诊断

　　有无黄疸、慢性腹泻、肝炎和血吸虫病史。症状：体弱易累，头晕乏力，食欲减退，腹泻，腹胀，屁多，面色黑暗无光彩，尤以两颊更明显，经常性无原因鼻出血，面部有细小红丝（毛细血管扩张）。体征：早期无明显体征，或仅有肝肿大而质地偏硬；有的脾脏肿大，肝脏并不肿大。

　　当肝硬化进入晚期，会有消瘦乏力，食欲不佳，腹胀，鼻出血，尿少而黄，皮肤干燥，面部黝黑无光彩的表现，面部或颈胸部有蜘蛛状小红点（称为蜘蛛痣），手掌发红，像俗话说的朱砂手（称为肝掌），足肿，黄疸。甚至有的可触摸到肝脏摸到，质地较硬或坚硬，表面清楚，或有凹凸不平。有的见脾脏肿大，肝脏反而触摸不到。有的腹部膨大，叩诊出现移动性浊音，表示已有腹水。

● 治疗方法

● 现代医学治疗

　　服用干酵母，每日3次，每次4片，或复方B族维生素、维生素C等。腹胀者，可服乳酶生，每次0.6克，每日3次。

● 中医治疗

　　（1）气虚血淤早期肝硬化，苔薄，腹胀，食欲不振，宜调养为主。药方：党参、制香附、炙鸡内金、全当归、大丹参各20克，菟丝子25克，川石斛30克（先煎），菟丝子、炙鳖甲25克（先煎），水煎服。

　　（2）邪实晚期肝硬化，第一次有腹水，体质尚健，年龄较轻，腹胀，尿少而黄赤，足肿，可根据实者泻之的原则，用泻下法。药方：泽泻20克，党参25克，车前子100克（包），川石斛30克（先煎），煅牡蛎100克（先煎），郁李仁15克，水煎服；另甘遂研末，吞服三分。此方泻水力较猛，用时应严密观察，随时注意病情变化，如腹水已退，即宜停服。如果有二次以上腹水、体力虚弱者，药方中去掉郁李仁、甘遂，加木通各20克，炙鳖甲25克，广木香20克。

图解肝硬化的诊疗

肝脏的生理功能

肝动脉供给氧气，门静脉带来经过肠道消化的食物 → 肝脏 → 脂肪送至脂肪堆积处，尿素通过肾脏排出，糖释放进入血液。

门静脉

肝动脉

肝脏内部，糖以肝糖原的形式被贮存起来，氨基酸被分解成尿素，脂肪也被分解

胆汁

胆囊

肝静脉

至肠

黄疸病的取穴按摩

▶ 取穴技巧

正坐，将右脚置于左腿上，左手掌从脚后跟处握住，四指在脚后跟，拇指位于足内踝外侧，拇指的位置即是中封穴。

中封穴是指肝经风气在此穴位若是缓行，并化为凉性的水气。每天用拇指按压此穴位，直至感到酸胀，即可有效地缓解黄疸症状。

中封　足内踝

程度	指法	时间／分钟
重		3 ~ 5

56

刮痧治疗

刮痧取穴

大椎穴
在第7颈椎棘下凹陷处。

心俞穴
背部，当第5胸椎棘突下，旁开1.5寸。

刮法	刺激程度	次数
推刮、平面按揉	轻度	50

肝俞穴
背部，当第9胸椎棘突下，旁开1.5寸。

胆俞穴
背部，第10胸椎棘突下，旁开1.5寸。

脾俞穴
背部，当第11胸椎棘突下，旁开1.5寸。

肾俞穴
背部，当第2腰椎棘突下，旁开1.5寸。

阴陵泉穴
小腿内侧，胫骨内侧踝后下方凹陷处。

内关穴
前臂正中，腕横纹上2寸，在桡侧屈腕肌腱同掌长肌腱之间。

三阴交穴
小腿内侧，足内踝尖上3寸，胫骨内侧缘后方。

行间穴
脚第一、二趾合缝后方赤白肉分界处凹陷中。

食疗保健

枸杞子炖鳖

鳖250克，枸杞子30克，熟地黄30克，红枣10枚，盐、味精各适量。鳖宰杀后洗净。枸杞子、熟地黄、红枣去核洗净。将全部用料一齐放入锅内，加开水适量，小火炖2小时，调味即可。

56

冠状动脉粥样硬化性心脏病 （57）

　　冠状动脉硬化性心脏病，简称冠心病，多发生于中老年人群中。冠心病起因于冠状动脉壁的一种非炎性病变。当病变发生时，会引起冠状动脉壁的增厚、变硬，从而使管腔狭窄或堵塞，影响心肌血液供应，最终表现为两种症状：心绞痛或心肌梗死。当冠状动脉硬化令管腔狭窄时，加上暂时性痉挛，产生短暂性的心肌缺血缺氧，即引起心绞痛；如果冠状动脉硬化令管腔高度狭窄甚至发生堵塞，使部分心肌持久性缺血而发生坏死，则表现为心肌梗死。

● 病症诊断

　　心绞痛：突然发作，常发生于急速行走、饱食、寒冷和情绪激动之后，经休息可迅速消失。舌下含硝酸甘油片，疼痛即可迅速缓解。发作时间多为1～5分钟，一般不超过15分钟。

　　心肌梗死：严重时出现休克，血压下降，出汗，面色苍白或青紫，脉搏细数，心音弱，或心力衰竭症状；常并发心律不齐。少数患者无明显疼痛，起病开始即呈休克或心力衰竭症状。因此，如果中年以上的人，突然发生不明原因的休克或心力衰竭时，应考虑是否为冠心病。

　　发作时间：较心绞痛为长，可持续几小时至几天。

　　疼痛：心前区（或左胸，上腹部）冠状突发性剧烈疼痛，疼痛较心绞痛更严重，疼得出冷汗。休息和舌下含硝酸甘油片，疼痛多无减轻。

● 治疗方法

● 现代医学治疗

　　镇静药：用苯巴比妥，每次0.015克，每日3次。或氯氮䓬，每次5～10毫克，每日3次。一般扩张冠状动脉药：用氨茶碱，每次0.1克，每日3次。降低血胆固醇药：用维生素B_6，每次10～20毫克，每日3次；维生素C，每次0.1～0.2克，每日3次；卵磷脂，每次0.5克，每日3次。

● 中医治疗

　　如有胸闷不适等症时，宜理气法。药方：青皮10克，生枳壳、木香各15克，香附、郁金各20克，赤芍25克，水煎服。

了解你的心脏

心脏的前面

心脏，位于胸腔之内，两肺之间偏左。心脏由心肌构成，可分为右心房、右心室、左心房、左心室四个腔。

- 上腔静脉
- 主动脉弓
- 肺动脉
- 右心房
- 左心房
- 右心室
- 左心室
- 心尖

胸壁上的心脏各瓣膜听诊部位

- ① 主动脉瓣区
- 主动脉瓣
- 三尖瓣
- ④ 三尖瓣区
- ① 肺动脉瓣区 ②
- 肺动脉瓣
- 二尖瓣
- 二尖瓣区 ③

① 主动脉瓣区：胸骨右缘第2肋间。
② 肺动脉瓣区：胸骨左缘第2肋间。
③ 二尖瓣区：心尖搏动处。
④ 三尖瓣区：在胸骨下端稍偏右处。

取穴推拿

快速取穴

屋翳穴
位于人体的胸部，乳头直上，第2肋间隙即是。

命门穴
位于人体腰部的后正中线上，第2腰椎棘突下凹陷处。

心俞穴
位于人体背部，当第5胸椎棘突下，旁开1.5寸。

内关穴
位于前臂正中，腕横纹上2寸，在桡侧腕屈肌腱同掌长肌腱之间。

推拿方法

屋翳穴
单手抬起，以拇指或食指指腹按揉胸部乳头直上、第2肋间隙的屋翳穴，也可两侧同时按揉。

力度	手法	时间
★★	按揉	1分钟

内关穴
手平伸、掌心向上；另一只手拇指运用一指禅推法以指端推按近手腕横皱纹中央往上大约3指宽中央部位的内关穴。

力度	手法	时间
★★★	一指禅推法	2分钟

心俞穴
施术者以拇指指端运用一指禅推法推按人体背部第5胸椎棘突下旁开1.5寸的心俞穴。

力度	手法	时间
★★★	一指禅推法	2分钟

命门穴
施术者以手掌小鱼际往复横擦人体腰部第2腰椎棘突下凹陷处的命门穴。

力度	手法	时间
★★★	小鱼际横擦	1分钟

⑤⑧ 原发性高血压

高血压可分为原发性高血压与继发性高血压两种。原发性高血压的发病原因尚不明晰，但通常认为和长期精神紧张及遗传有关。在下文中主要介绍的是原发性高血压。

● 病症诊断

症状复杂，常见的有头痛、头晕、头胀、耳鸣、心悸、四肢发麻、颈项僵硬、烦躁、失眠等等；血压在140／90毫米汞柱以上。诊断时还需要注意高血压的节律。

● 治疗方法

● 现代医学治疗

应将降压、镇静与减少血管脆性的药物配合使用。

降压药：β 受体阻滞剂：噻吗心安5～10毫克，每日2～3次；美托洛尔25～50毫克，每日2次。钙离子拮抗剂：硝苯地平10毫克，每日3次。血管紧张素转化酶抑制剂：卡托普利12.5～25毫克，每日3次。

镇静剂：氯氮䓬10毫克，每日3次；苯巴比妥0.015～0.03克，每日3次。

减少血管脆性药物：复方路通片1～2片，每日3次。另外，较顽固病例可合用氢氯噻嗪25毫克，每日3次。只可连服1周，不能常吃。

● 中医治疗

豨莶草100克，水煎服；青木香50克，红糖为引，水煎服。

（1）肝阳上亢：面赤，目红，头晕，头痛，大便不通，舌红苔黄腻，脉弦或弦滑有力，宜平肝清火。药方：川芎7.5～15克，夏枯草20～30克，龙胆草15克，黄芩10～15克，钩藤15～25克（后入），牡蛎25～50克（先煎），磁石25～50克（先煎），水煎服。

（2）肾阴不足：耳鸣，心跳，头晕，头痛，目糊，失眠，舌质红或光红无苔，脉细弦，宜滋肾平肝。药方：玄参15～20克，枸杞子10～15克，生地15～20克，天冬7.5～15克，珍珠母50～100克（先煎），牡蛎50～100克（先煎），石斛10～20克（打碎，先煎），水煎服。

高血压的节律与对症按摩

血压有一日内周期性变化的特点即白昼升高、夜晚降低，血压在夜间睡眠中下降，早晨醒后血压开始升高的昼夜节律性。

高血压对症按摩

高血压患者可以每天按压百会穴 3 分钟、风府穴 2 分钟，然后再分别揉按天柱穴 1 分钟，涌泉穴 2 分钟，就能明显看到降压之效果。

百会穴

位于头部，当前发际正中直上5寸，或两耳尖连线中点处。

风府穴

后发际正中直上1寸，枕外隆凸直下凹陷中。

天柱穴

后头骨正下方凹处，后发际正中旁开约2厘米。

涌泉穴

位于足底部，在足前部凹陷处，第2～3趾趾缝纹头端与足跟连线的前1/3处。

58

拔罐选穴与治疗方法

精确取穴

大椎穴
位于人体的颈部下端，第7颈椎棘突下凹陷中。

肝俞穴
在人体背部，当第9胸椎棘突下，旁开1.5寸处。

筋缩穴
位于人体背部，当后正中线上，第9胸椎棘突下凹陷中。

选穴及操作步骤

● 刺络罐法①	大椎	
让患者取坐位并对穴位皮肤进行常规消毒 →	用三棱针在大椎穴上画出1厘米长的痕迹使之有血液渗出 →	用闪火法将火罐迅速吸拔在穴位上，留罐5~15分钟
● 刺络罐法②	肝俞、筋缩	
让患者取俯卧位并对穴位皮肤进行常规消毒 →	用梅花针叩刺穴位并使之出血 →	用闪火法将罐吸拔在穴位上，留罐5~10分钟，吸拔至出血2~3毫升
● 留针罐法	大椎	
让患者俯卧位暴露出背部并对穴位皮肤进行常规消毒 →	用2寸毫针迅速直刺入穴中1~1.5寸 →	将玻璃火罐吸拔在该穴位上，留罐约20分钟

58

风湿性心瓣膜炎

风湿性心瓣膜病，又叫慢性风湿性心脏病，简称风心病，它是心脏病中最常见的一种。

此病是急性风湿性心肌炎遗留下来的一种心脏病，多由于风湿病反复发作，或者急性风湿病未能及时控制，最后影响心脏，从而造成瓣膜畸形，产生的瓣膜狭窄或关闭不全；这两种病变可单独发生，亦可同时存在。此病发生于二尖瓣的患者最多，主动脉瓣次之；三尖瓣和肺动脉瓣的病变较少见，二尖瓣和主动脉瓣同时受损的，较为常见。

● 病症诊断

二尖瓣狭窄：病情轻的，无明显症状；病情较重时，活动后会气急、心悸、咳嗽，甚至咯血。在心尖区，可听到雷鸣样舒张期杂音，常伴有心尖部第一心音亢进，肺动脉区第二心音增强。后期右心缘和左心缘上段扩大（左心房和右心室增大），左心室不会扩大。

二尖瓣关闭不全：病情轻的，无明显症状；病情较重时，活动后会气急、心悸。在心尖区，可听到粗糙的吹风样收缩期杂音，常伴有心尖部第一心音减弱，心界向左扩大（左心房，左心室增大）。

主动脉瓣关闭不全：病情轻的，无明显症状；病情较重时，活动后会气急、心悸或夜间阵发性呼吸困难，有时心前区短暂性疼痛（心绞痛）。

● 治疗方法

● 现代医学治疗

无明显症状的患者，无须特殊治疗，只是在日常工作中要避免过度劳累。单纯性二尖瓣狭窄影响心脏功能者，可施行二尖瓣分离手术。如有心力衰竭，心律失常和其他并发症者，按"心力衰竭""心律失常"和有关并发症章节处理。

● 中医治疗

若出现心悸、面部充血时，宜化淤活血，采用中药治疗。药方：当归、丹参、赤芍各25克，桃仁15克，红花5克，水煎服。

第四章 内科

风湿性心瓣膜炎的治法

心脏瓣膜的类型

半月瓣

半月瓣有三叶楔形的袋状瓣膜，可防止血液逆流。

二尖瓣

二尖瓣有两叶瓣膜，且收缩形成尖端，尖端关闭时阻止血液逆流。

慢性风湿性瓣膜炎发生在二尖瓣的患者最多，主动脉瓣次之；三尖瓣和肺动脉瓣的病变较为少见，二尖瓣和主动脉瓣同时受损的较为常见。

三尖瓣

二尖瓣

缓解心悸速效按摩

▶ 取穴技巧

正坐、手平伸、掌心向上，轻握拳，用另手握手腕处，四指在外，弯曲拇指，以指尖（或指甲尖）垂直掐按穴位即是大陵穴。

大陵

大陵穴是随心包经经水冲刷下行的脾土物质在这里堆积，每天两次按揉这个穴位，能治疗失眠、心悸、心胸痛、精神失常等症状。

程度	指法	时间/分钟
重		1～3

常见病特效自疗全书

心律失常

　　心律失常，即心脏出现搏动的频率异常、心律不齐等异常症状。心律失常的表现有窦性心动过速、窦性心律不齐、房性期前收缩、心房颤动、阵发性室上性心动过速等。

● 病症诊断

　　窦性心动过速：心率逐渐增快，其后又逐渐地恢复正常，心率可随体位、活动而变化。成人心率每分钟超过100次，儿童心率每分钟超过120次，婴儿心率每分钟超过150次，但不超过180次，可考虑窦性心动过速。

　　窦性心动过缓：心率减慢，成人每分钟少于60次，儿童每分钟少于80次。

　　窦性心律不齐：吸气时心律增快，呼气时心律变慢。活动后或屏气时，心律不齐现象消失。

　　心房颤动：心律完全不规则，心音强弱不等，脉搏强弱不一。

● 治疗方法

● 现代医学治疗

　　在一般情况下，窦性心动过速、窦性心动过缓及窦性心律不齐不需要特殊治疗。若出现自觉症状，窦性心动过速和窦性心律不齐时可给予患者镇静剂，如三溴合剂，每次10毫升，每日3次；或用氯氮䓬，每次5～10毫克，每日3次。窦性心动过缓可给阿托品，每次0.3毫克，每日3次。

　　心房颤动：如心率正常时，则不需要治疗，心率快者可应用洋地黄制剂。

　　房性期前收缩：发作较少或无不舒服感觉时，不需要治疗。应解除焦虑和去除诱因，停用任何可能引起期前收缩的药物，若患有其他器质性心脏病时，应针对原发病治疗。

● 中医治疗

　　（1）心气不足：乏力，头晕，心跳、脉律不齐，宜安神补心。药方：党参10～15克，炙甘草、墨旱莲各15～25克，五味子7.5～15克，水煎服，每日1剂。

　　（2）气滞血淤：胸闷，头痛，脉律不齐，舌质有紫块，苔薄，宜活血理气。药方：赤芍15克，广郁金、广木香、制香附各7.5～15克，紫丹参20～30克，水煎服，每日1剂。

各种心律失常发生部位示意图

窦房结　房室结

心房扑动
心房颤动

窦性心动过速
窦性心动过缓
阵发性室上性
心动过速
房室传导阻滞

右心房　左心房

右心室　左心室

预激综合征

室性心动过速
心室颤动

心脏部位其他疾病

病名	诊断	治疗
先天性心脏病	①心房间隔缺损：在胸骨左缘第2肋间，能听到明显的收缩期杂音，肺动脉瓣第2音增强；右心扩大。②肺动脉瓣狭窄：在肺动脉瓣区，有明显的收缩期杂音，第2音减弱或消失；右心扩大。③心室间隔缺损：在胸骨左缘第3~4肋间，有明显而粗糙的收缩期杂音；心脏常无明显改变。④动脉导管未闭：在胸骨左缘第1~2肋间，有机器样连续性杂音；轻者心脏常无显著改变。⑤四联症：即同时出现室间隔缺损、肺动脉瓣狭窄、主动脉右移、右心室肥大四种症状。在胸骨左缘第2~3肋间，有收缩期杂音。口唇、指甲青紫，在活动后青紫更加明显。右心室轻度增大。	①通常情况下，有心功能不全者，可手术治疗。②有心力衰竭者，按"心力衰竭"一节治疗。
心包炎	①病史：有结核病、风湿病或全身化脓性感染史。②症状：气急，咳嗽，心前区疼痛。③听诊：心率快速，心音遥远，有心包摩擦音，心界显著扩大。④体征：肝肿大，水肿，腹水及脉压低。	①积极治疗原发病：有结核病者，作抗结核治疗；风湿病者，以抗风湿治疗；化脓性心包炎，则以抗菌治疗。②必要时，做心包腔穿刺术。

取穴推拿

快速取穴

脑空穴

位于人体头部，枕外隆凸上缘外侧、头正中线旁开2.25寸。

心俞穴

位于人体背部，当第5胸椎棘突下，旁开1.5寸。将并拢的食指和中指按在背部脊柱第5胸椎棘突下，第5胸椎棘突下与中指右侧相对应的位置即是。

推拿方法

心俞穴

施术者单手手掌放于患者背后，以拇指指腹按压第5胸椎棘突下旁开1.5寸的心俞穴。

力度	手法	时间
★★★	按压	5分钟

脑空穴

正坐，指尖按揉头正中线旁开2.25寸、枕外隆凸上缘外侧的脑空穴。

力度	手法	时间
★★	按揉	3分钟

60

197

心力衰竭

　　心力衰竭，是指心肌收缩力量的不足。心脏在收缩时，如果收缩力量不够，就不能将心脏内的血液全部排出，从而导致血液循环障碍，引起患者的各种临床症状和体征。

　　心力衰竭依据其发生部位的不同，可分为左心衰竭和右心衰竭。但无论左心衰竭或右心衰竭，都可发展为左右双侧心力衰竭。

● 心力衰竭的病因

　　心力衰竭往往是由于其他病症所引起的，常见的病因有：风湿性、高血压性、动脉硬化性和肺源性心脏病等。

● 病症诊断

　　左心衰竭：主要表现为肺循环淤血。口唇、指甲呈现青紫。呼吸困难，病情初起时，往往在劳动时发生，以后逐渐加重，于休息时也出现；也可以在夜间突然发生，好像哮喘发作。病情严重时，会发展为肺水肿，出现剧烈咳嗽，烦躁不安，出冷汗，吐出粉红色血性泡沫痰。这时应与支气管哮喘鉴别，后者多有反复支气管哮喘发作史，肺部听诊以干啰音为主，常有肺气肿体征。肺部有湿啰音，严重的同时可听到干啰音。

　　右心衰竭：主要表现为体循环淤血。即口唇、指甲有明显青紫；出现气急、心悸、咳嗽、上腹部饱胀和隐痛（由于肝充血肿大引起）等症状；出现水肿，首先出现于下肢，后发展到全身，并可有胸水、腹水；颈静脉怒张，搏动明显，肺部有啰音。

● 治疗方法

● 现代医学治疗

　　有明显气急或青紫患者，应给氧气吸入。严重病患，需要绝对卧床休息，采取半卧位；病情好转后，可逐渐增加活动量。

　　治疗心力衰竭患者，应同时治疗病因，否则疗效不佳。如有急性感染者，应迅速给抗生素；有风湿活动者，应给抗风湿药；有高血压者，应给降血压药。

● 中医治疗

　　肺实血淤：紫绀，水肿，气急，胸闷，咳嗽不畅，小便少，宜泻肺、化淤、利水。药方：丹参50克，赤芍50克，葶苈子（包）50克，桑白皮25克，车前子（包）50克，水煎服。

图解治疗心力衰竭

正常与心力衰竭时的心功能曲线

图例：
横坐标——心室舒张期，前负荷或心肌初长
纵坐标——心排出量、每搏量或心肌收缩力

心排出量

最大排出量

正常运动

正常静息

步行

心力衰竭运动
心力衰竭静息

静息

心力衰竭终末期

心室舒张末期

呼吸困难　肺水肿

心力衰竭对症按摩

▶ 取穴技巧

将右手三个手指头并拢，无名指放在左手腕横纹上，这时右手食指和左手手腕交叉点的中点，就是内关穴。

内关是指心包经的体表经水由此穴位注入体内，这个穴位对于治疗心力衰竭具有很好的疗效，同时还能对晕车、头痛、眼睛充血、上腹痛等不适具有缓解作用。

内关

程度	指法	时间 / 分钟
重		1 ~ 3

61

肾小球肾炎

肾小球肾炎，俗称"腰子病"，是两侧肾脏弥漫性非化脓性炎症，由溶血性链球菌或其他细菌感染所引起的变态反应，经常在上呼吸道感染、猩红热或化脓性皮肤病之后发生。肾小球肾炎可分急性和慢性两种。急性症多见于儿童及青少年；慢性症多见于成人，以青壮年为主，大多数患者是一开始就呈慢性过程，只有少数患者是由急性症转变而来。肾小球肾炎，多由寒冷和潮湿所诱发，所以患者要注意保暖和保持环境干燥。

● 病症诊断

病情初发时，出现轻度水肿，特别是面部、眼睑及两侧下肢较多见；小便发红，或呈酱色，尿量减少。有时会出现小便次数多，小便急痛。小便常规化验时，发现有蛋白质、比较多的红细胞及各种管型存在。

● 治疗方法

● 现代医学治疗

患者应卧床休息，注意保暖，饮食清淡，不放盐、酱油等含钠盐调味品。急性期应限制大量饮水，急性期过后水肿已基本消退，可改用少盐饮食。

控制链球菌感染：可用青霉素或其他抗生素，但不可用磺胺类药物，以免在肾小管中产生结晶，加重病情。

● 中医治疗

鲜车前草200克，玉米须200克（干者100克），水煎服；鲜白茅根100克，鲜车前草100克，黄毛耳草（石打穿，又名地蜈蚣）50克，水煎服；翻白草200克，煎汤熏洗，洗后盖被出汗。再用冬瓜子、皮，车前子（包），鲜白茅根、海金沙、陈葫芦壳各50克，水煎服。

（1）发热，咳嗽，水肿，尿少，舌苔腻，宜宣肺发表，清热利湿。药方：连翘15克，白术15克，麻黄10克，生姜三片，茯苓皮25克，生石膏25克（打碎），赤小豆50克（打碎），水煎服。若患者扁桃体肿大作痛，可加用六神丸，每次10粒，1日2次。小儿减半。

（2）水肿，小便较少，色赤，咽痛及扁桃体红肿，舌苔厚腻，宜清热利湿。药方：金银花、连翘、野菊花各25克，黄柏、山栀、丹皮各15克，猪、赤苓各25克，泽泻25克，桑皮20克，车前子（包）50克，鲜茅根50克，水煎服。

肾小球肾炎的处理

系膜毛细血管肾小球肾炎

正常肾小球内的物质很清楚，各细胞及膜边界清晰无杂质，而病变部位则是以系膜细胞增生、系膜基质扩张、基底膜增厚为表现，另外系膜细胞及基质还会向各面扩张，直至邻近的毛细血管壁内。

上皮细胞
基底膜
基膜样物质
免疫复合物
内皮细胞
细膜细胞

正常肾小球　　病变肾小球

肾小球肾炎对症按摩

此病患者应注意休息，避免过度劳累。每天可以用 5 分钟的时间，按摩中脘、章门、肾俞、命门四穴，这对慢性肾小球肾炎具有缓解作用。

 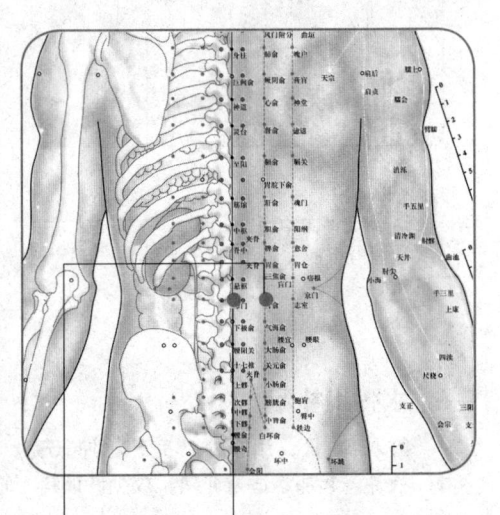

中脘穴

前正中线上，脐中上4寸。

章门穴

位于人体的侧腹部，当第十一肋游离端的下方。

肾俞穴

在第2腰椎棘突旁开1.5寸处。

命门穴

在第2腰椎棘突下，肚脐正后方处。

62

刮痧治疗

刮痧取穴

脾俞穴
背部,当第11胸椎棘突下,旁开1.5寸。

肾俞穴
腰部,当第2腰椎棘突下,旁开1.5寸。

命门穴
在第2腰椎棘突下,肚脐正后方处。

刮法	刺激程度	次数
推刮	适度	30

上脘穴
腹部,前正中线上,当脐中上5寸。

中脘穴
腹部,前正中线上,脐中上4寸。

气海穴
体前正中线,脐下1.5寸。

关元穴
下腹部,前正中线上,当脐中下3寸。

三阴交穴
小腿内侧,足内踝尖上3寸,胫骨内侧缘后方。

太溪穴
足内侧,内踝后方与脚跟骨筋腱之间的凹陷处。

水鸭川朴汤 　　　　　食疗保健

鲜水鸭1只,川厚朴15克,杜仲15克。把水鸭去毛及肠杂,洗净后切块,与川厚朴、杜仲一起加水适量炖熟,放少许调料,吃肉饮汤,每日1剂,分数次服食。

山药粥

取山药30克,粳米适量,加水煮熟成粥,放入白糖适量食用。此方具有健脾补肾之功效,用于慢性肾炎水肿不甚而尿蛋白持续不消者。

慢性肾小球肾炎

慢性肾小球肾炎的起病方式各有不同，病情迁延，病变缓慢进展，会出现不同程度肾功能减退，最终将发展为慢性肾衰竭的一组肾小球病。由于本组疾病的病理类型及病期不同，主要临床表现各不相同，疾病表现呈多样化。

● 病症诊断

患者可能有急性肾炎病史，面部和下肢常出现缓起的水肿。患者面色苍白或萎黄，胃口不佳、恶心，常感吃力、腰酸痛。一般无发热。

慢性肾小球肾炎一般可分下列几种类型：

隐匿型：无水肿等临床表现，仅在小便化验时发现有少量蛋白质或红细胞等异常。

肾病型：水肿或有或无，小便化验有大量蛋白质。

高血压型：除肾炎其他症状外，临床主要表现为血压明显升高。

混合型：指肾病型同时有高血压者。

● 治疗方法

● 现代医学治疗

利尿剂：氢氯噻嗪，每次25毫克，每日2～3次，口服；或用氯噻酮，每次100～150毫克，隔日1次，口服。氨苯蝶啶，每次50～100毫克，每日2～3次，口服。安体舒通（螺内酯），每次40～80毫克，每日4次，口服。

以上利尿剂，除氢氯噻嗪与氯噻酮为同类药物，不必同时应用外，其他几种必要时可合并应用，以加强利尿作用。疗程一般为5～7天。

● 中医治疗

（1）阳虚水肿：小便短少，大便溏薄，舌淡，苔白滑，脉沉细，宜温阳利水。药方：木香5～15克，猪苓25～50克，制附子15克，泽泻25～50克，干姜5～15克，白术（或苍术）15～25克，川朴5～15克，大腹皮15～25克，草豆蔻4～7.5克，带皮茯苓25～50克，陈葫芦瓢50～100克，葫芦巴25～50克，水煎服。

（2）脾虚水肿：小便短少，腹胀，舌苔薄白，宜健脾利水。白术15克，车前子（包）50克，黄芪25～50克，猪苓15～25克，泽泻15～25克，防己15～25克，陈皮7.5～15克，带皮茯苓25～50克，川椒目5～7.5克，生姜皮5～15克，水煎服。若有阳虚阴寒的，可加附子15克，肉桂2.5～5克（后下）。

了解你的肾脏

泌尿系统解剖图

人体的泌尿系统是人体过滤杂质、排泄废物的主要通道，它起着排泄人体内新陈代谢废物和体内毒素的作用。

肾的解剖

肾脏主要起着过滤、排泄人体废物的作用，它分为左肾和右肾两个，分别位于腹腔后壁脊柱的两侧。

肾

肾门

输尿管

膀胱

尿道

皮质

髓质

肾门

肾动脉

肾静脉

肾盂

肾小盏

输尿管

肾脏结构知多少

肾脏在结构上是由肾实质（包括皮质和髓质）、肾小盏和肾盂所组成。肾实质由大约一百万个肾单位组成，而肾单位则包括肾小体和肾小管，肾小体又由肾小球和肾小球囊组成。正是由于这样的层层结构，才形成了严密的过滤系统。

肾脏的触诊

肾脏一般不易触及，当内脏下垂或肾盂显著积水而使肾脏肿大时，方可触及肾脏。

令患者深呼吸，手指按压患者右侧肾区

一手托在患者身体下方

拔罐选穴与治疗方法

精确取穴

大横穴
位于中腹部，距脐中4寸处。

天枢穴
位于中腹部，距脐中旁开2寸处即是。

胃仓穴
位于人体背部，当第12胸椎棘突下，旁开3寸处即是。

京门穴
位于人体侧腰部，章门后1.8寸处，当第12肋骨游离端的下方。

气海穴
位于中腹部，距脐下1.5寸。

足三里穴
位于外膝眼下3寸，距胫骨前嵴1横指，当胫骨前肌上。

三阴交穴
位于小腿内侧，足内踝尖上3寸，胫骨内侧缘后方。

腰阳关穴
位于腰部，当后正中线上，第4腰椎棘突下凹陷中。

志室穴
位于腰部，当第2腰椎棘突下，旁开3寸处。

选穴及操作步骤

● 单纯火罐法①	志室　胃仓　京门　大横	
让患者取一定适当体位	➡ 用闪火法将火罐吸拔在穴位上	➡ 留罐10分钟
● 温水罐法	天枢　气海　腰阳关　足三里　三阴交	
让患者取侧卧位	➡ 将玻璃火罐中倒入1/3的温水	➡ 用投火法将玻璃罐吸拔在穴位上并留罐10～15分钟

63

泌尿系结石

泌尿系结石，即泌尿系统器官的结石病。依据病发的位置，可分为肾结石、输尿管结石、膀胱结石和尿道结石。临床表现，经常是发生肾绞痛、血尿、尿路梗阻症状和继发性炎症。

● 病症诊断

从后腰肾区向膀胱及生殖器放射的阵发性剧痛，痛时面色苍白，伴有冷汗、恶心、呕吐等症状。膀胱结石还可能出现尿频、尿急等膀胱刺激症状。痛时常伴肉眼血尿，尿解不出，或显微镜检查尿中具有大量红细胞；尿内可能会有结石排出；X线腹部平片检查，可找到结石阴影。有些结石，平片不显影，称阴性结石，需泌尿系造影才能发现。

● 治疗方法

● 现代医学治疗

剧痛时，用阿托品0.5毫克或哌替啶50毫克，肌内注射。稍严重者，可用超声波碎石和内窥镜治疗。通常情况下，直径小于1.5厘米或更小的肾盂或输尿管上段的结石，可用超声波碎裂（体外震波碎石术），继之结石碎片随尿排出。输尿管下段的小结石可用内窥镜插入尿道，经膀胱去除。

更甚者，如大型结石、结石引起大量血尿或肾盂积水，可考虑手术治疗。

● 中医治疗

金钱草（连钱草）100～250克，水煎服，每日1剂；大叶金钱草100～250克，水煎服，每日1剂。

（1）湿热下注：小便黄赤，尿频尿急，剧烈腰痛，苔薄黄，宜清利湿热。

药方：金钱草50～100克，生甘草7.5～10克，扁蓄草25～50克，瞿麦25～50克，海金沙（包）25～50克，延胡索7.5～15克，水煎服。若患者有血尿，可加大、小蓟各25～50克，生地15～25克。若患者继发感染，可加金银花15～25克，连翘15～25克。

（2）气滞血淤：小便刺痛，腰痛，肾区明显叩击痛，宜活血理气。

药方：金钱草100～150克，生蒲黄15克（包），炒柴胡15～25克，制香附7.5～15克，水煎服。

图解泌尿系统

肾结石疼痛部位

　　肾结石在移动过程中易引起疼痛的三个部位：肾盂与输尿管连接的部位、肾尿管进入膀胱的部位、膀胱进入尿道的部位。

肾盂

输尿管

膀胱

尿道

泌尿系统其他疾病

病名	诊断	治疗
膀胱结核、肾结核	①膀胱结核：尿频、尿急、尿痛和血尿，有肾结核史。②肾结核：详见"传染病"章"结核病"一节。	①抗结核治疗：详见"传染病"章"结核病"节。②中药治疗：详见"传染病"章"结核病"节。
肾盂积水	①往往是由于肾及输尿管结石的梗阻，或者腹腔内肿瘤压迫输尿管而引起。②腰部疼痛，肾区有叩击痛，腹部触诊可触及肾脏。③X线静脉肾盂造影，有助于诊断。	①积极防治原发疾病。②肾区热敷。③中药治疗。④手术治疗。
急性肾衰竭	①在休克、大面积灼伤出血、失水等所引起循环衰竭后出现，或由于服用磺胺类药及汞剂。②初期可出现尿闭、水肿、血压升高、恶心、呕吐等症状，口中有尿味臭，甚至心力衰竭。中后期可出现多尿，脱水，血压下降，甚至出现休克，电解质紊乱。	①积极防治原发疾病，治疗休克、失血、失水等。②停用磺胺类药物及汞剂。③调节水、电解质、酸碱平衡以及其他代谢紊乱。④立刻送至医院抢救。
慢性肾衰竭	①经常是因慢性肾炎、慢性肾盂肾炎等肾疾病所引起。②临床表现：详见"肾小球肾炎""慢性肾小球肾炎""尿毒症"部分。	详见"肾小球肾炎""慢性肾小球肾炎""尿毒症"部分。

64

65 贫血

当人体血液内的红细胞和血红蛋白低于正常水平时，称之为贫血。贫血是一个总称，它属于综合征，病因复杂多样。在下文中我们主要介绍常见的缺铁性贫血。

缺铁性贫血，即由于人体缺铁造成血红蛋白减少，从而引发的贫血。因为，人体中的铁质是制造血红蛋白的主要原料，所以，当食物中的铁质不足，或肠胃对铁的吸收性不好，或因出血而导致铁质丧失过多，就会引起缺铁性贫血。缺铁性贫血，经常出现在钩虫病、胃肠道出血、痔疮出血、产后流血过多、小儿喂养不当等症之后。

● 病症诊断

面色发黄，两眼皮内血色变淡，指甲血色变淡，舌质淡白；头晕，疲倦无力，两耳嗡嗡作响，劳动后感到气短、心跳；红细胞和血红蛋白均减少，尤以血红蛋白降低更显著；红细胞中央苍白区扩大。

● 治疗方法

● 现代医学治疗

硫酸亚铁：成人每次服0.6克，儿童每次服0.1～0.3克，每日3次，饭后服。疾病有好转后再服1个月。治疗中，同时服维生素C100～200毫克，每日3次。

枸橼酸铁铵：主要用于儿童，每次10%枸橼酸铁铵5～10毫升，每日3次，饭后服。疾病有好转后再服1个月。此药不能与安替比林搭配，所以若感冒服解热镇痛药时，应停服此药。

● 中医治疗

（1）气血不足：疲倦乏力，气短心跳，宜补益气血。药方：党参10～15克，紫丹参、蜜炙黄芪各15～25克，炒白术15克，当归5～15克，每日1剂，水煎服。

（2）脾胃虚弱：面色苍白，食欲不佳，苔薄舌质淡，宜补益脾胃。药方：党参10～15克，炒白术15～25克，茯苓10～15克，半夏7.5～15克，陈皮7.5～15克，每日1剂，水煎服。

（3）阴虚阳亢：眩晕，耳鸣，心悸，脉弦细，宜育阴潜阳。药方：当归、女贞子、墨旱莲各15克，熟地黄25～50克，煅磁石50克（先煎），煅代赭石50克（先煎），生铁落100克（先煎2小时），每日1剂，水煎服。

图解贫血的诊疗

瑜伽治贫血

①仰卧，把两腿抬起来，一直到跟地板成为 90 度为止。②～③用手撑着髋部，把腿及腰抬到半空中，使膝盖及足尖到面孔上方为止，使之俯斜。

贫血的对症按摩

▶ 取穴技巧

伸臂屈肘向头，上臂与前臂约成90度。另一手轻握肘尖，拇指指腹所在的两骨间即是小海穴。

小海穴，小与大相对，主小为阴；海，指穴内气血场覆盖的范围广阔如海。如果每日坚持用拇指指腹按压此穴，即可对贫血症起到缓解治疗的作用。

程度	指法	时间 / 分钟
适度		1 ~ 3

65

紫癜

紫癜，是一个总称，凡是患者的皮肤黏膜自发性出现出血点，或出血斑，或出血不止等症状的，均称为紫癜。紫癜属于综合征，病因复杂多样。血小板减少性紫癜，可分为原发性和继发性两类。在此，我们只简要叙述待发性血小板减少性紫癜。

● 紫癜的病因

原发性紫癜的病因至今尚未阐明，继发性紫癜常见于其他疾病，如传染病、贫血等。

● 病症诊断

起病可急可缓，主要症状有皮下点状出血、淤斑或乌青块，分布不一，四肢多于躯干；黏膜出血，常见于鼻腔和齿龈。偶有内脏出血，如呕血和便血。如长期出血或出血量较多者，会出现贫血征象。

通过实验室检查可发现血小板计数减少。出血时间延长。血块收缩不佳。束臂试验呈阳性。

● 治疗方法

● 现代医学治疗

口服维生素C，每日300毫克，分3次服；仙鹤草液，每日3次，每次10毫升。黏膜局部出血，可用蘸有1∶1000肾上腺素棉球压敷。急性病例可用泼尼松，每日30～40毫克，分3～4次吞服。症状缓解后逐步减量停药。

● 中医治疗

（1）病缓者：红枣5～10枚，仙鹤草50～100克，白芨7.5～15克，水煎服。如有贫血现象，可加归身、党参、熟地各7.5～15克。

（2）病急者：紫草15～50克，藕节、紫花地丁、生地炭各15～25克，赤芍10～20克，丹皮7.5～15克，侧柏叶25～50克，水煎服。

（3）齿龈出血者：可用马勃少许，压敷。

紫癜诊治图解

正常与病变骨髓象对比

慢性特发性血小板减
少性紫癜髓象

先天性血小板减少性紫
癜髓象

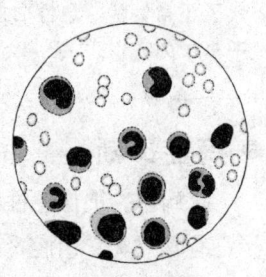

正常骨髓象

穴位按摩治疗紫癜所致的鼻出血

通天穴具有清热除湿、通
窍止痛的作用，长时间坚持按
压这个穴位，可以有效治疗鼻
塞、鼻出血。每日以食指指腹
按压穴位3分钟即可。

▶ 取穴技巧

左手五指并拢，将小指放于前发际正中
处，找出拇指指尖所在位置，以此为基点；
再把左手中指与食指并拢，中指指腹放于基
点处，则食指指尖所在的位置即是通天穴。
依此法找出另一穴位。

程度	指法	时间 / 分钟
适度		1 ~ 3

66

211

急性白血病

　　急性白血病常进展迅速,其特点是由造血干细胞恶变而形成的一个原始细胞克隆取代了正常骨髓。急性白血病发病急,骨髓和外周血中主要是原始细胞,若不治疗患者常于半年内死亡。

● 病症诊断

　　起病急,很像急性感染,出现突发性畏寒、高热、乏力、头痛、全身疼痛等症状;有咽喉炎、口腔炎、牙龈溃疡、颌下和颈部淋巴结肿大和压痛等炎症出现;患者快速发展成贫血。常有皮肤苍白、心悸、头晕等症状。其出血部位相当广泛,首先是皮肤下出血,鼻黏膜出血,牙龈出血,眼底出血;其次为胃肠道出血,尿血,子宫出血,咯血等。最严重者为脑出血。肝、脾、淋巴结可肿大;白细胞计数为1.5万～5万每立方毫米,也有高达数十万或低至数千、几百者。并有大量不正常的原始和早期幼稚白细胞出现。红细胞、血红蛋白、血小板均减少。

● 治疗方法

● 现代医学治疗

　　泼尼松、泼尼松龙:剂量为每天40～60毫克,可连续服用3周左右,在服药期间要间断口服氯化钾,1周可服3天,每天3克。缓解期短者数天,长者数月。

　　6-巯基嘌呤:剂量为每千克体重每日2.5毫克。成人每天剂量可达200～300毫克,口服。用药3～6周后病势缓解,再改用维持量(如每周3次,每次50毫克)。缓解期一般为2～3个月,长者可达1年。

　　出血及贫血严重者可输以新鲜血液。另外,骨髓移植法能根除残存的白血病细胞,适用于对化疗反应不佳的患者,但只有当能获得组织配型完全相合的骨髓供者时,才能进行这种治疗。

● 中医治疗

　　忍冬藤、半枝莲、马蹄金、龙葵草、枸杞根、丹参、黄精各25～50克,猪殃殃100～150克,煎服;半枝莲、半边莲、蒟蒻(须先煎2小时)、七叶一枝花各50克,石见穿、白花蛇舌草各100克,煎二汁,滤去渣,每汁煎成250毫升,内服。

血液系统其他疾病

病名	诊断	治疗
失血性贫血	①有大量出血史。②急性出血严重者，可因周围循环衰竭而呈休克状态。	①止血。②输血和补液。
营养不良性巨幼红细胞性贫血	①症状：食欲不振、腹泻、乏力、头晕、心悸等贫血症状。②红细胞计数和血红蛋白量都减少，但红细胞大小不匀，多数变大，每一红细胞都含有充足的血红蛋白。	①对症治疗。②特殊治疗：给维生素B_{12}，叶酸或大量干酵母片。
溶血性贫血	①有先天性或继发性之分，如传染病、药物、毒物或血型不符合的输血等引起。②除贫血的症状外，还可以出现黄疸、肝脾肿大。③血浆中游离血红蛋白和胆红素增加。	①病因治疗。②激素类药物应用。③输血。④脾切除。
蚕豆病	①发生于蚕豆成熟季节。②病史：有接触蚕豆花粉和食鲜蚕豆。③症状：起病急，有畏寒、发热、头痛、四肢酸痛、头晕、呼吸困难。病情严重者，出现谵妄和昏迷。④体征：皮肤苍白，出现黄疸，肝区有压痛，肝脾可肿大。⑤血红蛋白尿。	①输血：有良好效果。②对症治疗。
粒细胞减少症	①有原发性和继发性两种，后者查看是否有药物（解热镇痛药、抗肿瘤药、氯霉素、磺胺类、呋喃类等药物）以及化学、放射性物质接触史。②症状：常有头晕、乏力等症。严重者，可能会有口腔、咽喉等黏膜溃疡性炎症，局部淋巴结肿痛，高热，或并发感染。③白细胞计数低于4000／立方毫米，中性粒细胞低于50%，而红细胞、血红蛋白、血小板计数均正常。	①西药治疗：停用引起粒细胞减少的药物；给服维生素B_4、维生素B_6、叶酸、胎盘粉、茜草双酯、利血生、鲨肝醇、粒细胞—巨噬细胞集落刺激因子等；可给小剂量激素；感染时应用青霉素及庆大霉素。②中医辨治。③输血：严重患者可少量多次输新鲜血。④新针疗法：直接灸足三里穴、悬钟穴。
血友病	①患者有家族病史。②创伤后有出血倾向，出血部位多数是皮下组织、关节、齿龈、口腔和鼻等部位，有时也会出现内脏出血。③血凝固时间延长，出血时间正常，血小板数正常，凝血酶原时间正常。	①静脉注射抗血友病球蛋白。②输血或输血浆。③局部止血。

(68) 坐骨神经痛

坐骨神经痛，是指坐骨神经通路及其分布区域内的疼痛。此病痛主要是由其他疾病所引发。

● 坐骨神经痛的病因

常见病因有坐骨神经炎、腰椎间盘突出、椎管内肿瘤、子宫附件炎、糖尿病等。

● 病症诊断

患者站立时，身体略向健康一侧倾斜，患病侧的下肢在髋、膝关节处微屈而足跟不着地。睡时，向健侧侧卧，病侧下肢髋、膝关节处呈微屈姿势。仰卧坐起时，病侧膝关节即弯曲。患病一侧常有轻度的肌张力减弱，严重患者可有肌肉消瘦、肌肉弛软，并有压痛现象，以腓肠肌最为明显。

另外患者还会感到疼痛，一般多由臀部或髋部开始，向下沿大腿后侧、腘窝、小腿外侧、向足背外侧扩散。表现为持续性钝痛或有发作性加剧；剧痛时呈刀刺样性质，往往在夜间更甚；疼痛常在咳嗽、用力、弯腰、震动时加剧。

压痛点通常为腰部脊椎旁点（第4～5腰椎棘突平面离中线外1.5～2厘米）、坐骨孔点（在坐骨孔上缘，相当于秩边穴）、转子点（约相当于环跳穴）、窝点（相当于委中穴）。小腿外侧和外踝之后亦有压痛。

● 治疗方法

● 现代医学治疗

如果是其他疾病引起的坐骨神经痛，应先治疗原发病。然后即可服用解热止痛和镇静剂药物，如阿司匹林、水杨酸钠、苯巴比妥、氯氮䓬等。

● 中医治疗

（1）寒湿：疼痛处有寒冷感，遇热则痛感舒缓，苔薄白腻，宜温经化湿散寒。药方：当归、牛膝、苍术各15克，钻地风、杨柳枝各100克，炒米仁、木防己各20克，制川乌、草乌各7.5克（先煎），川桂枝15克（后入），水煎服，每日1剂。

（2）风热：疼痛处有灼热感，遇冷则痛感舒缓，苔薄黄质红，脉数，宜祛风清热。药方：延胡索、片姜黄、牛膝、黄芩、赤芍、丹参各15克，大生地、当归各20克，忍冬藤25克，水煎服，每日1剂。

神经系统与坐骨神经痛

神经系统解剖图

神经系统是人类肉体的指挥中心，它一方面管理人体内所有的其他系统，使其能够活动自如；另一方面，当人体与外界环境发生接触时，它可以对周围环境的刺激给予相应性的反应。我们人体的神经系统由中枢神经系统和周围神经系统两部分组成，中枢神经系统包括脑和脊髓；周围神经系统是除了脑部与脊髓外的其他神经。

脑神经
脊神经
肋间神经
坐骨神经
大脑
脊髓

坐骨神经痛对症按摩

坐骨神经痛大多是椎间盘突出所引起的，发生疼痛后，患者可坚持每天按压环跳穴和委中穴，每次按摩一分钟，就可以有效缓解坐骨神经痛。

环跳穴
侧卧屈股，股骨大转子最凸点与骶管裂孔连线的外1/3与中1/3交点处。

委中穴
站立时膝后弯曲处横纹的正中央。

68

拔罐选穴与治疗方法

精确取穴

秩边穴

　　该穴位于人体的臀部，平第4骶后孔,骶正中嵴旁开3寸。

环跳穴

　　股骨大转子最凸点与骶管裂孔连线的外1/3与中1/3的交点处。

殷门穴

　　大腿后面，当承扶与委中的连线上，承扶下6寸处。

气海俞穴

　　位于腰部，当第3腰椎棘突下，旁开1.5寸处。

关元俞穴

　　位于身体骶部，当第5腰椎棘突下，左右旁开2指宽处。

居髎穴

　　位于人体的髋部，当髂前上棘与股骨大转子最凸点连线的中点处。

选穴及操作步骤

● 留针罐法	气海俞 环跳 殷门 关元俞 秩边 居髎	
让患者取侧卧位，对穴位皮肤进行消毒	用毫针刺入穴位中	用火罐吸拔在穴位上，留针并留罐10分钟
● 刺络罐法	气海 环跳 殷门 关元俞 秩边 居髎	
让患者取俯卧位并对穴位皮肤进行常规消毒	用三棱针在穴位上作点刺	用闪火法将罐具吸拔在穴位上，留罐10~15分钟

68

常见病特效自疗全书

面神经瘫痪

面神经瘫痪，即面神经受损，表现为面部肌肉运动出现障碍，患者很难或无法控制面部表情和动作。

● 面神经瘫痪的病因

此病主要是其他疾病引起面神经受损引起的，较为常见的是因风湿或慢性中耳炎所引起，有时肿瘤、脑出血等也可引发本病。

● 病症诊断

发病较为突然，患者清晨醒来，即发现一侧眼睑不能闭合，无法皱眉，眼角流泪。面部肌肉出现松弛，鼻唇沟变浅或出现歪斜，口角向健康一侧歪斜，不能吹口哨，说话漏风，流口水，饮食不便。疾病刚发作时，在耳下、耳后部等处有疼痛感。

另外，如果因慢性中耳炎引起的面瘫，还有耳部症状，如外耳道流脓等；由脑部疾病引起的面神经瘫痪，仅限于面部肌肉瘫痪，眼睑能闭合，能皱眉。应和面神经瘫痪区别。

● 治疗方法

● 现代医学治疗

维生素$B_1$10毫克口服，1日3次。或维生素$B_1$100毫克肌内注射，每日1次。

● 中医治疗

推拿疗法：

在患侧面部施揉法8～10分钟。重按下关、地仓、颊车、人中诸穴，以酸胀为度。麻木严重的患者，面部可加擦法。

草药单方：

一枝黄花50克，加水煎，分2次服；蓖麻子仁7个，捣烂，做成饼状，贴到与患侧相对的健康侧，注意药饼勿入眼内；活蟾蜍，剥皮去肉，用皮贴患侧。

中医辨证施治：

制僵蚕、广地龙、制白附子各15克，全蝎粉5克（分2次吞），水煎服，每日1剂。

神经与大脑

脑的外形

　　大脑位于人类的颅腔内，它的形状像核桃仁一般，分为左、右两个半球状。人类的思想，也是在大脑皮层中产生的，即无数客观外界的现象通过人的眼、耳、鼻、舌、身这五个官能反映到大脑中来，经过多次反复实践的结果。

面神经在面部的分布

刮痧治疗

刮痧取穴

太阳穴
在耳郭前面，前额两侧，外眼角延长线的上方。在两眉梢后凹陷处。

睛明穴
面部，目内眦角梢上方凹陷处。

刮法	刺激程度	次数
平面按揉 垂直按揉	重度	50

阳白穴
前额部，当瞳孔直上，眉上1寸。

地仓穴
人体的面部，口角外侧，上直对瞳孔处。

颊车穴
在面颊部，下颌骨前上方约一横指（中指）处。

听会穴
耳屏间切迹的前方，下颌骨髁状突的后缘，张口有凹陷处。

翳风穴
耳垂后，乳突前下方凹陷处。

合谷穴
手背第1、2掌骨间，第2掌骨桡侧的中点处。

内庭穴
足背第2、3趾间缝纹端。

食疗保健

防风粥

防风10~15克，葱白适量，粳米30~60克，前两味水煎取汁，去渣。粳米煮粥，待粥将熟时加入药汁，煮成稀粥，温服。

川芎白芷水炖鱼头

川芎3~9克，白芷3~9克，鳙鱼头500克，葱、胡椒、姜、盐各适量。全部食材用大火烧沸，再以小火炖半个小时，分早、晚食鱼喝汤。

69

癫痫

癫痫，俗称羊癫风。当此病发作时，患者的主要表现为突然性的意识丧失，全身出现抽搐症状。癫痫分为原发性和继发性两种。

● 癫痫的病因

原发癫痫的病因，目前尚无法阐明；而继发性癫痫，则常是由脑膜炎、脑炎、脑血管痉挛、颅内疾病、低血糖、脑外伤和中毒等原因所引起。

● 病症诊断

癫痫小发作期间，患者突然瞪目直视、呆立或呆坐，如果手中有拿东西会掉落，面色苍白，跌扑和抽搐。发作数秒钟即恢复正常。癫痫大发作时，患者突然发狂，有时会大叫一声，随即意识丧失，全身抽搐，咬牙，皮肤紫绀，口吐白沫或因舌、唇破而出现血沫，眼红，瞳孔扩大，大小便失禁。

● 治疗方法

● 现代医学治疗

经常发作的患者，需用药物控制；如发作次数极少，则可不必用药物治疗。苯妥英钠：成人每次0.1克，每日服3次，总量每天不超过0.6克；小儿每日每千克体重5～10毫克，分1～3次服。苯巴比妥：成人每次0.03克，每日服3次；小儿每次每千克体重斤0.5～2毫克，日服2～3次；氯氮䓬：成人每次10毫克，每日服3～4次。小儿每日每千克体重3～5毫克，分4次服。

● 中医治疗

（1）肝气郁结：目瞪直视、胸闷、头晕等症，宜疏肝理气。药方：广陈皮7.5克至15克，姜半夏10～15克，醋炒柴胡7.5～15克，生牡蛎25～50克（先煎），钩藤15～25克（后下），水煎，每日分二次服。此方可在癫痫未发作时服。

（2）实热痰多：口吐白沫，抽搐，苔黄腻，宜降火祛痰。药方：黄芩15～20克，青礞石10～20克（先煎），生大黄7.5～10克（后下），沉香0.5～1.5克（研粉冲服），水煎，每日分2次服。

癫痫的紧急处理与康复

癫痫急救处理

发作时将患者头偏向一侧，以使口腔分泌物自行流出，防止口水呛入气道，引起吸入性肺炎。同时，还要托起患者头部下颌，以防止舌头堵塞气管。

头偏向一侧

平躺托起下颌

癫痫的对症按摩

癫痫患者可以在不发病时，坚持按压百会、风池、合谷和太冲等穴，每穴位按压5分钟，即可有效缓解癫痫症状。

百会穴

头部，当前发际正中直上5寸，或两耳尖连线中点处。

风池穴

后颈部，后头骨下，两条大筋外缘陷窝中，相当于耳垂齐平。

合谷穴

手背第1~2掌骨间，第2掌骨桡侧的中点处。

太冲穴

位于人体脚背部第1~2跖骨接合部之前凹陷处。

拔罐选穴与治疗方法

精确取穴

百会穴
位于头部，当前发际正中直上5寸，或两耳尖连线中点处。

大椎穴
位于人体的颈部下端，第7颈椎棘突下凹陷处。

印堂穴
位于面额部，两眉头连线的中点处。

选穴及操作步骤

● 出针罐法	大椎	
让患者取俯卧位并对穴位皮肤进行常规消毒 →	用2寸毫针以30度由大椎穴刺入约1.5寸深，当触电感传至四肢，当立即出针 →	用闪火法将罐吸拔在大椎穴上，留罐10分钟
● 刺络罐法	百会　印堂	
让患者取仰卧位对穴位皮肤进行常规消毒 →	用三棱针点刺穴位以放血 →	用抽气罐吸拔穴位，留罐10分钟

70

脑血管意外

脑血管意外，俗称脑中风。它是个总称，包括脑出血、脑血栓形成、脑栓塞、脑血管痉挛和蛛网膜下腔出血等疾病。

● 病症诊断

脑出血：患者大多在中年以上，有高血压、动脉硬化等症。本病发病较急，患者突然出现跌倒、昏迷、大小便失禁、鼾声、常伴有一侧偏瘫。若桥脑出血，瞳孔会缩小如针尖。脑脊液呈血性。

脑血栓：患者起病缓慢，大多是睡醒之时发现肢体偏瘫，偏瘫需经几小时或1～2天才形成。肢体在偏瘫后能逐渐恢复。

脑栓塞：患者大多是年轻人。本病起病急，大多会出现昏迷、抽搐、偏瘫。大多由其他病症引发，如心房颤动、心内膜炎、血栓性静脉炎、长骨骨折等。

脑血管痉挛：脑血管痉挛是脑血管一时性收缩，往往见于高血压患者。其症状为血压突然上升，出现头痛、恶心、呕吐、抽搐、失语、偏瘫等经几天后恢复。

● 治疗方法

● 现代医学治疗

先问清病史，检查患者神志，是否瘫痪，检查血压、体温、脉搏、呼吸及心率，有无病理性反射等。在条件许可下进一步做血、尿、脑脊髓液检查；患者应绝对静卧，避免经常搬动，头部稍抬高。昏迷患者，应给予导尿、鼻饲，必要时进行吸氧。病情稳定后，需经常变换体位，避免生褥疮。

紧急处理：

降压：可选用以下1～2种降压药物。利血平1～2毫克，肌内注射；25%硫酸镁5～10毫升，肌内注射。

改善脑水肿，降低脑压：50%葡萄糖溶液40毫升，每隔6小时静脉注射；25%山梨醇250毫升，静脉快速加压滴注。

● 中医治疗

（1）昏迷，牙关紧闭，两手握紧，面红气粗；脉有力，舌苔黄腻。用牛黄清心丸1～2粒，或至宝丹1～2粒，开水化服。

（2）昏睡，脉小，舌苔白滑。给苏合香丸1粒，研细吞服。

脑血管意外常见病的治疗

点揉穴位治中风

用拇指指尖点揉合谷穴、曲池穴、足三里穴、三阴交穴、少冲穴，每穴1分钟，可有补益气血、通经活络的作用。

- 合谷穴 ①
- 三阴交穴 ②
- 曲池穴 ③
- 少冲穴 ⑤
- 足三里穴 ④

任选以上穴位的一穴或者多穴进行按摩治疗均可缓解中风症状。

中风的取穴按摩

少冲穴指气血物质从体内冲出，此穴为心经体表经脉与体内经脉的交接处，常按此穴对各种心脏疾患有很好的缓解作用。

▶ 取穴技巧

手平伸，掌心向下，用另手轻握小指，弯曲拇指，指尖到达的小指指甲下缘，靠无名指侧的边缘处即是该穴。

程度	指法	时间 / 分钟
适度		3 ~ 5

拔罐选穴与治疗方法

精确取穴

风门穴
位于第2胸椎棘突下，旁开1.5寸处。

心俞穴
位于第5胸椎棘突下，旁开1.5寸处。

大椎穴
位于人体颈部后正中线上，第7颈椎棘突下凹陷中。

膈俞穴
位于背部，当第7胸椎棘突下，旁开1.5寸处。

脾俞穴
位于第11胸椎棘突下，脊中旁开1.5寸处。

肝俞穴
位于背部，当第9胸椎棘突下，旁开1.5寸处。

选穴及操作步骤

● 单纯火罐法	①大椎 心俞 肝俞 脾俞 ②风门 膈俞	
患者选侧卧位 ➡	用闪火法将罐吸拔在穴位上，留罐15分钟	
● 刺络罐法	①大椎 心俞 肝俞 脾俞 ②风门 膈俞	
患者取侧卧位，常规消毒穴位皮肤 ➡	每次1组穴，先用三棱针点刺或用皮肤针叩刺至微出血 ➡	用闪火法将罐吸拔在叩刺的穴位上，留罐10分钟

71

72 单纯性甲状腺肿

单纯性甲状腺肿是甲状腺功能正常的甲状腺肿，是以缺碘、致甲状腺肿物质或相关酶缺陷等原因所致的代偿性甲状腺肿大，不伴有明显的甲状腺功能亢进或减退，故又称非毒性甲状腺肿，其特点是散发于非地方性甲状腺肿流行区，且不伴有肿瘤和炎症，病程初期甲状腺多为弥漫性肿大，以后可发展为多结节性肿大。

● 病症诊断

颈部粗大，双侧甲状腺肿大，质软；病情恶化时，甲状腺上可触到大小不等的结节，严重的患者，会出现呼吸不畅、干咳、声音嘶哑、吞咽困难等症状。本病无急躁、心悸、多汗、眼球突出等症状，若有这些症状应考虑为甲状腺功能亢进。

● 治疗方法

● 现代医学治疗

碘剂：复方碘溶液，每日1~2滴，服2周为1疗程，然后每隔3~4月再给1个疗程。这样间歇治疗1年左右时间。碘化钾，口服，10~15毫克，每日1次，以20天为1个疗程。间歇治疗1年左右时间。注意：碘剂不宜长期服用，否则会引起甲状腺功能亢进。

甲状腺粉：每日60~180毫克，分2~3次服，可使甲状腺肿大在半年内消失。孕妇患此病，应给予甲状腺粉。

如果患者因甲状腺肿大而引起压迫症状如呼吸困难、干咳、声音嘶哑、吞咽困难、胸闷等，可考虑外科手术治疗。

● 中医治疗

海藻、昆布各25~50克，水煎服，每日1剂，分2次服；黄药子（黄独的地下块茎）15~25克，水煎服，每日1剂；卤碱，每次2克，每日3次，忌服豆制品。

脖子粗大，表面光滑或有结节，宜化痰软坚。药方：浙贝5~15克，制半夏15~20克，夏枯草10~20克，牡蛎50~100克（先煎），每日1剂，分2次服。若加用海藻、昆布，效果更好。

● 其他注意事项

多食海带、海藻等含碘食物。可食用加碘盐。

图解甲状腺肿

单纯性甲状腺肿示意图

患者可见颈部粗大，双侧甲状腺肿，严重时还会出现呼吸不畅、干咳、声音嘶哑、吞咽困难的症状。

颈部粗大，人们常说的"大脖子病"

可引起呼吸不畅、吞咽困难

男女内分泌系统

人体的内分泌系统由内分泌腺和分布于其他器官的内分泌细胞组成。内分泌腺分泌激素，激素随血液流向全身，影响人体的生长发育，保持机体正常运转。一旦内分泌腺出现问题，血液中的激素发生变化，就会引发人体的各种疾病

下丘脑

垂体

甲状腺

肾上腺

胰

睾丸

卵巢

72

甲状腺功能亢进症

甲状腺功能亢进症，是指人体的甲状腺激素分泌过多，而导致机体的新陈代谢速度加快和交感神经兴奋，引起心悸、出汗、进食和便次增多、体重减少的病症。

● 病症诊断

对周围事物敏感，情绪波动大，易怒，当双手伸直手指张开时有快而细微的颤动。常有心悸，劳动时气促，易出汗，体重减轻；患者眼球突出；甲状腺常见肿大，质软，可随吞咽而上下移动；在甲状腺上可触及震颤，有杂音。

甲状腺危象：脉搏增快，体温升高，有剧烈呕吐，腹泻，尿少，烦躁不安和谵妄，昏迷，血压下降，周围循环衰竭。

● 治疗方法

● 现代医学治疗

情绪激动，失眠，可给予溴化物或水合氯醛等。不论是否血压升高，可给予小剂量利血平，对改善本病症状有一定作用。利血平每日1~3次，每次0.125~0.25毫克。

抗甲状腺药物：丙基硫脲嘧啶，开始每日3次，每次50~100毫克；症状及体征改善后，剂量减少1/2；症状消失后，给维持量，一般每日1次，每次50毫克，连服1年左右。甲巯咪唑，开始时每日3次，每次5~10毫克；待症状减轻或消失后服维持量，每日1次，每次5毫克，连服1年左右。

● 中医治疗

海藻、昆布各50~100克，水煎服，每日1剂；龙胆草5~15克，水煎服，每日1剂。

（1）肝火：头晕，易怒，口苦，舌苔黄腻，脉弦数，宜泻火平肝。药方：当归、山栀子、夏枯草各15克，龙胆草5~15克，牡蛎50克（先煎），大黄5~10克（后下），嫩钩藤20克（后下），水煎服，每日1剂。

（2）心虚：心悸，动则气促，自汗，失眠，苔薄脉细，宜养心益肝。药方：川芎、甘草各5克，知母10克，炙远志、茯神各15克，紫丹参20克，酸枣仁（炒，研）15~30克，水煎服，每日1剂。

了解甲状腺功能亢进症及其治法

甲状腺的位置

甲状软骨

甲状腺

气管

胸骨

锁骨

甲状腺功能亢进症对症按摩

　　甲亢患者平日生活中要注意避免精神诱因，生活作息要有规律，且注意劳逸结合。休息时可以按压内关穴、神门穴、三阴交穴和照海穴，可起到缓解疾病之功效。

内关穴
　　前臂正中，腕横纹上2寸，在桡侧腕屈肌腱同掌长肌腱之间。

神门穴
　　腕横纹尺侧端，尺侧腕屈肌腱的桡侧凹陷处。

三阴交穴
　　小腿内侧，足内踝尖上3寸，胫骨内侧缘后方。

照海穴
　　内踝尖正下方凹陷处。

73

刮痧治疗

刮痧取穴

承浆穴
面部,当颏唇沟的正中凹陷处。

廉泉穴
颈部,当前正中线上,喉结上方,舌骨上缘凹陷处。

天突穴
胸骨上窝中央。

刮法	刺激程度	次数
面刮、点按、平面按揉	适度	30

手三里穴
前臂背面桡侧,当阳溪与曲池连线上,肘横纹下2寸。

阴陵泉穴
小腿内侧,胫骨内侧踝后下方凹陷处。

三阴交穴
小腿内侧,足内踝尖上3寸,胫骨内侧缘后方。

太冲穴
人体脚背部第1与第2跖骨结合部之前凹陷处。

食疗保健

莲子茯苓门冬糕

麦门冬500克,莲子500克,茯苓500克,白糖、桂花适量。莲子、茯苓洗净,把莲子去皮和心,茯苓切片,与麦门冬同研成细粉,拌入白糖、桂花,用水调匀,上笼蒸20分钟。每日2次,每次50克。

灵芝茶

灵芝片10克,水1000毫升,红糖30克。把灵芝洗净,切成碎块。锅内放入水,倒入切好的灵芝碎块,先用大火把水烧开,再转小火继续煮半个小时,熄火后,滤掉药渣,加入红糖调味,即可食用。注意体质过于虚弱者不宜天天服用。

73

糖尿病

糖尿病是一组以高血糖为特征的代谢性疾病。高血糖则是由于胰岛素分泌缺陷或其生物作用受损，或两者兼有引起。糖尿病时长期存在的高血糖，导致各种组织，特别是眼、肾、心脏、血管、神经的慢性损害、功能障碍。

● 病症诊断

此病的主要特征：多饮、多食、多尿。皮肤容易反复感染，经常会生痈、疖；小便检查：尿糖阳性，空腹血糖大于6.1毫摩尔每升，餐后2小时血糖大于11.1毫摩尔每升。

酮中毒：如有厌食、恶心、呕吐、腹痛时，或嗅到苹果味，应考虑糖尿病酮中毒的可能。注意患者呼吸急促，严重的患者可出现昏迷，大口呼吸，血压下降，手足发冷，反射迟钝或消失。尿糖强阳性，尿酮体强阳性。

● 治疗方法

● 现代医学治疗

苯乙双胍：每次25毫克，每日3次。1~2周后无效，可加至每次50毫克，每日3次；甲苯磺酰丁脲（D860）：开始每日3次，每次1克，根据病情每次减量0.5克，减至每日总量1.5克后，长期服用。

胰岛素治疗：经以上治疗无效，或兼有并发症（如严重感染、肺结核）的患者，应采用胰岛素治疗。开始时，每日用胰岛素20~40单位，分为3次，于饭前半小时注射。之后根据尿糖情况增减用量，经常测定尿糖，保持尿糖在"+"和"++"之间。胰岛素如过量可产生低血糖反应，表现为饥饿感、心悸、出汗、精神兴奋，甚至昏迷、惊厥，可让患者进食或饮服糖水，必要时静脉注射葡萄糖溶液。

● 中医治疗

（1）肺热伤津：主要症状为多饮的患者，口干舌燥，宜生津清热。药方：牛膝10~20克，生地15~25克，麦冬10~15克，知母10~15克，生石膏50~100克（打碎，先煎），水煎，每日分2次服。

（2）胃中燥热：主要症状为多食的患者，大便秘结，宜清胃养阴。药方：熟地15~30克，黄芩15~20克，生甘草5~15克，生大黄10~15克（后下），水煎，每日分2次服。

糖尿病的诊治

糖尿病的并发症

牙周脓肿

脑梗死、脑出血
白内障、视网膜病变出血

心肌梗死、心绞痛、高血压

肺结核

便秘、腹泻

肾病

感染

麻木、神经痛

截肢、坏疽

糖尿病的穴位按摩

糖尿病患者可以每天坚持按摩中脘、中极、足三里和阴陵泉等穴位，每次各穴按压1分钟，即可有效降低血糖。

中脘穴
前正中线上，脐中上4寸。

中极穴
位于下腹部，前正中线上，当脐中下4寸。

足三里穴
外膝眼下3寸，距胫骨前嵴1横指，当胫骨前肌上。

阴陵泉穴
小腿内侧，胫骨内侧踝后下方凹陷处。

拔罐选穴与治疗方法

精确取穴

足三里穴
　位于外膝眼下3寸，距胫骨前脊1横指，当胫骨前肌上。

三阴交穴
　位于小腿内侧，足内踝尖上3寸，胫骨内侧缘后方。

太溪穴
　位于足内侧，内踝后方与脚跟骨肌腱之间的凹陷处。

肺俞穴
　位于第3胸椎棘突旁开1.5寸处。

脾俞穴
　位于背部，当第11胸椎棘突下，旁开1.5寸处。

胃俞穴
　位于背部，当第12胸椎棘突下，旁开1.5寸处。

三焦俞穴
　位于腰部，当第1腰椎棘突下，旁开1.5寸处。

肾俞穴
　位于腰部，当第2腰椎棘突下，旁开1.5寸处。

大肠俞穴
　位于腰部，当第4腰椎棘突下，旁开1.5寸处。

阳池穴
　位于腕背横纹上，前对中指、无名指指缝。或在腕背横纹中，当指伸肌腱的尺侧缘凹陷处。

选穴及操作步骤

● 单纯火罐法①	肺俞 脾俞 三焦俞 肾俞 足三里 三阴交 太溪		
让患者取俯伏位	➡ 采用闪火法将罐吸拔在穴位上	➡	留罐10分钟

● 单纯火罐法②	肾俞 肺俞 胃俞 大肠俞 阳池		
让患者取俯卧位以暴露出背部	➡ 用闪火法将罐吸拔在穴位上	➡	留罐15～20分钟

74

233

(75) 神经衰弱

神经衰弱，多见于青年人和中年人，其表现主要为头痛、头晕、睡眠不好、记忆力减退、疲惫无力等。神经衰弱的病因不明，但是通常认为，这是由于神经过度紧张后，神经活动处于相对疲乏的一种状态。

● 病症诊断

本病出现的症状多种多样，绝大多数为主观而比较含糊的自述，可包括任何系统内的症状。现分别简要说明如下。

神经系统：如头痛，头晕，脑涨，耳鸣，眼花，记忆力减退，思想分散不能集中，容易激动发怒，工作或学习时提不起精神来，睡眠不好或整夜睡不着，白天疲劳，腰背酸痛，脚软无力和全身各部分含糊不清的似有似无的不适感觉等。

循环系统：如心跳、气急、胸痛和出汗等。以这些症状为主的称心血管神经官能症。

消化系统：如食欲不佳、胃部胀痛、嗳气、呕吐、胸闷、腹泻和便秘等。以这些症状为主的称胃肠神经官能症。

● 治疗方法

● 现代医学治疗

入睡困难：用10%水合氯醛10毫升或地西泮5毫克；梦多易醒：用异戊巴比妥0.1克或氯丙嗪5~50毫克。有肝脏病者：可用甲苯喹唑酮0.1~0.2克，或格鲁米特0.25克，或盐酸异丙嗪25毫克，三药任选一种。但不宜长期服用，以免引起不良副作用。

● 中医治疗

酸枣仁15~25粒，炒至半生，捣碎，睡前1次顿服。超过1倍量，可发生中毒，故须慎用；五味子7.5~15克，水煎，每日分2次服。

（1）失眠头晕：甘草5~7.5克，知母7.5~15克，酸枣仁20~30克，川芎5~7.5克，每日1剂，水煎，分2次服。第2次在临睡前服，效果较好。

（2）失眠、心悸、多梦、记忆力差：远志10克，丹参、柏子仁各15~25克，五味子7.5~15克，水煎服。

（3）易怒，无法控制情绪：甘草5~15克，红枣4~6枚，淮小麦50~100克，夜交藤15~50克，水煎服。

神经衰弱的点穴按摩

脚穴按摩法

按摩穴位和顺序为：1穴，2穴，3穴，4穴，5穴，用右手拇指同时对上述穴位反复揉搓；18穴用按摩棒的一端稍用力反复按摩。36穴用按摩棒的一端用力反复按摩；22穴，23穴，24穴，用手紧握棒的中间，用棒的另一端用力按在22穴上，按其22穴，23穴，24穴走向用力加压划过，上述3穴按摩都应在100次左右，左脚按摩和右脚相同，但无18穴。

神经衰弱对症按摩

神经衰弱的患者，比正常人更容易疲劳，对于工作和学习的热情也相对较低，睡眠状态欠佳。对此，患者可以每天按压百会、风府、风池和神门等穴，这有利于缓解神经衰弱症状。

百会穴
位于头部，当前发际正中直上5寸，或两耳尖连线中点处。

风府穴
位于项部，当后发际正中直上1寸，枕外隆凸直下，两侧斜方肌之间凹陷处。

风池穴
位于后颈部，后头骨下，两条大筋外缘陷窝中，相当于耳垂齐平。

神门穴
腕横纹尺侧端，尺侧腕屈肌腱的桡侧凹陷处。

75

刮痧治疗

刮痧取穴

百会穴
头部,当前发际正中直上5寸,或两耳尖连线中点处。

风池穴
后颈部,后头骨下,两条大筋外缘陷窝中,相当于耳垂齐平。

天柱穴
斜方肌外援的后发际凹陷处。

刮法	刺激程度	次数
面刮、平面按揉	轻度	30

心俞穴
背部,当第5胸椎棘突下,旁开1.5寸。

胆俞穴
背部,第10胸椎棘突下,旁开1.5寸。

脾俞穴
背部,当第11胸椎棘突下,旁开1.5寸。

肾俞穴
腰部,当第2腰椎棘突下,旁开1.5寸。

足三里穴
外膝眼下3寸,距胫骨前嵴1横指,当胫骨前肌上。

三阴交穴
小腿内侧,足内踝尖上3寸,胫骨内侧缘后方。

食疗保健

猪脑汤

取猪脑1个,山药50克,枸杞子15克。将所有材料洗净后一同放入锅中,加适量清水,再放入盐、葱、姜,煨熟即成。

莲子桂花粥

莲子120克,冰糖150克,桂花15克。银耳与莲子泡涨后蒸熟,锅中倒入适量清水。桂花和冰糖放入锅中加水,水沸后,放入银耳略烫,捞出后与蒸熟的莲子均匀混合,把锅中冰糖汁浇上即可。可佐餐食用。

75

类风湿关节炎

类风湿关节炎是一种慢性全身性疾病，常侵犯多处小关节，可成梭状畸形，僵硬，严重影响劳动力。

● 病症诊断

多见于青壮年，一般起病缓慢，急性期可有发热；关节病变的分布常左右对称，从小关节开始，尤其是掌指关节和近侧指关节，进一步发展到腕、肘、膝等关节。关节常肿大成梭形。晚期关节畸形、僵硬，不能伸屈。部分患者先从骶髂关节发病，逐渐侵及脊椎，晚期脊柱完全强直。

● 治疗方法

● 现代医学治疗

止痛药物：保泰松，每日300毫克，连服7天，如有效就减为每日100毫克的维持量；服药期间注意白细胞变化，如白细胞减少时就应该停药；有慢性胃痛和胃出血病史的患者，使用本药应特别慎重。水杨酸钠，0.6克，日服3次，本药对胃有刺激，最好同时用氢氧化铝保护。

激素：泼尼松。每日30毫克，分3次口服，发生疗效后减为每日6～10毫克，以维持最小药量（一般2.5～5毫克）控制它的复发。服激素期间适当口服氯化钾，并注意激素副作用的产生。泼尼松在1～2天内可以使关节肿痛迅速减轻，可惜它的疗效不能持久，停药以后容易复发。

● 中医治疗

（1）祛风散寒：关节疼痛，遇冷加重，局部关节发冷，苔薄白腻，宜祛风散寒。药方：细辛5克，甘草、制川乌、麻黄各10克，羌活、姜黄、芍药、独活、黄芪各15克，水煎服。

（2）祛淤通络：关节肿痛久治不愈，反复发作，宜祛淤通络。药方：炙蜣螂2.5克，炙蕲蛇、甘草、炙地鳖虫各7.5克，炙蜂房10克，全当归、寻骨风、钻地风、鹿衔草、伸筋草各15克，老鹳草100克，炙蜈蚣粉1.5克（冲），炙全蝎粉1.5克（冲），水煎服，每日1剂。

类风湿关节炎的治疗

类风湿关节炎取穴按摩

正坐垂足，稍稍将膝盖向内倾斜，一手食指、中指两指并拢，其他手指弯曲，以食指、中指两指指腹顺着跟腱外侧的骨头向上摸，小腿肌肉的边缘即是飞扬穴。

飞扬穴位于小腿后，外踝后，昆仑直上7寸，承山穴外下方1寸处。按摩此穴具有清热安神、舒筋活络的作用，对类风湿关节炎有不错的疗效。

程度	指法	时间 / 分钟
适度		1 ~ 3

类风湿关节炎对症治疗

对于类风湿关节炎，可以按摩肩颈，按揉曲池穴、外关穴、合谷穴，每天坚持按 5 分钟，即可缓解关节炎所致的关节红肿、疼痛。

肩颈

曲池穴

屈肘成直角，在肘横纹外侧端与肱骨外上髁连线中点处。

外关穴

前臂背侧，腕背横纹上2寸，尺骨与桡骨之间。

合谷穴

手背第1、2掌骨间，第2掌骨桡侧的中点处。

拔罐选穴与治疗方法

精确取穴

大椎穴
位于人体背部，第7颈椎与第1胸椎棘突之间。

气海穴
位于下腹部，脐中下1.5寸，前正中线上。

身柱穴
位于人体背部，当后正中线上，第3胸椎棘突下凹陷处。

外关穴
在手背腕横纹上2寸，尺桡骨之间，阳池与肘尖的连线上。

膈俞穴
位于人体背部，当第7胸椎棘突下，旁开1.5寸处。

脾俞穴
位于人体背部，当第11胸椎棘突下，旁开1.5寸处。

腰阳关穴
又称脊阳关、背阳关。位于人体腰部，当后正中线上，第4腰椎棘突下凹陷中。

环跳穴
在股外侧部，侧卧屈股，当股骨大转子最凸点与骶骨裂孔的连线的外1/3与中1/3交点处。

昆仑穴
在外踝后方，当外踝尖与跟腱之间的凹陷处。

血海穴
位于大腿内侧，髌底内侧端上2寸，当股四头肌内侧头的隆起处。

选穴及操作步骤

● 单纯火罐法	①大椎 膈俞 脾俞 血海 气海②外关 ③环跳 昆仑④身柱 腰阳关
让患者取一定适当体位 ➡	对上述穴位均施以单纯火罐法，并留罐10分钟
● 煮药罐法	①大椎 膈俞 脾俞 血海 气海②外关 ③环跳 昆仑④身柱 腰阳关
上药煎水煮罐 1~3分钟 ➡	取出竹罐并 擦去水分 ➡ 将罐吸拔在所选取的穴位上，留罐15~20分钟

76

本章看点

- 痈

  是指多个毛囊和皮脂腺的急性化脓性感染

- 淋巴管炎

  可分为网状淋巴管炎和管状淋巴管炎两种

- 急性淋巴结炎

  因细菌侵入伤口进入淋巴结而产生。

- 乳腺炎

  因细菌从擦破的乳头侵入所致

- 甲沟炎

  即在手指甲的周围组织发生的化脓性炎症

- 化脓性腱鞘炎

  多是因脓性指头炎的感染未及时控制而引发

- 急性胃、十二指肠溃疡穿孔

  多因溃疡逐渐加重而引起

- 肠梗阻

  有腹胀、恶心、呕吐、便秘等各种症状

  ……

第五章
外科

　　外科的疾病种类繁多，它的治疗难度主要在临床实践上，正如我们常说的"千方易得，一效难求"。有时候对于同样一种病症，有的人只需要吃几片药就可以痊愈，而有的病情复杂者，尝试了很多方法也不见好转，所以对待外科病，还是要辨清病因，对症施治，才能收获理想结果。

77 痈

痈，也属于阳证。它是指多个毛囊和皮脂腺的急性化脓性感染，致病细菌多为金黄色葡萄球菌或白色葡萄球菌。痈，多发于项颈处和背部。患于项颈处的痈，俗称"脑疽"；患于背部的痈，俗称"发背""搭手"。痈，多见于成年人，有糖尿病的人更易发生，且不易愈合。

● 病症诊断

痈刚发作时，为粟粒样白头，然后，红肿范围逐渐扩大，在中央形成多个脓头似蜂窝状，周围组织红肿硬结，疼痛剧烈。患者体温在38～39℃，严重的可能会有高热、寒战、头痛、头昏等症状出现，以致形成全身性感染。

● 治疗方法

● 现代医学治疗

应用磺胺类药物和抗生素。

糖尿病患者，在治疗本病的同时，应进行糖尿病的治疗。

● 中医治疗

痈刚发作时，可采用新鲜草药或金黄膏外敷。在脓肿形成或坏死组织未脱时，可作"+""++"形切开引流，创面用八二丹或九一丹、金黄膏或红油膏外敷。

在创面坏死组织脱落后，若肉芽生长良好，改用生肌散、白玉膏外敷；若创面肉芽生长过度，宜予剪除。创面四周皮肤要保持清洁，以免伴发皮疹、疖肿，局部不宜挤压。患在项部的可用四头带包扎；患在上肢的宜用三角巾悬吊；患在下肢的宜将下肢抬高。有全身症状时，应适当休息。

中成药：病情较轻的患者，可选用牛黄解毒片、解毒消炎丸、银黄片、清热消炎片、三黄丸、牛黄醒消丸等中成药。

中草药：选用清热解毒的中草药内服。

糖尿病患者，在治疗本病的同时，应进行糖尿病的治疗。

痈的治疗

背部痈

痈刚发作时，是粟粒样白头，之后红肿范围逐渐扩大，呈蜂窝状，周围组织红肿硬结，疼痛剧烈。

十字切口

痈刚开始发作时，可以采用新鲜草药或金黄膏外敷，在脓肿形成或坏死未脱落时，可作"+""++"形切开引流。

痈的切面

患者体温在38～39℃，严重者可能会出现高热、寒战、头痛、头昏等症状，以致最后形成全身性感染。

缓解皮肤瘙痒的对症按摩

至阴

▶ 取穴技巧

正坐垂足，将要按摩的脚稍向斜后方移至身体侧边。脚跟着地，脚趾斜向外侧翘起。俯身弯腰，同侧手末四指握脚底，掌心朝上，拇指弯曲，置于足小趾端外侧，趾甲角旁，则拇指指尖所在的位置即是至阴穴。

"至阴"的意思是指人体内膀胱经的寒湿水气由此外输体表。按摩这个穴位，有清热泻火、通窍止痛的作用，能够缓解痈所致的皮肤瘙痒的症状。每日掐按穴位3分钟即可。另外，此穴对头痛、眼痛、鼻塞亦有调理作用。

程度	指法	时间 / 分钟
轻		1～3

77

拔罐选穴与治疗方法

精确取穴

大椎穴
　　位于人体背部，第7颈椎与第1胸椎棘突之间即是。

灵台穴
　　位于人体背部，当后正中线上，第6胸椎棘突下凹陷中。

膈俞穴
　　位于人体背部，当第7胸椎棘突下，旁开1.5寸处。

委中穴
　　位于人体腿部，横纹中点，当股二头肌肌腱与半腱肌肌腱的中间。

选穴及操作步骤

● 刺络罐法①	大椎、灵台、膈俞

让患者取坐位并暴露背部 ➡ 对所选穴位皮肤进行常规消毒 ➡ 用三棱针挑刺之，并使其出少量血 ➡ 用闪火法将罐吸拔在挑刺的穴位上，留罐10～15分钟

● 刺络罐法②	委中

让患者取俯卧位 ➡ 对穴位皮肤进行消毒 ➡ 用三棱针快速点刺穴位，使之出少量血 ➡

用闪火法将火罐吸拔在穴位上，留罐5～10分钟（达到出血量为10毫升左右）➡ 起罐后用干棉球将血迹擦拭干净以免感染

淋巴管炎

淋巴管炎，是指化脓性细菌侵入人体后沿淋巴管扩散而引起的急性炎症。引起急性淋巴管炎的化脓性细菌，主要是链球菌和葡萄球菌，它们从伤损的皮肤或黏膜侵入人体，然后感染淋巴管。淋巴管炎可分为网状淋巴管炎和管状淋巴管炎两种。网状淋巴管炎多发作于患者的脸面部和下肢，而管状淋巴管炎则多发于人体的四肢。

● 病症诊断

网状淋巴管炎：通常是细菌由污染的创伤侵入皮肤。轻微者仅在伤口与周围出现红晕；严重者红晕迅速扩散，呈弥漫性肿胀、发热和潮红。红晕与周围正常皮肤有明显界限。其中，由溶血性链球菌引起的急性网状淋巴管炎，特称"丹毒"。

管状淋巴管炎：浅层淋巴管炎可以看到自伤口部位发出一条红线，摸上去比较硬而痛，俗称"红丝疗"；深层淋巴管炎，可引起肢体肿胀和疼痛，二者均可有怕冷发热等全身症状。

● 治疗方法

● 现代医学治疗

青霉素：每次80万～160万单位，每6～8小时1次，肌内注射；或阿莫西林每次0.4～0.6克，每日3～4次。

庆大霉素：每次8万单位，每日2～3次，肌内注射。

头孢噻肟钠：每日6～12克，分2～4次静脉滴注。

全身症状的，应适当休息；患在四肢的，应将患肢抬高。预防：发生疖、痈、蜂窝组织炎及其他皮下感染时，应及时治疗，防止化脓感染。

● 中医治疗

七叶一枝花、金线吊葫芦块根各15～25克，水煎服；半边莲、半枝莲、鬼针草、金银花（藤）、蒲公英、乌蔹莓、鸭跖草、羊蹄、野菊花、紫花地丁各适量，水煎服。

板蓝根50克，栀子、黄柏、赤茯苓各15克，车前子25克，水煎煮或三黄丸吞服。

还可用小刀或三棱针沿红线挑断数处，使在红线处及红线尽头淋巴结部位出血，外敷草药或金黄膏、玉露膏。

淋巴管炎的诊疗

淋巴管炎治疗

浅层淋巴管炎可以看到自伤口部位发出一条红线，摸上去比较硬而痛，俗称"红丝疗"，可以用小刀或三棱针沿红线挑断数处，使其出血。

皮肤破溃外用药物

药名	制法	功用
千锤膏	又叫红膏药。蓖麻子油150克，嫩松香600克，轻粉50克，东丹100克，银朱100克。先将蓖麻子油和嫩松香一起放入砂锅内，炖烊后离火，用木棒不断搅匀约5分钟，稍冷后再缓慢放入银朱、东丹，搅匀，最后缓慢放入轻粉，搅匀成膏。使用时，以小火保温，摊于纸上。	消肿止痛、提脓祛腐。
青黛膏	青黛10克，石膏20克，滑石20克，黄柏10克，研磨成极细粉末，拌和均匀。药末二成，凡士林八成，按比例调和成膏。	祛湿止痛、清热解毒。
消痔膏	煅田螺100克，煅咸橄榄核50克，冰片2.5克，共研磨成细末状。药末二成，凡士林八成，按比例调和成膏。	消痔、退肿、止痛。
玉露膏	芙蓉叶100克，研磨成极细粉末，凡士林400克，调和成膏。	凉血、清热、退肿。
八二丹	即二宝丹。熟石膏40克，升丹10克，共研磨成细末状。	提脓祛腐。

急性淋巴结炎

　　当从伤口侵入人体的细菌沿淋巴管侵入淋巴结时，就产生了急性淋巴结炎。此病大多数是其他炎症所引发，原发病所在部位存在明显的污染创伤或炎症。感染细菌主要为链球菌和葡萄球菌。急性淋巴结炎最常发生的部位是项颈、腋窝、腹股沟等处，其中以颈部最为多见。患在颈部的中医称之为"颈痈""痰毒"；患在腋窝部的中医称之为"腋痈"。

● 病症诊断

　　病情轻的，淋巴结会出现肿大、压痛，大多会有体温上升的症状。病情重的，淋巴结肿痛厉害，周围皮肤红肿发热，体温升高至39℃左右，炎症进一步发展可形成脓肿。

　　颌下淋巴结炎，其原发病灶多为扁桃体炎、龋齿、上呼吸道感染或口腔炎。腋窝部淋巴结炎，主要来自手指感染。腹股沟部淋巴结炎，来自下肢创伤或足癣感染。

● 治疗方法

● 现代医学治疗

　　可选用磺胺类药物或抗生素进行治疗。

● 中医治疗

　　局部治疗：

　　外敷草药或金黄膏。脓肿形成应作切开排脓，用八二丹药线引流。

　　全身治疗：

　　主要以散风化痰、清热消肿的中药为主。

　　颈、腋部淋巴结炎：黄芩、赤芍、栀子、夏枯草、牛蒡子各15克，连翘15～25克，板蓝根50克。

　　下肢淋巴结炎：黄柏、当归、川牛膝、制大黄各15克，赤芍25克，蒲公英50克，连翘15～25克。

第五章　外科

急性淋巴结炎的发病与用药

颈部淋巴结群

检查颈部淋巴结群时，应让患者头稍昂起，使局部松弛后，进行滑动触诊。

颌下淋巴结

颈下淋巴结

颈深淋巴
结下群

颈深淋巴
结下群颈

锁骨上淋巴结

外科常用外治药物

药名	制法	功用
白玉膏	尿浸石膏（或熟石膏）45克，制炉甘石5克，研磨成极细粉末和匀，以麻油少许调成膏，再加入凡士林100克。	润肤、生肌、收敛。
冲和膏	紫荆皮25克，独活15克，赤芍10克，白芷5克，石菖蒲7.5克，研磨成极细粉末。药末二成，凡士林八成，调和成膏。	活血定痛。
红油膏	熟石膏45克，升丹5克，东丹7.5克，凡士林500克。将药研磨成极细粉末，将凡士林熔化后，一起调和成膏。	防腐生肌。
回阳膏	草乌（炒）、干姜（煨）各150克，赤芍（炒）、白芷、南星（煨）各50克，肉桂15克，研磨成极细粉末，热酒调敷或撒于膏药内贴之。	温经活血、散寒化痰。
金黄膏	大黄、黄柏、姜黄、白芷各25克，南星、陈皮、苍术、厚朴、甘草各10克，天花粉50克，一起研成细末。药末二成，凡士林八成，按比例调和成膏。	清热、散淤、消肿、止痛。

乳腺炎

乳腺炎，又称为"乳痈"，俗称"奶疖"，是由于化脓性细菌从擦破的乳头侵入，在乳腺中引发的炎症感染。乳腺炎常发生于产后妇女，尤其是在初产妇中比较多见。因为此时产妇的乳汁经常阻塞不通，这就为细菌的成长发育提供了一个良好场所，因此细菌繁殖迅速，来势凶猛。

● 病症诊断

患者乳房肿胀，疼痛发热，皮肤发红，大多有肿块，甚至有搏动性跳痛。脓肿形成时，有时会有波动感；全身出现发热、寒战、食欲减退、疲乏等现象；侧腋窝淋巴结肿大。

● 治疗方法

● 现代医学治疗

可选用青霉素或克林霉素等抗生素治疗。

● 中医治疗

发病初期，可用温热的湿毛巾敷于患处，一天3～5次，每次15分钟左右，可以帮助局部肿块的消散，或用新鲜草药捣烂外敷，或用金黄膏、玉露膏外敷；脓肿形成后，可采取放射形切开排脓，切口应选择在脓肿的最低位置。

（1）和营通络、清热解毒的中药。

药方：生甘草5克，牛蒡、黄芩、赤芍各15克，当归、路路通各20克，王不留行子25克，蒲公英50克，全瓜蒌20～40克，鹿角粉5克另吞或鹿角霜15克入煎。

特殊患者加减法：即将化脓的患者，加皂角针15～25克，穿山甲15克。热毒太盛的患者，可以去掉鹿角粉、当归，另加入板蓝根、鲜生地各50克，银花20克。新产妇患者，去掉黄芩，蒲公英改为20克，加川芎7.5克，益母草15～25克。

（2）清热解毒的草药：蒲公英、紫花地丁等，一至数种煎服。

（3）初起轻症，可用鹿角粉5～10克，温酒吞服（重症无效）。

（4）露蜂房50克，生甘草5克，水煎服。每天1剂，服2剂见效。

乳腺炎的中现代医学疗法

乳腺炎切口的正确位置

脓肿
放射切口，位置在脓肿低位

切口太高
不是放射形

防治乳腺炎穴位按摩

▶ 取穴技巧

人体胸部，乳头直下，乳房根部，当第5肋间隙，距前正中线4寸处即是乳根穴。

乳根穴位于乳头正下方，乳房根部，每天按压这个穴位3分钟，对乳腺炎、乳痈等症具有明显的缓解功效。

乳根

程度	指法	时间／分钟
重		1 ~ 3

拔罐选穴与治疗方法

精确取穴

膻中穴
位于胸部，当前正中线上，平第4肋间，两乳头连线的中点。

肩井穴
位于人体的肩上，前直乳中，大椎与肩峰端连线的中点，即乳头正上方与肩线交接处。

乳根穴
位于胸部，当乳头直下乳房根部，第5肋间隙，距前正中线4寸。

选穴及操作步骤

● 刺络罐法①	肩井 乳根		
让患者取坐位 →	对穴位进行常规消毒 →	用三棱针在穴位及压痛点处点刺出血 →	用闪火法将罐具吸拔在相应的穴位上，留罐15分钟

● 刺络罐法②	膻中		
让患者取仰卧位 →	对穴位皮肤进行消毒 →	用三棱针对准穴位进行数次点刺 →	用闪火法使小号火罐吸拔膻中穴，使其出血5～15毫升

80

甲沟炎

甲沟炎，是指在手指甲的周围组织发生的化脓性炎症，大多是由于轻度损伤，如拔倒刺、修指甲等引起的感染。中医称为"沿爪疗"。

● 病症诊断

病情刚发作时，只有指甲一侧的边缘有轻度疼痛和红肿发热。倘若对病症处理不当或者不及时，炎症就可侵入到指甲对侧或指甲下。

● 治疗方法

● 外治方法

发病初期，可用热敷或新鲜草药捣烂外敷，或用金黄膏外敷，或将消炎丸打碎，加少许水调匀后外敷。脓肿形成后，可用刀尖沿指甲旁切开排脓。若脓流不畅时，可用小药线或小纱布条引流。若炎症已侵入指甲下，可考虑切除部分指甲或拔除指甲。

● 内治方法

可选用清热解毒草药，如蒲公英、野菊花等，或清热消炎片、银黄片、青霉素、长效磺胺等药物进行内服治疗。

甲沟炎的排脓

❶ 沿指甲旁切开　　　❷ 沿指甲旁切开　　　❸ 拔除指甲

化脓性腱鞘炎

腱鞘的急性化脓性炎症，是一种严重的手部伤口感染。大多是由于脓性指头炎的感染未及时控制，炎症进一步侵入腱鞘所致，或是因为手部直接损伤（如针刺伤、刀割伤）感染所致。

● 病症诊断

局部肿胀、疼痛、压痛明显。手指屈曲，不能伸直，如用手将患指稍微伸直，患指即有极度疼痛。小指与拇指的腱鞘炎，可以引起手前臂的肿痛，这是因为二者的腱鞘与滑囊相连，故拇指与小指的化脓性感染，尤其不可忽视。

● 治疗方法

● 外治方法

早期作切开引流，切口应选择在手指基节的两旁。

● 内治方法

应用大剂量抗生素进行治疗，及时应用清热解毒中草药。

化脓性腱鞘炎的切口

腱鞘炎早期可作切开引流，切口应选择在手指基节的两旁。

化脓性腱鞘炎炎症的扩展

小指与拇指的腱鞘都与滑囊相连，极易引起手前臂的肿痛，应及时治疗。

小指腱鞘炎炎症的扩展（点代表炎症）

小指腱鞘炎炎症的扩展（点代表炎症）

急性胃、十二指肠溃疡穿孔

本病是溃疡病的危重并发症之一，大多是因患者对溃疡病没有足够认识和有效地治疗，而致溃疡逐渐加深，最后引起穿孔。穿孔后，胃、十二指肠中的内容物如胃酸、胆汁等流入腹腔，就会并发急性腹膜炎。

● 病症诊断

部分患者有溃疡病史，穿孔前症状常会加重。患者出现面色苍白、皮肤湿冷、焦急忧虑、呼吸短而浅、脉搏增快等现象。

多数穿孔初起多在上腹正中或偏右，突然发生剧痛，持续性而有阵发性加剧，很快向全腹发展，但仍以上腹部或右下腹为主。患者静卧不动。两髋微屈则腹痛可显著减轻。

腹肌强直及压痛：腹肌明显紧张，硬如"木板"，以上腹部更为显著。全腹均有压痛及反跳痛，以上腹部及右下腹更为严重。晚期由于肠麻痹引起腹胀，所以腹部听诊时肠鸣音多消失。

由于穿孔后空气进入腹腔，检查时可发现肝浊音界缩小或消失。如有条件做X线透视或照片时，可发现膈下与肝阴影之间有半月形透明区。

● 治疗方法

诊断明确后，应争取尽早施行手术。

术前准备：在手术前，必须做好充分的准备，包括给予患者半卧位、禁食、胃肠减压、抗生素、补液等基本治疗，用来改善全身情况，准备进行手术。

手术方法：穿孔缝合修补术。在缝合有困难或不可能缝合时，则用大网膜填塞穿孔处，并固定于穿孔周围，胃大部切除术。

● 其他注意事项

注重饮食规律，健康膳食。一旦身体不适，应早期诊断、及时治疗溃疡病，为预防并发穿孔。

急性胃、十二指肠溃疡穿孔的手术方案

胃部切除术切口位置

术前必须做好充分的准备，患者应取半卧位、禁食、胃肠减压，使用抗生素以及辅助补液，用以改善患者状况。

手术切口

胃溃疡的对症按摩

程度	指法	时间 / 分钟
适度		3 ~ 5

部分或全部胃切除

根据患者的发病部位及严重性的不同，可根据实际情况决定，切除病变部位或者将全部胃都切除掉。

——手术切口

小肠与残胃连接

穿孔缝合修补术是指：在缝合有困难或不可能对伤处进行缝合时，则选用大网膜填塞穿孔部位，并固定于穿孔周围。

缝合后只留很小的伤疤

▶ 取穴技巧

正坐，伸手、仰掌，屈肘向上约45度，在无名指与小指掌侧向外方，用另手四指握住手腕，弯曲拇指，指甲尖所到的豆骨下、尺骨端凹陷处即是神门穴。

神门穴是对胃溃疡最有治疗作用的穴位。每天按压这个穴位3分钟，即可有效缓解胃溃疡的不适症状。但值得注意的是，神门穴在按压时不能用力过猛，要轻压快揉，否则有可能伤及手腕的骨膜，引发骨膜炎。

83

肠梗阻

肠梗阻，是指肠腔的内容物如食物、液体、气体等在经过肠道时，因种种原因不能顺利通过而积贮于肠内，造成突发性腹疼、腹胀、恶心、呕吐、便秘等各种症状。

● 肠梗阻的病因

大多是嵌顿疝（小肠气）、手术后肠粘连、蛔虫阻塞、肠套叠、肠扭转和肿瘤等引起的。肠梗阻是急腹症中较危重的疾病，应该早期诊断和积极处理。

● 病症诊断

全腹或中腹部绞痛，持续约半分钟缓解，间歇数分钟至数十分钟又重新发作。且常可听到肠鸣，梗阻部位较高时伴有反复呕吐，低位结肠梗阻则呕吐较少，甚至没有，即使出现也较晚；梗阻部位愈低，腹胀愈明显，发病后即无大便和肛门排气。有少数患者，因梗阻部位以下肠道积存的大便和气体仍可排出，不能以此认为没有肠梗阻。

● 治疗方法

● 现代医学治疗

本病是比较危急的疾病之一，必须进行严密观察，分析病情，及时做出正确的判断和处理，才能获得满意的效果。

诊断为单纯性机械性肠梗阻的早期，或不完全性梗阻，特别是粘连性、蛔虫性、粪块性肠梗阻时，均可先采用非手术疗法，但应严密观察腹痛腹胀的变化。进行静脉补液，除正常需要即每日5%～10%葡萄糖溶液1500～2000毫升，5%葡萄糖盐水500～1000毫升外，还应同时补足因反复呕吐所损失的液体量。

或口服生油，60～200毫升（或可经胃管内注入），每日1次，对蛔虫性、粘连性、粪块性肠梗阻等有一定疗效。

凡经观察12～24小时，临床症状未见好转或甚至恶化的患者，或一开始就疑有绞窄性肠梗阻可能者，或完全性机械性肠梗阻者，应及时采取手术治疗，避免造成更严重后果。

● 中医治疗

大承气汤：大黄（后入）、枳实、芒硝（冲）、厚朴各15克，一剂浓煎200毫升。用法：保留灌肠，每日1～2次，对粘连性、粪块性肠梗阻患者可以使用。

肠梗阻的诊疗

肠管粘连成锐角所致的梗阻

肠套叠（回肠套入盲肠内）

回肠

盲肠

阑尾

止腹痛按摩法

肚脐

府舍
冲门
府舍

▶ 取穴技巧

正坐或仰卧，右手五指并拢，将拇指放于肚脐处，找出肚脐正下方小指边缘的位置，以此为基点，再将右手手指向下，拇指放于此点处，则小指边缘的位置即是府舍穴。以此法找出左边穴位。

府舍穴位于人体下腹部，当脐中下4寸，冲门穴0.7寸，距前正中线4寸。坚持每日按摩此穴2次，对肠梗阻所致的轻微腹痛具有理想的效果。

程度	指法	时间 / 分钟
适度		1 ~ 3

84

急性阑尾炎

阑尾，位于盲肠的内后方，它像长在盲肠底部的一根细小手指，因与盲肠相通，容易被细菌或杂物侵入而感染发炎，比如食物碎屑、寄生虫堵塞阑尾腔中，或阑尾本身扭转，引起的阑尾腔梗阻，大肠杆菌、链球菌引起的细菌感染，都会引发急性阑尾炎。因阑尾和盲肠连在一起，所以急性阑尾炎又叫"盲肠炎"。

● 病症诊断

典型者腹痛多自中上腹部、脐周围开始，经数小时后转移至右下腹。为持续性疼痛，呈阵发性加剧。

右下腹阑尾点（右髂前上棘与脐连线的中、外1/3交界处，）有局限性不同程度的压痛、反跳痛和肌紧张。对盲后位阑尾，会有腰大肌征阳性，即左侧卧位大腿强度后伸时，会出现右下腹疼痛加剧。

另外可发现，血中白细胞计数增加，中性粒细胞比例升高。

● 治疗方法

● 现代医学治疗

手术：阑尾切除术，采用右下腹斜行切口（阑尾切口），结扎止血后，顺纤维方向切开腹外斜肌腱膜，钝性分离腹内斜肌与腹横肌，然后切开腹膜。先找盲肠，沿结肠带向回盲部寻找即可到达阑尾基底部，以钳夹住阑尾尾端，提起阑尾。夹住阑尾系膜，切断并牢固结扎。然后在盲肠的浆膜肌层上围绕基底部，作荷包缝合。在阑尾基底部离盲肠约0.5厘米处钳夹，结扎后切除阑尾，残端用苯酚酸棉栓烧灼、酒精棉栓清拭，然后收紧荷包缝合，结扎，使阑尾残端埋入盲肠壁内，最后关闭腹腔并分层缝合。

● 中医治疗

针刺疗法：

取穴足三里、阑尾穴（见图），每日2～4次，每次留针30分钟。如有高热、恶心、呕吐者加用曲池、合谷、内庭等穴。

草药单方：

鬼针草100克，每日煎汤，分2次服；大血藤（红藤）50克，煎汤内服，每日2次，加紫花地丁更佳；白花蛇舌草100克，一点红50克，两面针15克，水煎服，每日1剂，分2次服。

急性阑尾炎的手术疗法

阑尾点示意图

右下腹阑尾点有局限性不同程度的压痛、反跳痛和肌紧张。

针刺穴位

髌骨上端
胫骨上端
足三里穴
"阑尾穴"
上巨虚穴

取穴足三里、阑尾穴，每日2～4次，每次留针30分钟。

阑尾切除术

①右下腹阑尾切口

②切开腹外斜肌腱膜暴露腹内斜肌

③钝性分离腹内斜肌与腹横肌后显露腹膜

④切断阑尾系膜

⑤在盲肠上作荷包缝合

⑥结扎阑尾基底部

⑦切除阑尾

⑧收紧荷包缝合，将阑尾残端埋入盲肠壁内

85

86 急性胆囊炎、胆囊结石

　　胆囊在肝脏下面胆囊窝内，位于右上腹肋缘下。大多数胆囊炎和胆囊结石是同时存在的，主要因胆石梗阻、胆汁滞留和细菌感染而致病。在临床中，常有因食油腻食物后发病史和反复发作史。

● 病症诊断

　　首先是腹痛，疼痛部位位于右上腹，突然发作，剧烈绞痛，常呈阵发性加剧，可放射至右肩背部。同时伴有发热、恶心、呕吐等。

　　通过触摸，可发现右上腹部胆囊区有明显压痛、叩击痛和肌紧张，有时还可摸到肿大的胆囊并可能伴有轻度巩膜黄疸。如果炎症较轻，胆囊则并不肿大，右上腹的肌紧张和压痛也并不明显。

　　血液检测发现，白细胞总数增加，中性粒细胞也增高。当总数超过2万时，应想到胆囊有坏死或穿孔的可能。

　　若患者同时出现寒战、高热、黄疸，应考虑胆管炎，此类炎症如逐步加剧，可出现血压下降，中毒性休克，发展为极为危重的急性梗阻性化脓性胆管炎，必须早期认识，及早争取手术。

● 治疗方法

● 现代医学治疗

　　一般患者，宜采取半卧位，可进食少量流质，忌油腻食物。病情较严重者，应禁食，输液。

　　严重患者应进行手术，在进行非手术疗法过程中，如胆囊明显肿大，体征加剧，体温持续上升，怀疑有胆囊积脓，急性梗阻性化脓性胆管炎时，应及早施行手术。

● 中医治疗

　　（1）玉米须50克，煎汤内服，每日2次。

　　（2）板蓝根50克，蒲公英、茵陈蒿各25克，制川朴10克，生大黄（后入）、黄芩、川黄柏、玄明粉（分冲）各15克，每天1剂，日服2次。

● 其他注意事项

　　有经常发作病史的患者，平时应少食油腻的饮食，吃些易消化的食物，尽量减少发作。

急性胆囊炎及胆囊结石的治疗

胆囊的位置

胆囊在肝脏下面胆囊窝内，位于右上腹肋缘下。多数胆囊炎和胆囊结石是同时存在的，主要因胆石梗阻、胆汁滞留和细菌感染而引发。

胆囊　底　体　肝脏　颈　肝管　总肝管　胆总管　胆囊管　胰管　胰腺　胆道下端括约肌　十二指肠

第五章　外科

胆石症对症按摩

用指压方法按摩期门穴 3 分钟；按压章门穴 5 分钟；用按揉的手法按摩肝俞穴 3 分钟；按摩胆俞穴 5 分钟。每日坚持做 2 次，就可以起到缓解胆囊结石的作用。

期门穴

位于胸部，当乳头直下，第6肋间隙，前正中线旁开4寸。

章门穴

位于人体的侧腹部，当第11肋游离端的下方。

肝俞穴

在背部，当第9胸椎棘突下，旁开1.5寸。

胆俞穴

在背部，第10胸椎棘突下，旁开1.5寸。

(87) 内痔

内痔是指发生在齿线以上的痔静脉曲张团。一般以截石位3点、7点、11点最为多见。它大多是因便秘或其他原因而引起痔静脉回流受阻而形成的。

● 病症诊断

一期内痔：痔核很小，唯一的症状是出血，有时出血量较多，血色鲜红，一般无疼痛。

二期内痔：痔核增大，排便时能脱出肛外，排便完毕自行回纳，伴有出血，出血量一般比初期减少。

三期内痔：痔核更大，排便时经常脱出肛外，不能自行回纳，常需卧床休息或手推才能回纳。如形成嵌顿，则剧痛，并能引起肛门周围水肿，甚至糜烂坏死或化脓继发肛痈。

● 治疗方法

● 现代医学治疗

采用硬化剂如5%鱼肝油酸钠等注入痔内，对一期、二期内痔出血、脱垂有很好的效果，鱼肝油酸钠用量每次约0.5毫升，每周1～2次。

手术疗法：临床以结扎法应用较广。适用于二期、三期内痔，对纤维型内痔更为适宜。需要值得注意的是：肛门周围有急性脓肿或湿疹者，痢疾或腹泻患者，患有严重肺结核、高血压和肝、肾等疾病者，临盆妇女，因门脉高压引起的内痔均不适合手术

手术后患者会有一些不适反应，如果感到疼痛：可用羊踯躅0.5克研粉吞服，或口服优散痛、安乃近药片；影响睡眠时，加用苯巴比妥0.1克；疼痛剧烈可考虑肌内注射哌替啶50毫克。但止痛药都有一定不良反应，宜控制用量。

● 中医治疗

保持大便通畅：大便不通时，病情较轻的每天早晨饮一杯淡盐汤或将蜂蜜冲服；较重的服用一些食物油；严重的用羊蹄根（土大黄）15克煎服，或番泻叶10克泡茶饮服，或酚酞片，每晚2片。

内痔出血时，实证用脏连丸，每日15克，分2次服；虚证用十全大补丸，每日15克，分2次服。第2个月每日2次，第3个月每日1次，每次服量均为3克。

常见病特效自疗全书

内痔的常见部位及其治疗

内痔好发部位

以 3 点、7 点、11 点发病最为多见。

截石位
前

右 左

后

内痔示意图

内痔

痔的对症按摩

内痔是肛门病的一种，它是指发生在齿线以上的痔静脉曲张团。一般以截石位 3 点、7 点、11 点最为多见。它的发病原因多是因便秘或其他原因引起痔静脉回流受阻而形成的。

每天按压秩边穴、长强穴各 5 分钟，可以缓解内痔这一病症加剧。

秩边穴

背正中线旁开3寸，平第4骶后孔。

长强穴

尾骨端下，当尾骨端与肛门连线的中点处。

87

拔罐选穴与治疗方法

精确取穴

大肠俞穴

位于人体腰部，当第4腰椎棘突下，旁开1.5寸处。

长强穴

位于人体尾骨端下，当尾骨端与肛门连线的中点处。

选穴及操作步骤

● 刺络罐法①	大肠俞	
让患者取俯卧位，对身体两侧的大肠俞穴位皮肤进行消毒 ➡	用细三棱针快速刺入身体一侧的大肠俞中（一般刺入的深度为0.2～0.3厘米） ➡	针刺入后要在身体内左右摇摆5～6次，以使身体同侧下肢有明显的酸胀放射感
	出针后用闪火法将大玻璃罐吸拔在穴位上，留罐20分钟 ➡	起罐后，用干棉球擦净血污

● 刺络罐法②	长强	
让患者取俯卧位，对穴位皮肤进行常规消毒 ➡	用手将穴位皮肤捏紧，用三棱针快速刺入穴位并挑破 ➡	以闪火法将罐吸拔在穴位上，留罐10～15分钟

87

外痔

外痔，是指发生在齿线以下的静脉曲张团。外痔不能送入肛内，一般不会出血。常见的外痔有血栓性外痔和结缔组织性外痔。血栓性外痔，多见于中年男子。

● 外痔的病因

多因便秘而排便时用力过大，使痔静脉破裂，血块凝结在皮肤下形成血栓所致。

结缔组织性外痔也是外痔的一种，是浅部静脉和皮下淋巴回流受阻，从而形成的结缔组织增生。而造成浅部静脉和皮下淋巴回流受阻的原因通常有3种：孕妇生产时腹压增高；二期、三期内痔经常脱出；肛裂反复感染。

● 病症诊断

肛门旁有半圆形、青紫色、球状肿块。且疼痛剧烈，排便时加重，有显著触痛。肛门有异物感，患者自觉不适。

结缔组织外痔是齿线以下肛门边缘赘生皮瓣，它一般不痛，不出血。患者只是自觉肛门部有异物感。发炎时外痔肿痛，有时化脓可溃破成瘘。

● 治疗方法

● 现代医学治疗

高锰酸钾，坐浴；消痔膏外敷。

手术疗法：在局部皮下注射0.5%利多卡因溶液。在血栓痔中央皮肤作一切口，用血管钳将血栓剥离，取出血栓，二侧皮瓣略予修剪。术毕用九一丹棉花嵌入创口，外盖红油膏纱布，用胶布固定。经1～2天后将嵌入的棉花取出，掺九一丹、红油膏，每日上午排便后换药1次，7～10天创面即可愈合。

● 中医治疗

熏洗：芒硝50克，煎汤熏洗，每日1～2次；金樱子根、大蓟根、石蒜等分煎汤熏洗。

外敷：瓦松嫩头捣烂，加冰糖少许。

● 其他注意事项

外痔呈环状的只能作部分切除，如果全部切除，在收口后若疤痕收缩，可能引起肛门狭窄，容易发生肛裂。

外痔病发及手术疗法

血栓性外痔

血栓性外痔多见于中年男子，其形成与便秘且排便时用力过大有关。

血栓性外痔

血栓痔好发部位

血栓痔好发部位图说：血栓性外痔多发于肛缘皮下截石位3点、9点处。

外痔手术麻醉部位示意图

当外痔皮瓣过大，在无炎症时，可考虑切除。

首先在痔根部注射0.5%利多卡因溶液，作局部浸润麻醉。用血管钳钳住外痔上端，再用剪刀沿根部进行剪除；切除后创面有渗血，可用外敷止血药，压迫止血和烧灼止血法或用肾上腺素棉球压迫。术毕在创面上涂九一丹或八二丹、红油膏少许，并用纱布盖贴，胶布固定。以后每天上午排便后，洗净创口，外用红油膏、九一丹，直至收口。

麻醉区域

取穴推拿

快速取穴

长强穴

位于人体的尾骨端下，当尾骨端与肛门连线的中点处。

秩边穴

位于人体背正中线旁开3寸，平第四骶后孔。

推拿方法

秩边穴

双手伸到腰背后，拇指在前，其余四指自然并拢，以拇指指腹用力按压背正中线旁开3寸，与第4骶后孔齐平的秩边穴。

力度	手法	时间
★★★★	按压	2分钟

长强穴

右手伸到臀后，用食指或中指用力按揉尾骨端与肛门连线中点处的长强穴；便秘、腹泻或者有痔疮的人，会有酸胀的感觉，同时会感到酸胀感向体内和四周扩散。

力度	手法	时间
★★★	按揉	5分钟

88

267

肛裂

肛裂，是指肛门边缘具有剧烈疼痛的裂口或感染性溃疡症状。它多因便秘或排便时用力迸张或因扩肛使肛缘皮肤损伤而发生。

● 病症诊断

排便时肛门口有刀割样疼痛；便后疼痛可持续数小时。同时排便时常有少量鲜血流出。在检查时用手张开肛门皮肤，即可见到裂口。裂口位置通常在前后正中线上。新裂口创面较浅，颜色鲜红，边缘软而整齐；老裂口创面凹陷，呈灰白色，边缘有缺口，多伴有外痔。

● 治疗方法

● 非手术治疗

内服通便、止痛药，外用白玉膏收口。

● 手术疗法

进行扩创术，步骤如下：

在局部麻醉下，用剪刀将截石位6点处裂口的两边纤维化之组织（即缺口）剪去，若有小外痔，也可一并剪去，使创口呈"V"形开放。若能将创口开大一些、开深一些（要求达到括约肌外环处），则效果更佳，愈后不易复发。

肛裂易发生部位

肛裂多发于截石位6点、12点处。

截石位
前
右 左
后

预防肛裂小贴士

（1）保持大便通畅，要养成每天定时排便的习惯，发现大便燥结时，切忌过度用力排便，而要用温盐水灌肠或开塞露注入肛内润肠通便。

（2）及时治疗引起肛裂的各种疾病，如溃疡性结肠炎等病症，防止肛裂发生。

（3）要少喝酒，不吃辛辣刺激食物，食不可过精，要粗细粮搭配，蔬菜等富含纤维的食物尽量多摄入，可使大便保持正常。

肛门瘘管

肛门瘘管是肛门直肠周围脓肿的后遗症。在临床上，它分为化脓性肛瘘和结核性肛瘘两种。

● 病症诊断

化脓性肛瘘：经常性或间歇性流出黏稠的脓性分泌物；可触及硬索条物；外口呈栓状隆起于皮肤，内口在黏膜面，发赤红色；瘘管周围由于疤痕的牵引而形成沟状凹陷。

结核性肛瘘：经常性或间歇性流出干酪样稀薄分泌物；无硬的条索状物；外口不整齐，不隆起，有潜行边缘，皮下有脓腔。

● 治疗方法

● 手术疗法

采用肛瘘切开术治疗，手术步骤如下：

注射0.5%利多卡因溶液，作局部浸润麻醉。先用球头银丝找寻内口，了解内口部位。右手持有沟槽针，自瘘管外口插入管道，穿出内口，再以左手食指插入肛内，将槽针自肛内挑出，用剪刀沿槽针沟将管道剪开。如瘘管在截石位3点、9点处，不易将槽针挑出时，可用食指插入肛内顶住槽针顶端，沿槽针沟切开管道。开深一些（要求达到括约肌外环处），则效果更佳，愈后不易复发。

肛瘘

内口

外口

预防肛瘘小贴士

（1）建立正常的膳食习惯，油腻饮食可以内生湿热，所以不宜多吃。应多吃清淡含丰富维生素的食物，如绿豆、萝卜、冬瓜等新鲜蔬菜、水果。

（2）养成良好的排便习惯，每日排便后坐浴保持肛门清洁，对预防感染有积极作用。

（3）积极防治便秘与腹泻。

恶性肿瘤

瘤分为良性肿瘤和恶性肿瘤，一般所说的癌即指恶性肿瘤。恶性肿瘤从组织学上分为上皮性的癌和非上皮性的肉瘤及血液癌。恶性肿瘤对人类健康和生命的威胁很大，它和心血管疾患已成为医学上的两大难关，是疾病导致死亡原因的前两位。

十种常见恶性肿瘤的诊治

病名	概说	诊断	治疗
鼻咽癌	鼻咽癌多发于南方，其患者大多是青壮年。	①鼻咽腔内异物感，鼻涕内带有鲜血。②迅速消瘦。③转移至颈淋巴结肿大。④头痛，早期断续，晚期持续，并产生脑神经麻痹。	①早期：放射治疗、中草药治疗。②晚期：中草药治疗、化学药物治疗。
食管癌	食管癌，多发于中年以上男性，且在北方较为常见。	①早期常仅有胸骨后隐痛。②晚期有吞咽困难、嗳气、呃逆、泛吐黏沫、进食后呕吐、胸痛、黑便。严重者有呕血。③可转移至左锁骨上淋巴结。	①早期：中草药治疗、手术治疗、放射治疗。②晚期：中草药治疗。
胃癌	胃癌，常由胃溃疡、胃息肉、慢性胃炎等转化而来，多发于中年以上男性。	①大都有长期溃疡病史。②食欲减退、消化不良、嗳气、消瘦、贫血、乏力。③上消化道出血或黑粪。④晚期可有梗阻症状。⑤可转移至左锁骨上淋巴结。	①早期：中草药治疗、手术治疗。②晚期：中草药治疗、化学药物治疗。
肺癌	肺癌，多发于老年男性，和长期吸烟史有一定关系。	①长期咳嗽不愈，痰中带有血液。②晚期会出现胸痛和血胸。③转移至肺门淋巴结肿大，有时还能经血流向远道器官转移。	①早期：中草药治疗、手术治疗、放射治疗。②晚期：中草药治疗、化学药物治疗。
肝癌	肝癌，很多是由肝硬化转变而来，大部分布于肝的两叶，多发作于中年以上男性之中。	①病程发展快，数周内即可出现明显消瘦等恶病质现象。②大部患者有右上腹肝区的钝性持续疼痛。③晚期可有黄疸、发热、贫血、腹水等。④肝脏肿大，坚实，表面有结节。	①早期：中草药治疗、局限性肝癌可争取手术治疗。②晚期：中草药治疗。

病名	概说	诊断	治疗
乳腺癌	乳腺癌，多发于40～60岁绝经期前后的妇女，通常见于单侧乳房。	①早期，为无痛的单发的乳房小肿块，与良性肿块难于区别；继续发展则与皮肤周围组织粘连，不能活动；皮肤有"橘皮样"表观，乳头内陷。②晚期则癌肿侵入筋膜、胸肌，表面出现溃烂。③可转移至同侧腋下、锁骨上及颈淋巴结。亦可转移至肺、骨等。	①早期：中草药治疗、手术治疗。②晚期：中草药治疗、化学药物治疗。
宫颈癌	宫颈癌与慢性宫颈炎有一定关系，多发于35岁以上女性，特别以绝经期后的妇女最为常见。	①早期常见白带增多，或性交后有阴道出血。②晚期有黄、白带下，并有腥臭，阴道不规则出血，腰酸腰痛、下肢酸痛、下腹疼痛。③阴道检查：早期，可发现宫颈有糜烂或结节样物；晚期，可发现阴道及穹窿部均有癌肿浸润，盆腔检查可扪及附件有肿块。④阴道涂片找癌细胞多能诊断：宫颈活组织检查有确诊意义。	①预防为主。对中年以上妇女定期进行普查，以利于早期发现。早期治疗。②早期以中草药治疗、手术治疗、放射治疗为主。晚期以中草药治疗为主。
膀胱癌	膀胱癌好发于中年以上，男性发病比例多于女性。	①病程发展较慢，早期仅有血尿。②晚期有尿频、尿数及排尿困难，反复性尿血，有时血量极多并伴血块，膀胱区并有疼痛。	①早期：中草药治疗、手术治疗。②晚期：中草药治疗、化学药物膀胱灌注。
直肠癌	直肠癌多由直肠息肉或血吸虫卵沉积等恶化而来，多发于中年以上女性。	①病程发展较慢，初期有排便习惯的改变。②大便带血，伴有黏液，且逐渐变细，并有腹胀肠鸣。③晚期侵入骶丛神经，可有下腹部之疼痛。④肛门指检可触及肿块。	①早期：中草药治疗、手术治疗。②晚期：中草药治疗、化学药物治疗。
成骨肉瘤	成骨肉瘤，为骨骼肉瘤中最恶性者，多发于青少年的手脚四肢，尤其在膝关节的上下最为常见。	①病处疼痛，夜间加重，睡眠不佳，食欲不振，迅速消瘦。②患肢萎缩，病处膨大，局部皮肤张紧发亮，静脉怒张。③局部有轻压痛。④可能会有低热的症状出现。⑤可以随血流而转移，首先至肺。	①早期：手术治疗、中草药治疗。②晚期：中草药治疗。

烧伤是日常生活中较为常见的一种肌体损伤，它不仅是皮肤损伤，有时还可深达肌肉、骨骼，严重者可引起一系列的全身变化，如休克、感染等。烧伤大多是由于火焰、蒸汤、热水、热油、电流、放射线、激光或强酸、强碱等化学物质作用于人体所引起的。

● 烧伤的病因

热力因素如沸水、热粥、热油、火焰、钢水和蒸气等；化学因素如强酸、强碱，磷、毒气等；电力因素如触电、闪电伤；放射能因素如深度X线、原子能等。

● 病症诊断

烧伤面积和深度的估计：烧伤面积和深度是决定烧伤的严重程度和进行治疗时的根据。

面积估计方法：患者自己五指并拢时的1个手掌面积占全身面积的1%。

烧伤深度估计方法：可以依照烧伤深度分类来大致估计烧伤深度。I度（红斑性）：深度达角质层；烧伤部位发红，干燥，无水疱；疼痛，感觉过敏；3～6天即可痊愈，无疤痕。II度（水疱性）：深度可达真皮层；烧伤部位有水疱，创面润湿。基底潮红，则为浅II度；若基底发白，有小出血点，则为深II度。感觉疼痛。浅II度烧伤1～2周可痊愈，无疤痕；而深II度3～4周才能痊愈，会有轻度疤痕。III度（焦痂性）：烧伤范围包括全层皮肤或可达皮下各层，以至肌肉骨骼。无水疱，干燥，白色或炭化或可见皮下静脉栓塞；稍痛，常有知觉消失现象。3～4周后，焦痂脱落，须植皮，不然常遗留较多的疤痕及畸形。

● 治疗方法

酸碱烧伤时，要尽快脱去衣裤，用大量水冲洗皮肤或浸到水池中。也可用1%～2%醋酸溶液或5%氯化铵溶液来中和碱性烧伤；以2%～5%碳酸氢钠溶液来中和酸性烧伤。磷烧伤时还可用湿布或碳酸氢钠溶液湿敷创面。

保护创面以使不再污染，如用急救包、三角巾或手边较清洁的衣服、被单迅速包扎创面，尽量不要弄破水疱。

疼痛可口服止痛片或注射镇痛剂，对头面部烧伤或呼吸道严重烧伤则忌用吗啡或哌替啶，以免影响呼吸。

烧伤发生后的处理

烧伤面积估算法

手掌法

五指并拢时的 1 个手掌面积占全身面积的 1%，以此来计算烧伤的面积。

新九分法

头颈部 9%（1 个 9）；上肢 18%（2 个 9）（每侧上肢为 1 个 9）；躯干（不包括臀部）27%（3 个 9）；下肢及臀部 46%（5 个 9+1）（每侧下肢为 23）；全身合计 11 个 9+1=100。

冲洗伤口

酸碱烧伤时，要尽快脱去衣裤，用大量水冲洗皮肤或浸到水池中。也可用 1%～2% 醋酸溶液或 5% 氯化铵溶液来中和碱性烧伤；以 2%～5% 碳酸氢钠溶液来中和酸性烧伤。磷烧伤时还可用湿布或碳酸氢钠溶液湿敷创面。

冻疮

冻疮是由寒冷引起局部血液循环障碍所致的冬天常见病，主要病人群包括儿童、妇女及老年人。

● 病症诊断

多发生手背、手指、足跟、足趾、耳朵等肢端或关节突出的部位；患者局部充血、肿胀，色鲜红到暗红，局部温度较低，并可发生水疱甚至溃疡。同时有发胀及痒的感觉，遇热后尤其胀、痒。溃破后则痛。

● 治疗方法

■ 现代医学治疗

蜂蜜猪油冻疮膏（蜂蜜70克，猪油30克混合而成），外涂，每日2～3次；未破溃时可用增加血液循环的药物，如辣椒酊，中药红灵酒（生当归100克切片，杜红花、花椒各50克，肉桂100克切薄片；樟脑、细辛各25克研细末，干姜50克切碎片，用95%酒精1000毫升，浸泡7天后用），还可用烧酒外擦，用冻疮软膏或使局部皮肤充血。

■ 中医治疗

萝卜皮煎水，还可稍加一些硫黄熏洗；茄子根、葱根适量，煎水熏洗手脚。

● 其他注意事项

入冬前经常摩擦双手，或冷水及温水中交替浸泡并在浸泡后按摩，还可常用辣椒水洗手以促进局部血液循环。

预防冻疮法

入冬前，经常摩擦双手，特别是以前长过冻疮的地方，或在冷水及温水中交替浸泡，以此促进手部血液循环，达到预防冻疮的目的。

60℃
热水

冷水

皲裂

皲裂，又称龟裂，是冬季的多发病，是由于冬季汗腺和皮脂腺的分泌减少、缺乏滋润及皮肤的其他疾患或职业上的关系，致使皮肤干燥而失去正常的弹性和伸展度，因机械作用而发生的裂开，主要发生在手足，长短、宽度、深度均不一，会出血、疼痛。

● 治疗方法

● 现代医学治疗

热水浸泡20分钟后，用刀片刮去一些角质，再涂下列药膏：

复方苯甲酸软膏：水杨酸6克，苯甲酸12克，凡士林加至100克；硫黄软膏、硼酸软膏或水杨酸软膏；猪油和安息香以97∶3配成油脂；疯油膏外搽，再加热烘10~15分钟。

皲裂较浅、范围小者，可用贴橡皮胶法。

● 中医治疗

（1）取黄柏、白蔹等量，先把这两种药材研成细末，再用花生油将之调成糊状，外用。

（2）芝麻油100克，生地25克，黄蜡100克，凡士林50克。先把芝麻油放在小锅内烧开，然后加入生地块，待浓煎后，滤掉生地渣滓，再同时加入黄蜡、凡士林同煎，直至完全溶化为度，外搽。

适宜皲裂皮肤用的外用药

剂型	作用	常用药物	用法
乳膏剂（又称霜剂）	散热、清凉、消炎、止痒、润泽。	2%维生素E乳膏；10%~15%尿素乳膏；0.025%~0.05%肤轻松乳膏等。	适用于各种急、慢性炎症性皮肤病，也用作润肤和化妆品。忌用于糜烂和有较多渗出的皮损。薄涂皮损处，每日3~5次。
软膏（或称油膏，由药加凡士林调成）	保护、润滑、杀菌、去痂。	青黛膏：青黛散125克，凡士林500克；疯油膏：轻粉7.5克，东丹、飞朱砂各5克研粉，先以麻油200克煎微滚，再加黄蜡50克煎，以无味无黄沫为止，将药物加入调匀。	每日2次，直接涂于皮肤上，再用纱布盖上包扎。去痂时宜涂得厚一些。

95 湿疹

　　湿疹是最常见的一种急性或慢性的炎性皮肤病，主要表现为剧烈瘙痒、皮损多形性、对称分布、有渗出倾向、慢性病程、易反复发作等，任何年龄、任何部位都可能发生。湿疹的病因尚不十分清楚，一般认为与过敏或神经功能障碍等多种内外因素有关。

● 病症诊断

　　根据病程及皮肤损害的不同，湿疹可分为急性和慢性两种。急性损害多形性，有复发和发展成慢性的倾向；慢性湿疹损害常为局限性，边缘较清楚，皮肤有显著浸润和变厚；患者在洗澡、饮酒、被窝过暖及精神紧张后瘙痒更严重。有时影响睡眠。

● 治疗方法

● 现代医学治疗

　　镇静剂，如氯氮䓬10毫克或氯丙嗪12.5～25毫克，1日3次或睡前服。

　　皮损广泛，急性发作，经其他治疗无效者，可用静脉封闭。用小剂量普鲁卡因静脉封闭（小静封）：普鲁卡因40～50毫克（或加维生素C0.5克），加入生理盐水或 25%葡萄糖水20毫升，静脉注射，宜缓注（注10～15分钟），每日1次，10次为1个疗程；大剂量普鲁卡因静脉封闭（大静封）：普鲁卡因150～300毫克，维生素C0.5克，加入生理盐水或5%葡萄糖水500毫升作静脉点滴，宜缓滴（滴前最好服苯巴比妥0.1克，可减少反应），每日1次，10次为1个疗程。

● 中医治疗

　　（1）急性湿疹：治宜清热利湿。忍冬藤50克，茯苓皮、苦参片、车前子（包）各20克，黄柏、连翘、制大黄（便秘改生大黄10克后下）各15克，苍术10克，生甘草5克。也可根据病情不同，选择其他药物组方。

　　（2）慢性湿疹：养血为主。当归养血丸15克，分2次服，如为片剂，则每日服3次，每次10片。

　　（3）外用方：高良姜、生百部各50克，加水2000毫升，煎至1500毫升外洗，对阴囊湿疹较有效；苦参、地肤子、白鲜皮、香樟木各50克，可加适量盐，煎汤外洗，或煎汤服两汁后，再煎第3汁作为外洗用（头两汁煎服时不用香樟木）。

图说湿疹及外科用药

湿疹演变过程

在早期或急性阶段，患处有成片的红斑，密集或疏散的小丘疹，或是肉眼难见的水疱，严重时有大片渗液及糜烂；在亚急性状态，渗液减少及结痂，患处由鲜红变暗红，没有大片的糜烂；在慢性状态，渗液更少或完全干燥而结痂。

皮肤病局部治疗原则

皮肤损害	应选剂型	皮肤损害	应选剂型
斑疹	洗剂、软膏	鳞屑	软膏
疹丘	洗剂、乳剂	糜烂	溶液作湿敷、洗剂
水疱	粉剂、洗剂	溃疡	软膏、油剂乳剂
疱脓	洗剂、凝胶剂	结痂	酊剂硬膏
风团	洗剂	浸润	糊剂、软膏
结节	乳剂	皲裂	软膏

痒的中医辨证施治

病因	痒的情况	治疗原则	常用药物
风	痒无固定的部位，抓后有血，多为干性。	祛风。	蝉衣5克，防风、桑叶、荆芥、白蒺藜各15克。
湿	常有出水，多为湿性。	利湿。	米仁、泽泻、苍术、茯苓皮、车前子（包）各15克，六一散（包）20克。
热	皮色较红，灼热。	清热。	野菊花10克，山栀、地肤子、川柏、黄芩、白鲜皮、玄参各15克，鲜生地50克。
血虚	病期较长，皮肤干燥、增粗、变厚、脱屑。	养血。	熟地、当归、白芍、首乌、鸡血藤各15克。

拔罐选穴与治疗方法

精确取穴

大椎穴
位于人体背部，第7颈椎棘突下凹陷中。

肺俞穴
第3胸椎棘突旁开1.5寸。

曲池穴
屈肘成直角，在肘横纹外侧端与肱骨外上髁连线中点处。

三阴交穴
小腿内侧，足内踝尖上3寸，胫骨内侧缘后方。

委阳穴
在腘横纹外侧端，当股二头肌肌腱的内侧。

选穴及操作步骤

● 刺络罐法①	大椎 曲池 三阴交 病变局部		
用针刺入相应穴及病变部位中 →	用闪火法将火罐吸拔在叩刺部位 →	留罐15分钟	

● 刺络罐法②	肺俞 委阳		
用三棱针快速点刺肺俞穴并用手指挤压针眼使之出血 →	将罐吸拔在穴位上 →	依照此法再将罐吸拔在腿部委阳穴上 →	留罐10～15分钟

常见病特效自疗全书

荨麻疹

荨麻疹俗称风疹块，是一种常见的过敏性疾病，某种食物、药品、蛔虫或其他过敏因素等都可引起荨麻疹。

● 病症诊断

起病快，瘙痒明显，发作后短时间内可自行消退。一天可发作数次；皮损只表现为大小、形态不一的风团。若发生在睑、口唇等组织松弛部位并表现出特别明显的水肿，此为血管神经性水肿。另外，内脏也可发生水肿，同时有胸闷、气急、腹痛、腹泻的表现，有时腹痛剧烈可误诊为急性腹痛。喉头水肿还可能会发生窒息。

如皮损广泛，颜色特别红，全身症状（发热等）明显者，则可能是药物过敏引起，应详细询问患者在发作前有无服用药物及其他特殊食物史。

● 治疗方法

● 现代医学治疗

首选脱敏疗法，若急性发作或用脱敏疗法无效者，可用盐酸肾上腺素0.5～1毫升皮下注射（高血压、心脏病患者禁用）。口服麻黄碱25毫克，1日3次（高血压、心脏病禁用）。利血平0.25毫克，1日3次；或其他安定剂如氯丙嗪等。

肠胃道症状明显者，可同时合用阿托品、溴丙胺太林等解痉药。

喉头有水肿者，宜立即注射盐酸肾上腺素，并口服泼尼松或静脉滴注氢化可的松。

● 中医治疗

（1）皮损色红，遇热易发，口渴、舌苔薄黄、舌尖舌边红者。梗通草5克，苍术7.5克，防风、黄芩各10克，制大黄、荆芥穗、焦山栀、桑叶各15克，白鲜皮50克。

（2）皮损色淡，遇冷易发，舌苔白腻者。生甘草5克，桂枝、麻黄、羌独、独活各7.5克，橘皮、姜半夏、赤芍各15克，紫苏20克。

加减法：腹痛加广木香5克，炒槟榔10克；大便有寄生虫加乌梅肉10克，使君子肉15克，雷丸10克（研粉吞），苦楝根皮50克；大便秘结加生大黄15克（后下）。

（3）苍耳茎、叶、子各等量，晒干研成粉末，每次服5克，上、下午各服1次，用开水调服，酌加蜂蜜或白糖。

图说荨麻疹及常用外科药

耳后划刺

有必要时可进行耳后划刺或耳后静脉放血，每日1次。放血部位请参考右图阴影区间。

皮肤病外用药的剂型及常用药物

剂型	作用	常用药物	用法
溶液（药溶解于水而成）	清洁，止痒，消炎，退肿。	生理盐水；3%硼酸水；1:5000呋喃西林溶液；1:1000雷佛奴尔溶液。	用于一般炎症。有感染时外洗作为清洁伤口用，还可作消炎退肿时的湿敷。
粉剂	保护，干燥，止痒，消炎。	青黛散：青黛100克，石膏200克，滑石200克，黄柏100克研成粉末；六一散：滑石300克，甘草50克研成粉末；一般的爽身粉、痱子粉、滑石粉。	应1日多次，扑粉之前最好局部用溶液或温水擦1次，待干后再扑粉。
洗剂（又名混悬剂、悬垂剂，是溶液与粉剂混在一起）	兼有溶液与粉剂的作用。	3份痱子粉加7份水；炉甘石洗剂：根据不同需要可再加其他药物，如止痒可加0.5%～1%酚、樟脑或薄荷；如杀菌可加5%～10%硫黄。	1日多次，痒时即搽，最好用毛笔涂搽，毛发部位尽量不用。小儿、面部、皮损广泛及冬天最好不用薄荷。
酊剂（药溶解于酒精而成）	杀真菌，治癣，止痒。	10%土荆皮酊成药各种癣药水。治癣：5%水杨酸酒精。止痒：2%水杨酸酒精再加1%薄荷。	治癣时，1日2～3次。有明显皮肤破损时，搽后较痛。止痒，必须是皮肤不发红且无破损时，1日搽多次。小孩及面部不宜使用。
糊剂（药加50%凡士林、50%粉剂）	保护，干燥，止痒，消炎。	5%～10%糠馏油糊剂锌氧糊剂：氧化锌25克，滑石粉25克，凡士林50克。	主要用于慢性皮肤湿疹，1日2次。

常见病特效自疗全书

拔罐选穴与治疗方法

精确取穴

神阙穴

位于人体的中腹部，脐中央。

委中穴

位于膝部横纹中点，当股二头肌腱与半腱肌肌腱的中间。

选穴及操作步骤

● 单纯火罐法	神阙	
患者取仰卧位并暴露脐部 ➡	采用闪火法将罐吸拔在穴位上，留罐5～10分钟 ➡	起罐后再拔，连续3次为1次治疗，以局部皮肤有明显淤血为准
● 刺络罐法	委中	
让患者取俯卧位 ➡	对穴位皮肤进行消毒 ➡	用三棱针快速点刺穴位，使之微出血，用闪火法将玻璃罐吸拔在穴位上，留罐5～10分钟，出血量约10毫升 ➡ 起罐后用干棉球擦净血迹

疝气

疝气，俗称"小肠气"，是人体组织或器官一部分离开了原来的部位，通过人体间隙、缺损或薄弱部位进入另一部位。根据发作部位的不同，疝气可分成多种类型，如腹股沟疝、股疝和小儿脐疝等。

● 病症诊断

在患者的腹壁或腹壁附近出现可复性半圆形或椭圆形肿块，当患者站立、行走或腹部用力屏气时，肿块突出；让患者平卧或用手稍推肿块，即能使之回纳消失。肿块较大时有重垂发酸感。肿块柔软，不红、不痛。用手触摸肿块并要求患者咳嗽时，手上会有冲击感。

各类疝气的区别：

腹股沟疝：多见于小孩或中年男性。肿块在腹股沟的内侧，呈椭圆形，有的能部分或完全突入阴囊，此时肿块下端呈椭圆形，上端呈蒂柄状（或瓶颈样）通入腹股沟深部，肿块回纳后用手指检查腹股沟外口常可发现宽大（正常仅有一小指尖空隙大小）。

股疝：多见于女性。肿块在腹股沟韧带下方和大腿的内上方，呈半球形，容易发生嵌顿。

小儿脐疝：多见于女孩。肿块在脐部，在啼哭时出现。

● 治疗方法

● 现代医学治疗

手术是疝气的最根本疗法，除了年老体弱或伴有严重疾患禁忌手术的以外，为了防止疝嵌闭和增强劳动能力，一般均应及时进行手术治疗。手术后约7天，创口拆线，一般可以休息2星期后可做轻体力工作，2～3个月内应避免重体力劳动。

● 其他注意事项

婴儿期，应防止紧裹腹部，过早站立，经常啼哭和咳嗽等。

青少年期，经常进行体育锻炼，可以增强腹壁肌肉，起到保护作用。

年老病者，若同时又患有能引起腹内压力增高的慢性疾病，如慢性咳嗽等，应积极进行治疗。

疝气的手术操作步骤

腹外斜
肌腱膜

外环

①切开皮肤、皮下组织

腹外斜
肌腱膜

髂腹下神经

髂腹股
沟神经

提睾肌

②顺腱纤维切口，露出神经、肌腱膜

疝囊

精索

③提起疝囊前壁，用刀切开

荷包缝合

或

④用中号丝线作荷包缝合

联合肌腱

骨斜肌

⑤将疝囊残端缝于联合肌

腹股沟韧带

内环

腹横筋膜

⑥缝补腹横筋膜

⑦用细丝线间断缝合腹外斜肌腱膜、皮下组织及皮肤

97

本章看点

第六章
伤科

　　伤科顾名思义就是指机体的损伤，其范围很广，可以是皮肉伤、筋骨伤，也可以是脏腑和经络之伤。这个科别，在传统中医中，是一个单独的体系，其治疗原则也很独特，即动静结合、内外兼治、筋骨并重、医患结合。由此可以看出，伤科的治疗需要多种治法相结合，这样才能达到理想功效。

锁骨骨折

锁骨骨折在生活中较为常见，多数发生在儿童身上。

● 病症诊断

通常患者有受伤史，可出现局部肿胀、压痛，并可摸到骨折近端向上向后高突畸形。患者常用健康一侧的手托住受伤侧的肘部，受伤侧的肩关节低于健康一侧，并微向前倾斜，头偏向受伤侧，下颌转向健康侧。

儿童锁骨不完全骨折症状不明显，但患儿大多不愿活动上肢，如穿衣伸袖，上提其手或从腋下抱起时，患儿常会啼哭或叫痛。

● 锁骨骨折的病因

锁骨位置表浅，易发生骨折，通常以间接暴力造成骨折多见。

间接暴力造成骨折多为斜形或横行，其部位多见于中段。如跌倒时手或肘部着地，外力自前臂或肘部沿上肢向近心端冲击。还多见于肩部着地，撞击锁骨外端造成骨折。直接暴力造成的骨折因着力点不同而异，多为粉碎性骨折或横行骨折。

● 治疗方法

不论儿童或成人，如骨折无移位或轻度移位者，均可不进行复位，直接用"∞"字形绷带固定1～2周即可。

有明显移位者，可用复位手法复位：患者正坐挺胸，两手叉腰，拇指在前，四指在后，用力外旋，后伸两肩。医生将膝部顶住患者背部两肩胛之间，双手握住患者两肩，向后上方缓缓拉开，直到骨折部畸形消失为止，但不必强求骨折断端完全解剖复位。

用"∞"字形绷带固定后，再用三角巾或颈腕吊带悬吊患肢。

● 其他注意事项

晚间宜平卧硬板床，背部垫高，使肩后伸。

术后要注意有无神经、血管压迫等情况，固定是否牢固，如松脱时应及时重新扎紧。一般移位较多的骨折需3～4周后去除固定。

图解锁骨骨折

锁骨骨折典型移位情形

患者在跌倒时，肩部着地或以手撑地而引起骨折，易断于锁骨中段。骨折断端除有重叠畸形外，近侧骨折端容易向上、向后移位，远侧骨折端容易向下移位。

锁骨骨折复位法

医生将膝部顶住患者背部两肩胛之间，双手握住患者两肩，向后上方缓缓拉开，直到骨折部畸形消失为止，但不必强求骨折断端完全解剖复位。

"∞"字形绷带包扎

用"∞"字形绷带固定后，再用三角巾或颈腕吊带悬吊患肢。患者晚间宜平卧硬板床，背部垫高，使肩后伸。要注意：有无神经、血管压迫等情况，固定是否牢固，如松脱时应及时重新扎紧。一般移位较多的骨折需3～4周后去除固定。

98

肱骨外科颈位于解剖颈下方2~3厘米，肩下3~4厘米处，是肱骨头松质骨和肱骨干皮质骨交界的部位，很易发生骨折。各种年龄均可发生，老年人较多。

● 常见骨折分类

嵌插型：多无移位。骨折远近断端互相嵌插，一般无成角畸形。

外展型：多见于成人及老年人。骨折的下段外展，上段内收，向内侧成角，在外侧两骨折端可互相嵌插。

内收型：多见于小儿。骨折下段内收，上段外展，向外侧成角，在内侧两骨折端可互相嵌插。

● 病症诊断

受伤后肩部疼痛、肿胀，但仍保持其外形膨隆饱满状态。肩部有较大范围的淤血，肱骨大结节下有严重的压痛上臂活动受限制，测量肩峰至肱骨外侧髁之间的距离比健侧缩短；移位骨折可有假关节活动或扪及骨擦音。

● 治疗方法

● 手法复位

先麻醉；后让患者正坐，一助手用布带绕过腋窝，向上提拉肩部，患肘屈曲90度，前臂在中立位。另一助手握肘部沿肱骨纵轴方向拔伸牵引。如外展型骨折先外展牵引，内收型骨折先内收牵引；拉开重叠后，助手向相反方向牵引（外展者内收，内收者外展），医生用两手拇指抵于断骨上段外侧，余指在下段内侧（或一手握上段，另一手握下段）进行端提挤按，一般骨折即可复位。

● 木板固定

在维持牵引下，外敷消肿药，并在骨折端放一纸压垫，随后用长木夹板三块分别放于前、后、外侧三面，下达肘部以不妨碍肘屈曲90度为原则，上端应超过肩部（每块木板上端各有一小孔，可系布带作超关节固定），另用小木夹板一块，上至腋窝，下达肱骨内上髁以上，该木板的一端用棉花纱布裹成蘑菇头样，如为外展型骨折者，将蘑菇头顶住腋窝处，内收型则将蘑菇头放在肱骨内上髁的上方，然后用扎带固定夹板。最后将超关节固定的布带环结连一棉布卷系于健侧的腋下。

肱骨外科颈骨折

肱骨外科颈骨折移位情况

嵌插型

多无移位。骨折远近断端互相嵌插，一般无成角畸形。

外展型

多见于成人及老年人。骨折的下段外展，上段内收，向内侧成角，在外侧两骨折端可互相嵌插。

内收型

多见于小儿。骨折下段内收，上段外展，向外侧成角，在内侧两骨折端可互相嵌插。

肱骨外科颈骨折复位法

外展型骨折外展牵引

外展型骨折复位法

内收型骨折复位法

99

前臂双骨折

前臂骨由尺骨、桡骨组成，两骨之间有骨间膜。尺桡骨双骨折常见于幼儿及青少年，大多是由于直接暴力或间接暴力（如跌倒时以手着地）所引起。

● 常见双臂骨折分类

青枝骨折：因幼儿、青少年的骨质弹性较大，损伤时易产生不完全骨折、骨膜未破坏。

横型骨折：多由直接打击所致，有时还可为粉碎型，骨折线在同一平面上。

螺旋型骨折：由于扭转绞窄暴力引起，骨折线常在一个斜面上，尺骨在内上方、桡骨在外下方断裂。

粉碎多段型骨折：多因复杂暴力所致，骨质在两处以上发生断裂，由于骨间膜破坏，骨折段可以产生异向分离。

● 病症诊断

有外伤史；局部有肿胀、青紫、明显疼痛和压痛。

会出现缩短或成角畸形，有时产生假关节活动及骨擦音。

患伤肢体功能丧失，活动时局部疼痛加重，尤其在做旋转活动时更痛。

● 治疗方法

青枝骨折只需略加牵引矫正成角畸形，外用夹板固定4～6周；有移位的横型、螺旋型骨折在麻醉状态下复位。由两助手先做拔伸牵引，医生进行夹挤分骨，使骨间膜紧张，上1／3骨折前臂应置于旋后位，中1／3骨折应置中立位或旋前位进行复位。这样使骨折近段形成一个整体，远段也形成一个整体，然后按移位方向矫正畸形，手法和单一骨折时一样。

经过处理后，患者还需进行功能锻炼，在第二周做屈伸肘关节运动时应避免前臂旋转活动。

另外，小的开放性骨折，经清创缝合伤口后，仍可以应用小夹板固定，较严重的开放性骨折应经急救处理后，转送有条件的医疗单位进行治疗。骨折部位固定后，患者在卧床时，应该抬高患肢，同时注意手指和手背的颜色、温度及感觉。

图解前臂及骨折

骨折后骨间膜变化

由于尺骨和桡骨均有一定的弯曲幅度，使尺骨、桡骨之间的宽度不一致，最宽处为 1.5 ～ 2.0 厘米，前臂处于中立位时，骨间膜最紧张，处于旋转位时较松弛，骨间膜的纤维方向呈由尺侧下方斜向桡侧上方，当单一尺骨或桡骨骨折时，外力可由骨间膜传导到另一骨干，引起不同平面的双骨折，或发生一侧骨干骨折，另一骨的上端或下端脱位，尺、桡骨干有多个肌肉附着，起、止部位分布分散，当骨折时，由于肌肉的牵拉，常导致复杂的移位，使复位时十分困难。

上肢骨折功能锻炼

功能锻炼应由轻到重，由小到大，循序渐进。

时间轴

第1周　　　第2周　　　第3周　　　第4周

第1周	握拳，以前臂肌肉收缩为主。
第2周	握拳，同时做肘关节伸屈活动。
第3周	除上述二动作之外再加肩部的回旋、前屈、后伸等动作。
第4周	运动幅度加大，包括前臂旋转活动。

(100)

下肢关节骨折

下肢关节包括髋关节、髌骨、膝关节、踝关节、趾关节等，由于其部位不同，在发生撞击后所引起的骨折性质也有不同，本节我们着重介绍髌骨、踝关节以及趾关节的骨折。

● 髌骨骨折

髌骨，俗称膝盖骨，位于膝关节的前面。多因直接撞击而产生粉碎性骨折，或因跌跤时膝部屈曲，股四头肌强力收缩而呈横断骨折。

● 病症诊断

患者有急性外伤史；膝部有明显肿胀、压痛，功能丧失，有时横断骨折可摸到断端间的裂缝凹陷；粉碎性骨折可触及骨擦音。

● 治疗方法

抱膝器法：将患腿伸直，抽去关节腔内积血，用手法将骨折端靠拢，外敷消肿膏后用抱膝器固定，同时用长9寸宽3寸的铰链夹板置膝后，抱膝器的4条布带捆扎在铰链夹板上，使固定后膝关节仍可屈曲活动。固定时间一般为3～4周。

● 踝关节骨折

踝关节由胫骨、腓骨下端的关节面和距骨滑车联合组成，腓骨下端称外踝，胫骨的内侧突称内踝，前缘称前踝，后缘叫后踝。踝关节的关节面虽小，但负重很大，故如从高处坠下，道路不平，上、下扶梯等能使足过度旋转的情况均易引起骨折，甚至骨折合并脱位。如果处理不当，后期容易产生创伤性关节炎及其他后遗症。

● 病症诊断

有踝部扭伤或受直接暴力打击的病史；踝部一侧或两侧有明显的肿胀、青紫和疼痛；如果内外踝同时骨折，移位明显或合并距骨脱位，与健康肢体比较，可见伤处有明显畸形。

● 治疗方法

对无移位的踝部骨折，可敷消肿膏，并用超关节夹板固定4～6周即可；有移位的踝部骨折，可在腰部麻醉的条件下施行手法复位。

● 趾关节骨折

人类的双手和双脚在社会劳动中起到众多的关键性作用，因此手指和脚趾骨折应予足够重视，因功能损失远大于其他类骨折。趾关节骨折，一般因重物压伤引起，多发于足大趾附近。

● 病症诊断

有外伤史；局部肿胀疼痛、压痛，在趾末端沿纵轴方向叩击，骨折处有明显疼痛；外观可有畸形。

● 治疗方法

趾关节骨折可在局麻下手法牵引复位，可用胶布与邻近足趾围绕，或用竹片、硬纸板固定，均可以达到目的。固定时间为4～6周，末节趾骨骨折一般不需要固定。

髌骨骨折

粉碎性骨折可触及骨擦音

内翻骨折夹板及压垫放置法

踝部骨折检查手法

由足底纵向叩击小腿，骨折处有明显疼痛；如用力挤压小腿中段，则骨折处亦有明显疼痛。

趾关节骨折固定

局部麻醉后，用胶布与邻近脚趾缠绕在一起。

101

胸腰椎压缩性骨折

胸腰椎压缩性骨折，多发于第12胸椎及第1腰椎。引起骨折的原因很多，但主要是由于间接的压缩力量使脊柱突然弯曲所致。

● 胸腰椎压缩性骨折的病因

自高处坠跌，足和臀部着地后，在胸腰椎交界处发生挤压而致骨折；也有因重物自高处落下，冲击头部或肩背部使脊柱骤然过度前屈，造成椎体前缘的楔形压缩性骨折。根据骨折类型可分为稳定型压缩性骨折（如单纯椎体压缩骨折，压缩在1／2以下者）及不稳定型压缩性骨折（如椎体压缩在1／2以上者，粉碎性压缩骨折者，脊椎骨折脱位伴有或不伴有脊髓损伤者等），临床上以稳定型较为多见。

● 病症诊断

有外伤史；腰痛剧烈，常位于第12胸椎及第1腰椎，脊柱活动受限制，患者坐立均感不便，甚至不敢转身；骨折部位有后凸畸形，压痛明显，伤处有叩击痛和头部冲击痛；屈颈试验阳性；患者仰卧，将头向胸前俯屈，患者感到腰脊骨折处疼痛。

严重损伤时会有截瘫、大便失禁、小便潴留等症状，这一般是由于骨折合并脱位使脊髓受损伤引起。

患者应进行X线检查，以明确骨折的类型。

● 治疗方法

搬运胸腰椎压缩性骨折患者时，应严格防止脊柱的前屈，以免增加损伤。不稳定型骨折因病情复杂，如处理不当常发生严重后果，应转送条件较好的医院治疗。一般稳定型骨折可按以下方法治疗。

● 现代医学治疗

复位法、夹板固定、功能锻炼及药物辅助。

● 中医治疗

内服汤剂。没药、地鳖虫、地龙各15克，当归、川断、骨碎补、补骨脂各20克，赤芍25克。水煎服。

骨折的复位与康复锻炼

冲击头部，在伤处出现疼痛

悬吊复位法

人体复位法

在患处用局麻后，医生慢慢将患者背在背上，以腰骶部抵住患者的骨折处，助手将患者的两下肢向下牵引，医生慢慢弯腰，使患者腰背过伸，2～3分钟即能复位。

腰背过伸锻炼法

夹板固定形式

夹板固定（前面观）夹板固定（后面观）

102

下颌关节脱位

下颌关节脱位，多见于年老或体质虚弱的患者，常由于打哈欠或大笑时张口过大而脱落。体虚者经一次脱位后，常形成习惯性脱位。下颌关节脱位可分为单脱和双脱两种。

● 病症诊断

有张口过大而突然脱位的病史；患者口不能合，咀嚼食物困难，说话不清或不能说话，流涎；双脱者下颌骨移向前方，在双侧颧弓下可摸到下颌骨小头突出，而在其后有一凹陷。单脱者，下颌向一侧歪斜下垂，可在一侧颧弓下摸到高凸和凹陷。

● 治疗方法

患者坐于低位，头靠墙壁或由助手固定。医生立于患者前面，将两拇指缠绕胶布或纱布后，伸入口腔，两拇指分别按在两侧最后一个臼齿上，其余各指在两侧颏部挟住下颌角和下颌体部。复位开始后，两拇指向下按、向里推，其余各指同时配合将下颌体向上端送，听到"咯嗒"声，表明复位成功。此时两拇指迅速向两旁滑开退出口腔。如是单侧脱位，则控制健康一侧的手不需用力，其他复位方法同上。

下颌关节脱位复位法

（1）复位开始后，两拇指向下按、向里推，其余各指同时配合将下颌体向上端送。

（2）听到"咯嗒"声，表明复位成功。

（3）此时两拇指迅速向两旁滑开退出口腔。如是单侧脱位，则控制健康一侧的手不需用力，其他复位方法同上。

肩关节脱位

　　肩关节活动范围广，又不稳定，容易发生脱位。引起脱位的原因大多是由于间接暴力所致（如跌倒时手撑地），少数患者也可能是因直接暴力打击所致。按照脱位后肱骨头的位置，肩关节脱位可分为前脱、下脱和后脱三种，以肩关节前脱位最为常见。部分患者可合并肱骨大结节撕脱骨折。

● 病症诊断

　　有明确的外伤史；肩部肿胀、疼痛；肩关节活动功能丧失；肩部膨隆的外形消失，呈有角的方形（即方肩）；将伤侧手掌放于健康一侧肩部，其肘尖不能贴紧胸肋部；反之，若使其肘尖贴紧胸肋，则其手掌不能触及健侧肩部。

● 治疗方法

　　手法复位一般不需麻醉，仅在肌肉较强健或病程较长时应用。

　　坐位法：患者正坐，助手甲由健侧抱其腋下，助手乙握患肢手腕部，将患肢外展30～40度，并在与助手甲作对抗牵引下缓缓外旋患肢，约5分钟后，医生用双手握患侧肩部，并端捧肱骨头复位。合并骨折时用本法较好。

　　卧位法：患者平卧，医生立于其受伤一侧，以自己同侧的足跟顶在患肩腋下，将伤肢作相反方向的对抗牵引，同时使上臂缓缓外旋，数分钟后以足跟顶肱骨头并加以内收即能复位。

第六章　伤科

肩关节脱位坐位复位法	肩关节脱位卧位复位法

　　一人由健侧抱住患者腋下，另一人将患者外展，并缓缓外旋患肢，5分钟后即可复位。

　　医生用足跟顶在患者腋下，将伤肢反方向牵引，同时使上臂缓缓外旋，几分钟后即可复位。

四肢关节脱位

人体的四肢关节是活动频率较大的部位，因此发生脱位的概率也很大，本节着重介绍肘关节脱位、髋关节脱位以及髌骨脱位。

● 肘关节脱位

肘关节脱位有前脱、侧脱、后脱位三种，但以后脱位最常见。前脱位常合并尺骨鹰嘴骨折。

● 病症诊断

有外伤史；肘部肿胀、疼痛，呈半屈曲状畸形（约160度）；后脱位者，在肘前方有凹陷，后方有尺骨鹰嘴突出。

● 治疗方法

患者取坐位，一助手握上臂，医生一手握腕部，另一手拇指抵肱骨髁间，其余四指勾勒尺骨鹰嘴，与助手对抗牵引数分钟后，缓缓屈曲肘关节，听到"咯嗒"声，说明已获得复位成功。复位后屈肘90度固定10天左右。

● 髋关节脱位

髋关节脱位大多见于青壮年，主要因外伤而引起。有极少数患者可能并发骨神经损伤或骨折。

● 病症诊断

有明显外伤史；患肢呈屈曲、内旋、缩短畸形；臀部后面隆起，大粗隆有上移（与健侧比较）。

● 治疗方法

在腰部麻醉或是全身麻醉的情况下，施行复位术。3～5周以上的陈旧性髋关节脱位，如尚未超过10个月可切开复位。超过1年者，如无症状，无需处理。如有症状可采用粗隆下切骨术或髋关节固定术。

髋关节手法复位法：患者取仰卧位，医生的助手固定患者的骨盆，医生徐徐使患肢屈膝、屈髋各至90度，作股骨干纵轴向牵引，同时内外旋转股骨干，使股骨头滑入臼内。当复位成功时，可以听到或感觉到响声，并可看见畸形得以纠正。术后应卧床休息，至少3周内不要下地负重。

● 髌骨脱位

髌骨位于膝关节的前面，上缘有股四头肌，下缘有髌下韧带固定，当受外力打击或扭伤时，会发生髌骨脱位，以向外侧脱位较为多见。

● 病症诊断

有膝关节受打击或扭伤史；膝关节处于半伸半屈位，步行困难；膝关节前面可见有肿胀、疼痛及压痛，检查时发现髌骨移至股骨外侧髁上方或其他异常部位。

● 治疗方法

先进行复位处理，复位后外用敷药，将膝关节置于伸直位，膝后用夹板绷带包扎固定1～2周，并注意锻炼股四头肌和活动踝关节。

肘关节脱位复位

髋关节脱位复位法

患者取仰卧位，助手固定患者的骨盆，医生徐徐使患肢屈膝、屈髋各至90度，作股骨干纵轴向牵引，同时内外旋转股骨干，使股骨头滑入臼内。当复位成功时，可以听到或感觉到响声，并可看见畸形得以纠正。术后应卧床休息，至少3周内不要下地负重。

髌骨脱位复位法

患者取仰卧位，医生一手按住移位髌骨处，一手握住足踝部，先使患肢维持在伤后的半屈曲状态，然后握踝部的手用力拔直患肢，同时握髌骨的手乘机将髌骨推回到正常位置，复位便获成功。

(106) 肩周炎

肩周炎，又称"五十肩""冻结肩"和"漏肩风"，其病因是肩关节周围软组织如肌腱、滑囊等多处同时发生病变。常见于50岁左右的中年人，女性患者多于男性。此病常与受寒、外伤、感染等有关，如未及时治疗或注意功能锻炼，拖延日久，可使关节粘连，活动受限，甚至无法举起手臂。

● 病症诊断

多见于50岁左右的中年人；无明显外伤或仅有轻微外伤史；肩部酸痛病程较长，一般都在2～3个月以上；肩部有广泛性疼痛，肩部上举、外旋、后伸等均受限制。病程较长者，肩部肌肉（三角肌为主）可出现萎缩。

● 治疗方法

● 推拿疗法

先嘱患者仰卧，施滚法于肩前缘（三角肌前缘），并配合肩外展及上举被动运动5分钟。然后嘱患者俯卧，同样施滚法于患肩后缘（三角肌后缘）并配合患者上肢由外向前伸展被动运动约5分钟。

让患者正坐，施拿法于患肢（以肩井穴、肩隅穴、肩贞穴、曲池穴、合谷穴等穴为主），并配合摇肩关节被动运动。

理筋手法：患者正坐，术者用右手的拇指、食指、中指三指对握三角肌束，作垂直于肌纤维走行方向拨动5～6次，再拨动痛点附近的冈上肌、胸肌各5～6次，然后按摩肩前、肩后及肩外侧。继之，术者以左手扶住肩部，右手握患者手，进行牵拉、抖动和旋转活动，最后帮助患肢作外展、内收、前屈、后伸等动作。

● 中药治疗

苍术7.5克，姜黄、秦艽、牛蒡、白芷各15克，当归、赤芍各20克，水煎服。

● 其他注意事项

可在屋上装一滑轮悬绳索，患者牵绳左右上提帮助患臂锻炼。患者可在早晚作内旋、外展动作，反复锻炼，锻炼必须缓慢、持久，不可操之过急，否则有损无益。

肩周炎理筋手法

❶ 让患者将患侧伸直，按压其肩部。

❷ 紧握患者患侧手腕，令其伸直上肢，以达到伸拉肩关节软组织的作用。

❸ 患侧手臂与地面垂直，帮助其以肩部为圆心活动上肢。

❹ 向前弯曲手肘。

❺ 向后最大限度拉伸手肘。

肩周炎对症按摩

　　肩周炎是现代办公室人的常见病，主要是由于上肢长期保持同一姿势，肩关节的活动减少所致。对于患者来说，除了要注意在平时多活动肩部外，还可以配合穴位按摩，如按摩肩井穴、肩贞穴、手三里穴和肩髃穴，每天坚持按压上述 4 个穴位，可有效缓解肩周炎。

肩井穴
在肩上，前直乳中，当大椎穴与肩峰端连线的中点上。

肩贞穴
位于人体的肩关节后下方，臂内收时，腋后纹头上1寸。

手三里穴
在前臂背面桡侧，当阳溪与曲池连线上，肘横纹下2寸。

肩髃穴
在肩部，三角肌上，臂外展，或向前平伸时，当肩峰前下方凹陷处。

106

拔罐选穴与治疗方法

精确取穴

天宗穴

位于人体背部，肩胛骨冈下窝中央凹陷处，约肩胛冈下缘与肩胛下角之间的上1／3折点处。

选穴及操作步骤

● 单纯火罐法	患侧部位压痛点		
在患者身上找出压痛点	让患者取坐位或侧卧位	在痛处按揉一会儿	用闪火法将罐吸拔在痛处及肩部周围，并留罐10～15分钟

● 刺络罐法	天宗	
让患者取坐位	对穴位皮肤进行常规消毒	用双手在穴位周围向穴位中央部分推按，以使血液聚集在针刺部位
用手捏紧穴位皮肤	用三棱针在穴位上刺入1～2分的深度，随即将针拔出	用闪火法将大号火罐吸拔在穴位上，留罐5～10分钟，出血10毫升左右	起罐后，用棉球擦干净皮肤以免感染

106

膝部扭挫伤

膝关节是全身最大的关节，由股骨与胫骨组成，其前面为髌骨，关节囊包围整个关节，内外侧分别有内侧和外侧副韧带，关节内有十字韧带及内侧和外侧半月软骨板，在髌骨下有髌下脂肪垫。膝部在受到扭挫后容易引起损伤。临床常见的有侧副韧带撕裂伤、半月板破裂、髌上滑囊血肿等。

● 病症诊断

患者有明确的扭挫伤史；侧副韧带撕裂伤，在股骨内外侧髁上（即内侧和外侧副韧带起点处）有压痛点。医生以一手抵在受伤的膝内侧，一手握住踝上用力将膝内翻，若膝外侧疼痛或能内翻表示外侧副韧带有损伤或撕裂；反之，以一手抵在膝外侧，用力将膝外翻，若膝内侧有疼痛或能外翻，表示内侧副韧带有损伤或撕裂。

外侧半月板破裂：在外侧副韧带的中点有压痛点；一般没有明显的"交锁"和"开锁"病史（患者行走时，膝关节有突然"轧住"的现象，致膝关节不能伸直继续走路，这种现象叫"交锁"。患者往往停下来稍加活动膝部后，又能恢复膝关节的活动，这种现象叫"开锁"），但有膝关节外侧突然"乏力"的感觉。外侧半月板破裂试验阳性，即患者仰卧，医生用一手握持患侧的踝部，另一手掌按患膝，屈膝并做小腿内旋、内收、伸直等连贯动作，此时可听到膝外侧半月板的破裂声。

内侧半月板破裂：胫骨关节面内缘和内侧副韧带中点有疼痛和压痛；有"交锁"和"开锁"的病史；内侧半月板破裂试验阳性，即患者仰卧，医生用一手握持患侧的踝部，另一手掌按患膝，做屈膝及小腿外旋、外展、伸直等连贯动作，此时可听到膝内侧有半月板的破裂声。

● 治疗方法

膝后用长腿夹板（上至大腿中部，下至小腿中部）托住，使膝关节伸直固定。如内侧副韧带完全断裂应进行手术修补。

后期也可用醋酸氢化可的松12.5～25毫克加0.5%利多卡因溶液在压痛点局封。半月板损伤病程较长，如用一般疗法又无效的，可用手术治疗。

图解人体下肢骨

下肢骨

下肢骨，包括身体下肢两侧的髋骨、股骨、髌骨、胫骨、腓骨和足骨。

髋骨
髋关节
股骨
膝关节
髌（膝盖）骨
腓骨
胫骨
踝关节
跗骨
跖骨
趾骨

内外侧副韧带

内侧副韧带　　外侧副韧带

膝关节由股骨与胫骨组成，其前面为髌骨，关节囊包围整个关节，内外侧分别有内侧和外侧副韧带，关节内有十字韧带及内侧和外侧半月软骨板，在髌骨下有髌下脂肪垫。

颅脑损伤

颅脑损伤，多因头部受到外力的严重撞击、击打所致。比如在从事高空作业或攀登峭壁树木时，从高处摔下，或是打架斗殴时被击打头部等等状况，均可能造成颅脑损伤。颅脑损伤，按其部位可分为头皮损伤、颅骨损伤及脑损伤三大类。

● 病症诊断

及时向家属询问病史，了解受伤的原因、时间和伤后情况（如昏迷的时间和程度）。一般昏迷在半小时以内者，病情较轻；昏迷超过12小时以上、或有清醒后再昏迷现象、或表现妄语烦躁者，则病情严重。

迅速测量血压、呼吸、脉搏、体温等。如各项目波动较大，则病情严重。

神经系统检查：首先判断患者意识情况，借简单问话、角膜反射、针刺皮肤或压迫眶上神经的方法来判断昏迷的程度。其次观察瞳孔大小和对光反应、肢体是否麻痹、各种神经反射以及是否出现脑膜刺激征象等。

● 治疗方法

维持患者呼吸道通畅，有昏迷的应平卧，面部转向一侧，以防舌根下坠或分泌物、呕吐物，防止发生喉阻塞。休克患者应先治疗休克，待病情稳定后再搬运。有骨折的患者，应初步固定后再搬运。

病情较轻的患者，可以就地观察，并进行对症治疗。病情严重者，例如有凹陷骨折、严重的颅底骨折及严重的脑损伤症状出现，则应尽快转送有条件的医院进行抢救。因为有些患者需要紧急手术治疗，特别像颅内血肿等病例，只要及时明确诊断，采用手术治疗，效果往往很好，否则就会导致死亡。

● 现代医学治疗

烦躁和有抽搐的患者，不宜用强制的方法约束，以免增高颅内压。应选用镇静剂，如三溴合剂，每次10毫升，或氯氮䓬每次10~20毫克，或氯丙嗪每次12.5~25毫克，均可每日3次内服；也可肌内注射苯巴比妥钠0.1~0.2克，或5%苯妥英钠5毫升，或静脉注射副醛（聚乙醛）3~4毫升，或用副醛10~20毫升加等量植物油（也可用水合氯醛合剂）20~30毫升灌肠。

● 中医治疗

昏迷：苏合香丸或至宝丹1粒，研末，灌服。呕吐：左金丸15克或五玉丹1.5~2.5克。

脑清创术

处理伤道浅部

将头皮下层组织中的头皮和污物清除干净，电凝止血，间断缝合帽状腱膜及头皮，皮下引流2日。头皮缺损部位可采用整形方法修复。

伤道深部清创

颅骨处理时要注意逐块清除游离的和凹陷的碎骨片、异物以及血块，观察内部有无血肿，以决定是否切开硬脑膜探查。

冲洗脑伤

清创后，严格按要求进行冲洗，以去除血块和污物，最终达到止血目的。

急性腰扭伤和慢性腰肌劳损

　　腰背痛主要因腰部扭伤、腰肌劳损、腰关节挫伤等病症所引起。腰部扭伤，多是因肩负大重量时，用力不慎而致使肌肉突然强烈收缩或关节扭挫，从而造成筋膜、肌纤维撕裂和肌肉痉挛以及腰骶小关节或骶髂关节错位。腰肌劳损，则是因为在劳动中长时间地维持在某一姿势，使腰部肌肉长期紧张，超过正常所能耐受的限度，从而使肌纤维发生充血和水肿所致。

● 病症诊断

　　急性腰扭伤：有突然的扭伤史；伤后腰部运动受限制，不能前俯、后仰、转侧活动，重者体位倾斜或不能行走；伤处有明显压痛，如腰肌扭伤，在骶棘肌上有压痛。如骶髂关节扭伤可以交锁在一不正常的位置而引起疼痛，在骶髂后韧带的髂骨附近有压痛。如果挫伤则局部明显肿胀，伤及肾脏时可见血尿，肾区有疼痛及叩击痛。

　　慢性腰肌劳损：有长期慢性腰肌劳损史或反复扭伤史；持续性腰痛，时轻时重，劳动后加剧；腰部活动常有牵制不舒感；病变部位压痛，往往有腰部肌肉痉挛而呈僵硬状。

● 治疗方法

● 现代医学治疗

　　如布洛芬、吲哚美辛、吡氧噻嗪等均可选服。也可在压痛点用0.5%利多卡因溶液局封；或用醋酸氢化可的松0.5～1毫升（即12.5～25毫克）加0.5%利多卡因溶液局部注射；或用5%～10%葡萄糖10～20毫升（也可用右旋糖酐或生理盐水）在压痛点注射。

● 中医治疗

　　急性腰扭伤：连钱草鲜草50克，捣汁服；珍珠菜根50克，水煎服；制川乌7.5克，赤芍、金铃子、延胡索各15克，当归、泽兰、狗脊各20克，水煎服。

　　慢性腰肌劳损可用：制草乌10克，独活、寄生、威灵仙、续断各15克，当归、赤芍各20克。野荞麦全草50克，水煎服；臭梧桐15～25克，水煎服。

　　外用中药：消肿膏或万应膏、狗皮膏、跌打膏、伤湿止痛膏等，可用于扭伤和劳损。

腰部受伤的处理与康复

扳腿手法示意

患者俯卧，医生一手掌按患处，另一手扳拉患腿，向后上方提晃，第三次稍用力重拉，可听到"咯嗒"声。

腰痛常见压痛点

压痛点

压痛点

压痛点

斜扳手法示意

患者侧卧，面向医生，屈其上腿，伸其下腿，然后医生一手按肩前部，另一手按臂部，两手作相反方向斜扳，第三次稍微用力重扳，即可听到"咯嗒"声。

拔罐选穴与治疗方法

精确取穴

命门穴
位于人体腰部，第2腰椎棘突下，即肚脐正后方处。

肾俞穴
位于人体腰部，当第2腰椎棘突下，旁开1.5寸处。

腰阳关穴
别名脊阳关，背阳关。位于人体腰部，当后正中线上，第4腰椎棘突下凹陷处。

委中穴
位于人体腿部，横纹中点，当股二头肌腱与半腱肌肌腱的中间。

选穴及操作步骤

● **刺络罐法①**	命门 肾俞 阿是穴	
让患者取俯卧位	取上述穴位和腰部疼痛点	对穴位皮肤进行常规消毒后，先用三棱针对穴位进行点刺，随后即用闪火法将火罐吸拔在穴位上，留罐5~10分钟

● **刺络罐法②**	腰阳关 委中 阿是穴		
让患者取俯卧位	对上述穴位和疼痛点进行常规消毒	用三棱针在穴位上进行点刺	用闪火法将罐具吸拔在穴位上，留罐15~20分钟

● **刺络罐法③**	肾俞	
让患者取坐位，并对穴位皮肤进行消毒	用双手在穴位周边向中央挤压，以使血液集中在针刺的部位，将三棱针迅速刺入穴位1~2分深	出针后用闪火法吸拔在点刺穴位上，留罐20~30分钟，以出血5~10毫升为度

110 腰椎间盘突出症

　　腰椎间盘位于两个腰椎体之间，由纤维环、髓核和骨骺软骨板等三部分组成，随着年龄的增长，椎间盘逐渐发生变性、萎缩、弹性减退。当腰部受到一次较重的外伤或多次反复的不明显的损伤时，就可能可引起椎间盘的纤维环破裂，髓核从破裂口突出，如向后突，压迫邻近的神经根，而产生典型的坐骨神经痛症状。腰椎间盘突出多发作于第4～5腰椎间或第5腰椎与第1骶椎间。此病常见于青壮年中。

● 腰椎间盘突出症的病因

　　生理因素：年龄，腰椎间盘突出症的发病率在中年30～50岁较高；身高与体重，男性超过1.8米，女性超过1.7米及较大的腰椎指数和肥胖时，腰椎间盘突出症的发病率高；性别，患腰椎间盘突出症的男性多于女性，患者男女比例约为2：1。

　　职业因素：在一组57000人的职业调查中，发现长期在办公室伏案工作者、司机、从事长期弯腰劳动者、长期负重者、长期站立者等发病率较高。

　　外伤因素：急性损伤如腰扭伤、椎体压缩等，可以引起椎间盘软骨板破裂，使椎间盘髓核突出；运动，通常认为一般运动有益于促进腰椎间盘的营养供应，而现在已经知道剧烈运动与腰椎间盘的退变有关，但是一些运动如打网球、游泳、慢跑、骑自行车等对腰椎间盘有好处。

● 病症诊断

　　可有外伤史；腰痛并发坐骨神经痛，其疼痛的特点为出现放射痛，可沿坐骨神经放射，自腰臀部放射至大腿、小腿及足背部；一切使脑脊液压力增高及神经根受牵拉的动作，都能加重疼痛，如咳嗽、打喷嚏、用力排便、弯腰等；活动时疼痛加剧，休息后减轻，常反复发作。

　　脊柱侧凸畸形，可凸向患侧，也可凸向健侧，站立时躯体歪斜，行走时呈跛态；腰椎旁（突出部）及坐骨神经分布区都可有明显的压痛。病程长的患者，患侧小腿外侧和足背部有感觉麻木区。

● 治疗方法

　　腰椎间盘突出的治疗有非手术治疗和手术治疗两种方法。手术治疗是摘除突出的髓核和韧带的肥厚部分，分离粘连，使被压迫的神经根获得松解。但疗效往往不佳，且有不少病例仍有复发的可能，所以手术只适用于多次非手术治疗无效者。

　　大部分患者用非手术治疗即可获得满意效果，骨盆牵引术就是其一，主要用于初次发作或反复发作的急性期，症状较轻者。

腰椎间盘突出症的诊断与鉴别

骨盆牵引法

患者睡硬板床休息，并可在肩部和膝部垫高使腰屈曲，更易缓解疼痛。也可同时在腰部系上腰带作骨盆牵引，每侧牵引 10 千克，即每侧牵引力为体重的 1/5 左右，足跟一侧的床架抬高至 15 度，便于对抗牵引。疼痛缓解后可用阔皮带或阔帆布带作腰带，参加轻劳动。

牵引法

腰带

腰背痛的分类及诊断鉴别

腰背痛的分类	诊断鉴别
外伤性扭伤、挫伤、劳损、陈伤	①明确的外伤；②疼痛；局部压痛；③腰部运动受限；④扭挫伤的疼痛感比劳损、陈伤严重，挫伤者局部皮下常有出血，呈青紫色。
类风湿关节炎	①酸痛呈迁移性，多数自尾骶向上蔓延至背和颈部；②夜间或劳动后疼痛加剧；③摄片：早期骶髂关节和小关节模糊，后期脊柱呈竹节样。
腰椎骶化	①常见于第 5 腰椎和第 1 骶椎局部低陷；②有时有轻度神经症状如肌无力、遗尿等症状；③常见于第 5 腰椎之一侧或两侧，延长的横突和骶髂连接或接触摩擦会引起疼痛。
脊椎移位	①常会出现：腰部缩短，腰椎前凸增加，骶椎上方有凹陷与横纹；②出现神经症状，如坐骨神经痛。
脊髓肿瘤	①多数疼痛呈放射性，沿着神经分布；②常合并有神经系统症状和体征如瘫痪、麻木等。

110

本章看点

● 支气管肺炎
多是由感染肺炎双球菌、流感杆菌等所致

● 遗尿症
指的是在睡眠中不自主地排尿

● 百日咳
多为嗜血性百日咳杆菌所致

第七章

儿科

　　儿童与成年人相比，没有很强的抵抗力，也不能甄别外界的一些危险因素。所以儿童无论是常见病还是意外伤害的发生率，都要高于成年人。宝宝一生病，最头疼的就是父母了，抱去医院又怕交叉感染上其他细菌或病毒，所以家长有必要掌握一些常见儿科疾病的治法，以解"燃眉之急"。

111 支气管肺炎

支气管肺炎大多是由于感染肺炎杆菌、肺炎双球菌、流感杆菌、葡萄球菌、链球菌等，也有少数是感染病毒所致。近年来发现不少由腺病毒引起的肺炎，这种肺炎历时比较长，而且比较顽固，目前仍无有效治疗药物。

支气管肺炎为婴幼儿时期的主要常见病之一，一年四季均可发生，以冬春两季或气候骤变时为主，严重影响婴幼儿的健康，甚至危及生命。它还可以继发麻疹、百日咳等传染病。

● 病症诊断

患者身体发热（体温一般在 38～40℃，弛张热或不规则发热），但新生儿与极度虚弱的小儿患肺炎时，也有不发热现象，甚至会出现体温低于正常现象。通常症状为咳嗽，气急，鼻翼扇动，精神烦躁不安，严重时可见紫绀。同时食欲不佳，或伴有呕吐、腹泻。

X光透视：X光透视时可见肺纹理增多，有小斑状或小片状阴影。多数患者患病初期只听到少许散在的干湿啰音，大多出现于左右两侧、后背下方近脊柱处，以后湿啰音逐渐增多，变成密集而细小的湿啰音与捻发音。病情好转后，细湿啰音逐渐变松变粗。

● 治疗方法

● 现代医学治疗

抗感染治疗：对于细菌感染，可选用阿莫西林或林可霉素等进行治疗；对于疑为肺炎支原体感染者，应选用红霉素治疗；对病毒所致感染者，用抗生素无效，应选择抗病毒药物。

高热、中毒症状严重或气急紫绀明显者，可用氢化可的松50毫克加于5%葡萄糖液中缓缓静脉滴注。

● 中医治疗

（1）鱼腥草、白英各50克，桑白皮、杏仁各15克，水煎服。

（2）野菊花、积雪草、紫花地丁草、蒲公英、白茅根各50克，桑白皮、枇杷叶各25克，水煎服，每日1剂，重症每日2剂。

（3）此症一般属肺热痰多，治宜宣肺清热化痰法。麻黄7.5克，杏仁15克，生石膏50克，生甘草5克。

支气管肺炎的诊疗

小儿支气管

下叶支气管

下叶支气管

上叶支气管
（用电逆窥镜）

中叶支气管

下叶支气管

上叶支气管

下叶支气管

上叶支气管
（用电逆窥镜）

左主支气管

气管隆凸　右主支气管

上叶支气管

下叶支气管

小儿止咳穴位按摩

▶ 取穴技巧

患儿背坐或俯卧，双手下垂，父母放手在患儿背后正中线，第3胸椎棘突下凹陷中穴位，中指所在位置即是身柱穴。

身，身体的意思；柱，支柱的意思；"身柱"的意思是指督脉气血在此处穴位吸热后，化为强劲饱满之状。

程度	指法	时间 / 分钟
重		3 ~ 5

111

拔罐选穴与治疗方法

精确取穴

大椎穴
位于人体背部，第7颈椎棘突下凹陷中。

风门穴
位于人体背部，从朝向大椎下的第2个凹洼（第2胸椎与第3胸椎间）的中心。

肺俞穴
位于人体背部，当第3胸椎棘突下，旁开1.5寸处。

尺泽穴
位于肘内侧横纹上偏外侧一个拇指宽的凹陷处。

曲池穴
屈肘成直角，在肘横纹外侧端与肱骨外上髁连线中点。完全屈肘时，当肘横纹外侧端处。

选穴及操作步骤

● 单纯火罐法	大椎 风门 肺俞	
让患儿取俯卧位 →	在穴位皮肤周围涂上些许油膏 →	用闪火法将罐扣在穴位上，并留罐10分钟左右

● 刺络罐法	大椎 风门 肺俞 曲池 尺泽		
让患儿取俯卧位 →	对穴位皮肤进行常规消毒 →	用三棱针点刺穴位 →	以闪火法将罐吸拔在所选的穴位上，留罐3～5分钟

111

遗尿症

遗尿症又称 "尿床"，指的是在睡眠中不自主地排尿。轻则数夜一次，重则每晚遗尿数次，而且不容易叫醒，即使叫醒过来，也是迷迷糊糊。一般以5～15岁儿童较多见，但也有少数人一直到成年还继续遗尿。5岁以下儿童有遗尿，不属病态。

◉ 治疗方法

◉ 现代医学治疗

可选用用麻黄碱或咖啡因等进行治疗。

◉ 中医治疗

（1）金锁固精丸15克，分2次吞。

（2）缩泉丸15克，分2次吞。

（3）恐惧，头痛心悸，体倦腰酸者用：龙骨25～100克（先煎），牡蛎25～50克（先煎），白芍5～15克，桂枝7.5～15克。

（4）面色白，精神萎靡者用：益智仁15～25克，茯神10～20克，白芍5～15克，黄肉7.5～15克。

分推腹阴阳

分推腹阴阳

分推腹阴阳 200 次，可配合按揉丹田穴，以热为度。

脐眼

摩腹

每日摩腹 20 分钟，可有效缓解小儿遗尿。

取穴推拿

快速取穴

命门穴
位于人体腰部的后正中线上，肚脐的正后方，第二腰椎棘突下凹陷处。

膀胱俞穴
人体背后正中线旁开食指、中指两指横宽，即1.5寸，平第2骶后孔的位置。

白环俞穴
人体背后正中线旁开食指、中指两指横宽，即1.5寸，平第4骶后孔的位置。

三阴交穴
人体小腿内侧，足内踝上缘四指宽，踝尖正上方胫骨边缘凹陷中即是。

推拿方法

命门穴
施术者以拇指指腹或手掌鱼际揉擦腰部的命门穴。

力度	手法	时间
★★	揉擦	1分钟

膀胱俞穴
施术者以拇指指腹或手掌鱼际推擦腰部以下的膀胱俞穴。

力度	手法	时间
★★★	推擦	2分钟

白环俞穴
施术者以拇指指腹或手掌鱼际推擦腰部以下的白环俞穴。

力度	手法	时间
★★★	推擦	2分钟

三阴交穴
施术者手掌轻握其小腿下部，四指贴近外侧，拇指于内，以拇指指腹按揉足内踝上缘四指宽的三阴交穴。

力度	手法	时间
★★★	按揉	2分钟

拔罐选穴与治疗方法

精确取穴

神阙穴
位于人体的中腹部，脐中央。

气海穴
位于人体下腹部，前正中线上，当脐中下1.5寸处。

关元穴
位于人体下腹部，当前正中线上，当脐中下3寸处。

肾俞穴
位于人体腰部，第2腰椎棘突下旁开1.5寸处。

命门穴
位于人体腰部，当后正中线上，第2腰椎棘突下凹陷处。

腰阳关穴
位于人体腰部，当后正中线上，第4腰椎棘突下凹陷中。

膀胱俞穴
位于人体骶部，第2腰椎左右2指宽处，与第2骶后孔齐平。

选穴及操作步骤

● 单纯火罐法	神 阙		
让患儿取仰卧位 ➡	用闪火法将罐吸拔在神阙穴位上，留罐3～5分钟		
● 出针罐法	①肾俞 膀胱俞 气海 ②命门 腰阳关 关元		
每次治疗时，只选取1组穴位 ➡	对穴位皮肤进行常规消毒 ➡	用毫针刺入穴位，并捻转之，留针10分钟 ➡	出针后，用闪火法将罐吸拔在针刺部位上，留罐5～10分钟
● 艾灸罐法	①肾俞 膀胱俞 气海 ②命门 腰阳关 关元		
每次治疗前，只选取1组穴 ➡	将罐吸拔在穴位上，留罐15分钟		

112

百日咳

百日咳，俗称"鸡咳""鸬鹚咳"，是一种儿童常见的传染病，多为嗜血性百日咳杆菌引起急性呼吸道传染病，经由飞沫传染。临床上以阵发性痉挛性咳嗽、鸡鸣样吸气吼声为特征，病程可长达2～3个月，因此起名为百日咳。此病多发生于冬春两季。

● 病症诊断

症状可分为三期：

炎症期：初起现象为微热、咳嗽、流涕等，类似感冒，为期7天左右。

痉咳期：咳嗽逐渐加重，且呈阵发性咳嗽，尤以夜间为多。发作时以短咳形式连续咳十余声至数十声，形成不断的呼气。咳毕有特殊的鸡鸣样回声。易引起呕吐。病程常延长到2～3个月。

减退期：阵咳逐渐减轻，次数减少，趋向痊愈。为期2～3周。

● 治疗方法

● 现代医学治疗

首选红霉素20～40毫克/千克体重/日，分4次口服，或阿奇霉素5～10毫克/千克体重/日，口服或静脉滴注，每日1次。

● 中医治疗

（1）大蒜25克，加冷开水浸泡10小时后，用纱布过滤，取水加糖口服。

（2）鸡胆（其他禽胆也可以）1只，隔水蒸熟，加白糖调服。1岁每次1/4只；2岁每次半只；5岁每次1只。每日1次，连服4～5日。制剂百日咳片，每岁每次服1片，每日3次。或取猪、羊、牛胆烘干备用，每日服0.5～1克，酌加白糖，分3次服。连服4～5日。或用贯叶蓼50克，水煎服。

揉中脘

揉中脘：用指端或掌根按揉中脘，称揉中脘。

推中脘：自天突起沿胸部正中线直下推至中脘，称推中脘。

拔罐选穴与治疗方法

精确取穴

肺俞穴

位于人体背部，当第3胸椎棘突下，旁开1.5寸处。

大椎穴

位于人体背部，第7颈椎棘突下凹陷中。

风门穴

位于人体背部，当第2胸椎棘突下，旁开1.5寸处。

身柱穴

位于人体背部，第3胸椎棘突下凹陷中。

选穴及操作步骤

● **出针罐法①**	大椎 身柱 肺俞
让患儿取俯卧位，对穴位皮肤进行消毒 → 用1寸毫针点刺上述穴位 → 得气后出针 → 采用闪火法将罐吸拔在被刺后的穴位上，留罐5分钟	

● **出针罐法②**	双侧肺俞穴 风门
让患儿取俯卧位以暴露背部，对穴位进行常规消毒 → 用毫针刺穴位，并捻转毫针轻轻刺激穴位 → 出针后用闪火法将罐吸拔在穴位上，留罐5分钟	

本章看点

● **月经失调**
是指月经周期行经日期或者经量失调紊乱

● **痛经**
是指经期前后行经期间，出现下腹部痉挛性疼痛、恶心、
呕吐、全身不适的现象

● **盆腔炎**
是指子宫、输卵管、卵巢等炎性病变

● **子宫脱垂**
子宫从正常位置沿阴道下降的现象

第八章

妇科

妇科疾病是女性常见病、多发病。但由于许多人对妇科疾病缺乏应有的认识，缺乏对身体的保健，加之各种不良生活习惯等，使生理健康每况愈下，导致一些女性疾病缠身，且久治不愈，给正常的生活、工作带来极大的不便。但是只要选对药物，找到适合自己的治疗方法，还是能恢复和维持身体的健康的。

月经失调

由于激素的作用，使子宫内膜起周期性变化后，周期性的子宫出血，就成为月经。第一次月经称初潮，现代女性月经初潮平均在12.5岁，绝经年龄通常在45～55岁之间。月经失调是指由于心理或生理因素不正常所引起的月经周期超前或落后，行经日期的紊乱、或者经量过多或过少。如果出现月经失调，应当及时治疗，不能忽视。

● 病症诊断

月经是女性正常的生理现象，但是由于受到环境影响、女性健康状况和其他疾病的影响，会出现月经失调的现象。因此，在治疗时应了解病因，并进行妇科检查，针对病因进行针对性的治疗。

● 治疗方法

● 现代医学治疗

内分泌周期治疗：在月经的第5天开始，每晚服己烯雌酚1毫克，连服20天，最后5天，每天加黄体酮10毫克，肌内注射，在治疗完毕后3～5天月经来潮，可连续进行3个周期。必要时可用复方炔诺酮或复方甲地孕酮治疗，服法是在月经的第5天起，每晚服1片，共服20天。

月经量多，可以在行经时，注射丙酸睾丸素25毫克，每日1次，连续2～3天。经量减少后可减为3天注射1针，1个月内总量不得超过250毫克。

子宫收缩剂：益母草流浸膏，每日3次，每次3毫升。

止血药：仙鹤草素，肌内注射，每次5毫升。

● 中医治疗

（1）虚热：月经提前，经量较少，颜色淡，头晕，耳鸣，腰酸，舌红或光，脉细数，宜养阴清热。生地、熟地各25克，地骨皮20克，白芍、玄参、当归各15克，川芎5克，煎汤服。

（2）虚寒：经期延后，经量少，颜色暗淡，怕冷，舌苔发白，脉沉迟，宜养血温经。益母草、熟地各25克，白芍、香附、当归各15克，川芎7.5克，艾叶5克，肉桂5克（后下）。

加减法：经量过少者加淫羊藿15克，巴戟肉或仙茅15克，红花7.5克。

月经失调的调理

女性生殖器（剖面图）

外生殖器包括阴阜、大阴唇、小阴唇、阴蒂、阴道前庭、尿道口、前庭大腺、阴道口、处女膜和会阴。

- 输卵管
- 卵巢
- 子宫
- 膀胱
- 耻骨联合
- 尿道
- 阴蒂
- 阴道
- 外阴部
- 直肠
- 肛门

鸵鸟式调经法

双腿内侧并拢，吸气，身体向前靠近双腿，双手抓住双脚的脚踝或是将手心放在脚心下，背部挺直，延伸颈部前侧，拉长整个背部。

114

取穴推拿

快速取穴

气海穴
位于体前正中线，脐下1寸半的位置即是。

血海穴
屈膝，在大腿内侧，髌底内侧端上2寸，股四头肌内侧头的隆起处即是。

太溪穴
足内侧，内踝后方与脚跟骨筋腱之间的凹陷处即是。

公孙穴
足内侧第1跖骨基底部前下缘，第1趾关节后1寸处。

推拿方法

气海穴
以中指指腹或手掌掌心在脐下1.5寸的气海穴作回旋摩动。

力度	手法	时间
★★★	摩法	3分钟

血海穴
屈膝，略抬起左腿；以右手拇指指腹在膝盖内侧上方的血海穴做回旋摩动。

力度	手法	时间
★★★	摩法	2分钟

太溪穴
屈膝，以食指或中指指端按压足内侧，内踝后方与脚跟骨筋腱之间凹陷处的太溪穴。

力度	手法	时间
★★★	按压	3分钟

公孙穴
将左足翘起放在右腿上；用右手轻握左足背，以中指或拇指指端垂直按压公孙穴，有酸、麻、痛的感觉。

力度	手法	时间
★★★	按压	3分钟

刮痧治疗

刮痧取穴

肝俞穴
背部，当第9胸椎棘突下，旁开1.5寸。

脾俞穴
背部，当第11胸椎棘突下，旁开1.5寸。

刮法	刺激程度	次数
面刮、垂直按揉	轻度	40

天枢穴
平脐中，距脐
中2寸处。

归来穴
下腹部，当脐中下
4寸，距前正中线2寸。

太冲穴
脚背部第1、2跖骨结合部
之前凹陷处。

食疗保健

鸡蛋马齿苋汤

马齿苋250克，鸡蛋2个，盐适量。将马齿苋用清水洗净，鸡蛋煮熟后去掉壳，将马齿苋、鸡蛋放入锅内一起煮5分钟，放入盐调味即可食用。每日1剂，分2次食用，吃蛋喝汤。

114

痛经

痛经是指经期前后或行经期间，出现下腹部痉挛性疼痛、恶心、呕吐、全身不适的现象。痛经分为原发性痛经和继发性痛经两种。原发性痛经又称为功能性痛经，指生殖器官并没有明显的异常，而出现痛经的现象。继发性痛经则是由于生殖器官的病变导致的痛经，如子宫内膜异位症、盆腔炎、肿瘤等。

● 治疗方法

● 现代医学治疗

止痛解痉剂：延胡索乙素片，每次2片，每日3次；优散痛，每日3次，每次一片；阿托品0.5毫克，肌内注射。

内分泌治疗：黄体酮10毫克。在月经前6天开始，每日注射1次，共5次，持续3个月。

己烯雌酚1毫克，月经第5天开始，每晚1次，共20天。

● 中医治疗

益母草125克，酌加红糖，水煎服；生姜3片，红糖100克，水煎服；珍珠菜根25克，艾叶5克，水煎服；泽兰叶、苦楝子、香附、茺蔚子各15克，水煎服。

除了腹痛之外，痛经还会出现经行不畅，颜色发紫，有血块，怕冷等症状，经常是由于气滞、血淤、寒凝造成的，应以理气活血温中法为主进行治疗。

（1）香附、失笑散各20克，当归、玄胡索各15克，川芎、红花各7.5克，肉桂5克（后下）。

加减法：如腹胀加莪术20克，乌药15克；呕吐加姜半夏15克，干姜5克；大便溏薄，加木香7.5克，炮姜5克；怕冷加吴茱萸7.5克，熟附块5克。

（2）失笑散25克，肉桂5克，研成细末，分12包，在经前6天开始服，每日2次，每次1包，开水冲服。

● 其他注意事项

经过以上方法治疗后，仍未见效者，应进一步检查。如为器质性病变引起者，应针对原发疾病进行治疗。

痛经的自我调理

加强侧伸展式

吸气，将双腿分开，略宽于肩，双手掌心合十放在背后，指尖朝上，吸气，抬头向后伸展，呼气，让上身靠近右腿的前侧，放松上身和头部。

猫伸展式

让双膝关节和手心撑在垫子上，吸气，向上抬头，塌腰，臀部上提，手臂撑住肩膀让胸部扩展，呼气，低头，下颌触碰锁骨，背部向上拱起，背部和髋关节向内回收。

115

取穴推拿

快速取穴

气海穴
位于体前正中线，脐下1寸半的位置即是该穴。

关元穴
位于人体下腹部，前正中线上，当脐中下四指横宽，即3寸的位置。

行间穴
第1趾、第2趾合缝后方赤白肉分界处的凹陷中即是。

水泉穴
此穴位于人体足内侧，内踝后下方，太溪穴直下1寸的凹陷处即是。

推拿方法

气海穴
以中指指腹或手掌掌心在脐下1.5寸的气海穴回旋摩动。

力度	手法	时间
★★★	摩法	2分钟

关元穴
双手放在小腹上，掌心朝下，以中指指腹或手掌掌心在脐中下3寸的关元穴做回旋摩动。

力度	手法	时间
★★★	摩法	2分钟

行间穴
屈膝跷脚，以食指或中指指腹按压脚部第1～2趾合缝后方赤白肉分界处凹陷中的行间穴，有较为强烈的痛感。

力度	手法	时间
★★★	按压	2分钟

水泉穴
屈膝，以拇指或食指指腹点压足内侧、内踝后下方凹陷处的水泉穴。

力度	手法	时间
★★★	点压	2分钟

拔罐选穴与治疗方法

精确取穴

次髎穴
位于骶部，当髂后上棘内下方，适对第2骶后孔处。

关元穴
位于下腹部，前正中线上，当脐中下3寸之处。

归来穴
位于人体的下腹部，当脐中下4寸，距前正中线2寸之处。

中极穴
位于下腹部，前正中线上，当脐中下4寸之处。

足三里穴
位于外膝眼下3寸，距胫骨前嵴1横指，当胫骨前肌上。

三阴交穴
位于小腿内侧，足内踝尖上3寸，胫骨内侧缘后方。

选穴及操作步骤

● 单纯火罐法①	次髎 关元 归来　三阴交 足三里
治疗时间选取在患者经期前2~3日或者来月经时	→ 采用闪火法将火罐吸拔在上述穴位上，留罐15~20分钟

● 单纯火罐法②	中极

| 让患者取仰卧位以充分暴露穴位 | → 用转火法进行吸拔，使患者皮肤局部有抽紧感 | → 如果在施治5分钟后疼痛并没有减轻，那么施治者可用手握住罐底上下提拉，注意提拉罐具时不可离开皮肤。提拉火罐时间以半分钟为宜，这样可以有效改善疼痛处的肌肉血流情况，以使疼痛得以缓解，最后留罐15分钟 |

115

盆腔炎

盆腔炎是妇科的常见疾病，它是指子宫、输卵管、卵巢、盆腔腹膜及盆腔结缔组织的炎性病变。盆腔炎可以在某一部分或几个部分同时发生，临床上往往难以区分，故统称为盆腔炎。盆腔炎可分为急性盆腔炎和慢性盆腔炎两种。

● 病症诊断

阴道分泌物增多；最近有分娩或流产病史；有怕冷、发热、头痛等症状；下腹部疼痛、有压痛及反跳痛；阴道检查发现子宫颈有触痛，子宫体有压痛，一侧或双侧附件增厚或有肿块，有压痛。

● 治疗方法

● 现代医学治疗

青霉素640～800万单位/日；克林霉素0.6～1.8克/日，环丙沙星0.2～0.4克/日，联合用药，每日2次；甲硝唑注射液0.2克/日，头孢曲松钠2克/日，联合使用，每日2次。

有脓肿形成者，经治疗后仍不消失，可考虑手术切开引流。

● 中医治疗

宜清热解毒，理气活血。连翘、金银花、红藤、败酱草各50克，延胡索、桃仁、薏苡仁各20克，丹皮、赤芍各15克。

加减法：大便秘结者，可加生大黄15克；腹部有肿块者，可加莪术、三棱各20克，外敷金黄膏。

女性盆腔器官

女性盆腔器官包括卵巢、输卵管、子宫和膀胱。盆腔炎也是指这几个部位的炎性病变。

卵巢

输卵管

子宫

膀胱

刮痧治疗

刮痧取穴

心俞穴

背部，当第5胸椎棘突下，旁开1.5寸。

脾俞穴

背部，当第11胸椎棘突下，旁开1.5寸。

肾俞穴

腰部，当第2腰椎棘突下，旁开1.5寸。

八髎穴

左右共8个穴位，分别在第1、2、3、4骶后孔中，合称"八穴"。

刮法	刺激程度	次数
面刮、平面按揉	轻度	40

内关穴

前臂正中,腕横纹上2寸,在桡侧屈腕肌腱同掌长肌腱之间。

血海穴

大腿内侧，髌底内侧端上2寸，股四头肌内侧头的隆起处。

食疗保健

生地粳米粥

生地黄30克，粳米60克。生地黄切片，用清水煎煮2次，取汁100毫升。粳米熬粥，快熟时放入煎好的生地黄药汁，粥熟后即可食用。

败酱玫瑰饮

败酱草30克，佛手10克，玫瑰花10克。将以上材料用水煎服，每日1剂，连服6天。

116

拔罐选穴与治疗方法

精确取穴

腰眼穴
又名鬼眼，位于腰部，当第4腰椎棘突下，旁开约3.5寸凹陷中。

关元穴
位于下腹部，前正中线上，当脐中下3寸之处。

腰阳关穴
原名阳关，近称腰阳关，别名脊阳关、背阳关。位于腰部，当后正中线上，第4腰椎棘突下凹陷中。

上髎穴
位于骶部后正中线与髂后上棘间凹陷处，适对第1骶后孔，外与小肠俞相平。

次髎穴
位于骶部，髂后上棘内下方1寸许，适对第2骶后孔凹陷处，外与膀胱俞相平。

中髎穴
位于骶部，当次髎下内方，适对第3骶后孔处。

下髎穴
位于骶部，当中髎下内方，适对第4骶后孔处。

足三里穴
位于外膝眼下3寸，距胫骨前嵴1横指，当胫骨前肌上。

丰隆穴
位于小腿前外侧，外踝尖上8寸，胫骨前缘外2横指（中指）处。内与条口相平，当外膝眼（犊鼻）与外踝尖连线的中点。

曲骨穴
位于人体的下腹部，当前正中线上，耻骨联合上缘的中点处。

选穴及操作步骤

● **温水罐法**	肾俞 腰眼 腰阳关 八髎 关元 曲骨 气海 归来 三阴交 足三里

让患者取侧卧位并露出腰骶部 → 选用内置半罐温水的中号玻璃罐 → 用投火法迅速将罐吸拔在各穴上（一般都是先拔左侧再拔右侧）

→ 罐拔后让患者身体改为俯卧位，留罐15分钟 → 起罐后，也用上述方法吸拔腹部穴位并留罐15分钟

● **挑刺罐法**	肾俞 腰眼 腰阳关 八髎 关元 曲骨 气海 归来 三阴交 足三里

让患者取一定适宜体位并对穴位皮肤进行常规消毒（每次仅选2~4个穴位） → 用三棱针先在所选穴位上挑刺至出血 → 用闪火法将火罐吸拔在挑刺的穴位上 → 在其他穴位上再施以单纯火罐法，留罐10~15分钟

116

子宫脱垂

子宫脱垂是指子宫从正常位置沿阴道下降，宫颈外口达坐骨棘水平以下，甚至子宫全部脱出于阴道口以外的现象。子宫脱垂是一种常见的妇科病，俗称"落袋"或"阴挺"。

● 病症诊断

患者常感觉会阴处坠胀，有物脱出，劳累后病情加剧。并伴随腰酸、大便困难、小便失禁等症状；子宫脱垂严重者，子宫局部可能有感染或糜烂。

● 治疗方法

● 现代医学治疗

子宫托可以支持盆腔底组织，使子宫不致下垂。常用为喇叭花形子宫托，应由医院选配后，再进行使用，使用时要把子宫托放入阴道内。

手术疗法适用于Ⅱ、Ⅲ度子宫脱垂或久治无效者。

● 中医治疗

（1）金樱子100克，水煎服。

（2）棉花根100～200克，水煎服。

（3）韭菜250克，煎汤熏洗外阴部。

（4）本病多由于气虚下陷所造成，治疗时应补气升提。枳壳25克，白术、黄芪、党参、当归各15克，陈皮、升麻各7.5克，甘草5克，柴胡5克。

中成药可选用：补中益气丸，每日15克，分二次服；丹参、枳壳各25克，五倍子、诃子各15克，煎汤，熏洗外阴部。

子宫脱垂的程度

第Ⅰ度：子宫位置比正常稍低，子宫颈仍在阴道口之内。

第Ⅱ度：子宫颈及部分子宫体露于阴道口外。

第Ⅲ度：子宫颈及子宫体全部脱出于阴道口外。

第Ⅰ度
第Ⅱ度
第Ⅲ度

刮痧治疗

刮痧取穴

百会穴

头部，当前发际正中直上5寸或两耳尖连线中点处。

刮法	刺激程度	次数
面刮、平面按揉	轻度	40

肾俞穴

腰部，当第2腰椎棘突下，旁开1.5寸。

八髎穴

左右共8个穴位，分别在第1、2、3、4骶后孔中，合称"八穴"。

三阴交穴

小腿内侧，足内踝尖上3寸，胫骨内侧缘后方。

照海穴

内踝尖正下方凹陷处。

食疗保健

芡实山药粥

芡实粉、山药粉各20克，核桃粉30克，红枣10枚（去核），粳米100克，白糖适量。将准备好的材料一同放入锅内煮粥，快熟时加适量白糖调味食用。

拔罐选穴与治疗方法

精确取穴

心俞穴
位于背部，当第5胸椎棘突下，旁开1.5寸处。

灵台穴
位于人体背部，当后正中线上，第6胸椎棘突下凹陷中。

肺俞穴
位于第3胸椎棘突下，旁开1.5寸处。

天枢穴
位于人体正面腹部，脐中旁开2寸处。

肝俞穴
位于背部脊椎旁，第9胸椎棘突下，左右二指宽处或第9胸椎凸骨下，左右旁开1.5寸处。

脾俞穴
位于人体背部，在第11胸椎棘突下，左右旁开两指宽处。

胃俞穴
位于背部，当第12胸椎棘突下，旁开1.5寸处。

选穴及操作步骤

● 单纯火罐法	天枢 肺俞 心俞 灵台 肝俞 脾俞 胃俞

先让患者取俯卧位 →	用闪火法将火罐吸拔在背部穴位上，并留罐15～20分钟 →	待起罐后再让患者取仰卧位 →	用闪火法将罐吸拔在天枢穴上，留罐15～20分钟

● 密排罐法	第12胸椎至骶尾段脊柱中线及两旁的膀胱经循行线

先让患者取俯卧位 →	采用闪火法在12胸椎以下督脉及两侧膀胱经密排罐法，留罐15～20分钟

117

附录 常见中草药

紫萍

【中文学名】浮萍草。

【别名】紫背浮萍。

【植物形态】 浮萍科，浮萍属。多年生小草本植物，漂浮于水面。茎似叶，呈倒卵状，扁平，圆形，通常3~4片生长在一起，正面呈绿色，有光泽，反面紫色，垂生多数细根。花朵极小。通常6~7月开花。

【生长环境】 多生在池塘、渠道、水田等地方。

【采收加工】 全草入药。6~9月捞取，洗净，晒干，亦要拣去杂质。

【性味功效】辛寒。具有发汗透疹、清热、利尿消肿之功效。

【主治用法】 ①麻疹透发不畅，风疹发痒。②感冒发热无汗。③水肿、小便不利。

以上病症用量5~15克，大剂量可用50克，煎服。

鸭跖草

【中文学名】鸭跖草。

【别名】碧竹子、翠蝴蝶。

【植物形态】 鸭跖草科，鸭跖草属。高约30厘米，属一年生草本植物。茎下部横卧地面，节上常生根，上部直立。叶形似竹叶，互生。茎梢开蓝花，花外面有心状卵形、折合的绿色苞片。果实为白色：多汁，成熟时3裂。通常8~10月开花。

【生长环境】 多生在田垄边、路旁、水沟、河边、树下、墙脚等阴凉湿润处。

【采收加工】全草入药。5～8月采收，洗净，晒干，切断。注意防霉。

【性味功效】苦寒。具有清热解毒、强心、利尿、消肿之功效。

【主治用法】①急性热病引起的高热，或高热昏迷而有心力衰竭的现象。②咽喉肿痛、疮痈肿毒、关节肿痛、痔疮肿痛及蛇咬肿痛等症。③痢疾、感冒、鼻炎、头痛等症。④尿道炎、膀胱炎、小便不利、水肿、腹水、脚气水肿。上述病症用量50克，必要时可用250～350克，煎服。⑤流行性腮腺炎：取鲜草100克，用冷开水洗净，捣烂绞汁服。

乌　柏

【中文学名】乌桕根皮。

【别名】桕树。

【植物形态】 大戟科，乌桕属，高可达10～13米，属落叶乔木。全株含有白色毒性乳汁。叶互生，呈菱状卵形，顶部尤为尖细。长和宽均为3～30厘米，秋季会变为红色；叶柄上端有2个突起的腺。花朵有雌雄之分，较小，呈黄绿色，密集丛生于枝干顶端，呈细长花穗，起初均为雄花，随后在花穗的基部有1～4朵雌花。果实近乎球形，熟时呈黑色，裂开时为3瓣，各瓣均有1粒种子。种子呈黑色，外面有白蜡层。通常4～8月开花，10～11月结果。

【生长环境】常栽培于路边、河边或渠道旁等地。

【采收加工】根入药。10～2月采根皮，洗净，切断，晒干。

【性味功效】苦温。具有泻下、解毒、祛风、活血之功效。

【主治用法】腹水肿胀、毒蛇咬伤：常用量为15～20克，用水煎服。

【附】①乌桕白蜡（种子外的蜡）可用来治愈手足皮肤开裂。②乌桕叶可用来治愈皮肤湿疹等病症：取适量药物用水煎汤外洗。

【注】 本品含有花椒素等成分。毒蛇咬伤后可服用嫩枝梢，同时需要饮用大量冷开水，这样可以延缓中毒速度。

两面针

【中文学名】两面针。

【别名】入地金牛、山椒。

【植物形态】芸香科，花椒属。高可达1～2米，属常绿藤状灌木。根皮黄色，常有褐色点状小斑，尝之有持久的麻舌感。枝、叶柄、叶脉均生有小钩刺。叶呈羽状复叶，互生，有小叶5～11片；小叶呈卵状椭圆形，有油点，边缘有浅齿。花为白色，生在叶腋。果实呈球形。种子成熟时黑色，有麻辣味。

【生长环境】多产于两广、湖南、云南、台湾。常生于山野及灌木丛中。

【采收加工】根入药。一年四季均可挖采。

【性味功效】辛苦平。祛风活络，散淤止痛，解毒消肿。

【主治用法】①胃痛、风湿骨痛、腰肌劳损、跌打损伤；②破伤风、毒蛇咬伤。上述病症用根10～25克，煎服。

【附】①两面针叶散淤止痛。鲜叶捣敷，治跌打损伤。②两面针皮（茎皮）功效用法同根。

【注】本品有小毒，用量不可过大。过量则会引起中毒现象。

酢浆草

【中文学名】酢浆草。

【别名】酸浆草、三叶酸。

【植物形态】酢浆草科，酢浆草属。属多年生草本植物。茎较细弱，匍匐或斜升，常节上生根。掌状复叶互生；小叶3片，呈倒心形，顶端凹入，有时带紫红色。花为黄色，小，一至数朵生于叶腋。果实呈圆柱形，具有棱。春秋季连续开花。

【生长环境】多生于田野、路旁、墙脚下等处。

【采收加工】全草入药。6～8月采收，洗净，晒干。

【性味功效】酸寒。具有利尿、清热、消炎、止痛、活血之功效。

【主治用法】①小便不利、尿道涩痛。②尿路结石，尿血、白带异常。③咳嗽、哮喘。④黄疸肝炎。上述病症常用药量为15～50克，煎服。⑤痔疮脱肛、脚癣、湿疹：取适量全草，煎汤熏洗。⑥跌打损伤、疮毒痈肿：鲜草适量，捣烂外敷患处，可同时煎汁内服。

合萌

【中文学名】合萌角。

【别名】田皂角、水槐子。

【植物形态】豆科，合萌属。高可达30～100厘米，属一年生草本植物。茎中空，直立。复叶互生，有小叶20～30对，线状长椭圆形，晚上闭合。花为黄色，常3～6朵生腋出花梗上。豆荚细长，扁平，有6～10节，成熟后节节分离。通常7～8月开花，9～10月结果。

【生长环境】多生池塘边、水田边或水沟旁等潮湿处。

【采收加工】全草入药。6～7月采收，洗净，晒干。

【性味功效】苦平。具有清热解毒、利尿、外用祛风之功效。

【主治用法】①荨麻疹：适量，煎汤外洗。②疖痈。③小便不利。④乳汁不通。⑤蛲虫、蛔虫病，可配合苦楝皮同用。上述病症用量10～25克，煎服。⑥外伤出血：取适量鲜草，洗净，打烂外敷患处。

【附】①梗根通（根）治小儿疳积：用根25克，炒焦，水煎，去渣取汁再加入猪肝100克，燉服，可加盐或白糖，吃肝和汤。②梗通草（剥去外皮的主茎）清热，利小便，通乳汁。治小便不利，热病烦渴，乳汁不通：5～15克，煎服。

六月霜

【中文学名】刘寄奴。

【别名】九里光、千粒米。

【植物形态】菊科，蒿属。高可达60~130厘米，属多年生草本植物。叶呈卵形或卵状披针形，互生，边缘有尖齿，反面有蛛丝状毛，茎下部叶在花开时枯落。头状花呈白色，小，密集枝顶，稍有芳香。通常7~9月开花，9~10月结果。

【生长环境】多生在河旁草丛等地。

【采收加工】全草入药。6~8月采收，洗净，晒干。

【性味功效】苦温。具有活血，通经，止痛，消食之功效。

【主治用法】①月经不通、淤积腹痛：15~20克，煎服。也可配合桃仁、当归、川芎等。②乳痈肿痛：50~100克，煎汁分两次服。③跌打损伤：用50克煎服；或用鲜草100克，洗净，捣汁服，也可酌加少量黄酒冲服。④丝虫病引起的象皮肿：每天100克，煎服。⑤食积不消、疹气、腹痛胀满：25~50克，煎服，也可配合消化药和理气药同用。

土茯苓

【中文学名】土茯苓。

【别名】禹余粮、过山龙。

【植物形态】百合科，菝葜属。属攀缘状灌木，地下块茎成不规则结节状，表面褐色，坚硬，内粉性肉质。茎细长而光滑。叶革质，披针形，正面深绿色，反面粉白色，叶腋常有2卷须。花呈黄绿色，小，生于叶腋。果实为球形，熟时呈蓝紫色。通常7~11月开花，11月至次年4月结果。

【生长环境】多生于山坡路边，常攀援于其他树上。

【采收加工】根入药。一年四季均可采挖、洗净、切片、晒干。

【性味功效】甘淡平。具有祛湿热、利筋骨、解毒之功效。

【主治用法】①风湿骨痛。②恶疮肿毒、皮炎。③胃气痛、腹泻。④肾炎。上述病症用量25～50克，大剂量可用100～150克，煎服。⑤治甲状腺肿大：同黄药子各15克，煎服。

益母草

【中文学名】益母草。

【别名】益母艾、野天麻。

【植物形态】唇形科，益母草属。高30～120厘米，属二年生草本植物。茎叶都有细毛，茎方，直立而单一。根出叶有长柄，有5～9圆的浅裂；茎生叶对生，有短柄，深裂，茎梢的叶狭长而不裂。花小，淡红或紫红色，簇生于叶腋，层层排列。果实小，呈褐色，三棱状。通常6～8月开花，7～9月结果。

【生长环境】多生于田野、路旁、水沟边、宅旁等处。

【采收加工】全草入药。7～8月采收，洗净，晒干。

【性味功效】辛苦微寒。具有活血调经、降血压、利尿消肿之功效。

【主治用法】①月经不调、月经来潮前小腹胀痛。②产后淤血阻滞、腹痛。③高血压、肾炎水肿。上述病症用量15～50克，煎服。

【附】①茺蔚子（果实）又名为"三角胡麻"、"小胡麻"。与益母草功用基本相同；亦可配合桑叶、白菊花、青葙子，可用于眼红肿痛，7.5～25克，煎服。②益母花（花）功效与益母草相似，并有补血作用。用于贫血体弱：5～15克，煎服；或加红枣6～10只，一同煎。③童子益母草（嫩苗）功效与益母草相似，并有补血作用。一般用25～50克，煎服。

【中文学名】茅莓。

【别名】国公、红梅消。

【植物形态】蔷薇科，悬钩子属。高为1～2米，属落叶灌木。枝条有倒生小刺，呈拱形或带匍匐性。羽状复叶互生；小叶3片，边缘有不整齐粗齿，反面密生白色绒毛。花为粉红色，数朵生于枝顶。果实呈球形，成熟时为深红色。通常5～6月开花，7～8月结果。

【生长环境】多生于向阳的山坡或草丛中。

【采收加工】全株入药。6～7月采收，洗净，晒干。

【性味功效】甘苦凉。具有清热解毒、活血消肿之功效。

【主治用法】①跌打损伤：可配合金雀根、接骨木、积雪草、水苦荬等，25～50克，煎服。②湿疹、皮炎：全草适量，煎汤熏洗。③疮痈肿毒：鲜草洗净，捣烂敷患处。

【附】茅莓根（根）清热解毒，活血消肿，祛风除湿。可治跌打损伤、感冒高热、咽喉肿痛、肝炎、咳血、咯血、肾炎水肿、尿路感染、风湿骨痛；又可治干血痨（月经闭止、手心发热、身体消瘦），可配合童子益母草、平地木、菜、仙鹤草、红枣等。以上病症用量25～50克，煎服。

苦 楝

【中文学名】苦楝。

【别名】金铃子。

【植物形态】楝科，楝属，高6～10米。属落叶乔木。树冠呈伞形，稀疏。嫩枝为绿色，老枝则呈紫褐色。羽状复叶大，互生；小叶有很多深浅不一的钝齿。花为淡蓝紫色，集合成腋生的大圆锥形花丛。果实肉质，近乎球形，熟时黄色。通常4～5月开花，10月结果。

【生长环境】栽培。

【采收加工】种子入药。10~12月采收，洗净，敲扁或切开晒干。本品易霉蛀，须经常翻晒。

【性味功效】苦寒。具有理气止痛、杀虫、治癣之功效。

【主治用法】①胃痛、腹痛、疝气痛，可配合元胡或香附等；治疝气痛可与橘核、小茴香等配用。②蛔虫引起的腹痛。以上病症用量7.5~25克，煎服。③头癣：将苦楝子炒黄，研成粉末，加等量凡士林或猪油调匀外搽。

【附】①苦楝根皮（根皮）详见驱虫药。②楝树叶（叶）外用可治湿疹瘙痒：15~20克，与蜀羊泉等量煎汤外洗。

【中文学名】枳。

【别名】臭橘、枸橘。

【植物形态】芸香科，枸橘属。最高可达3米多，属落叶灌木或小型乔木。茎干和枝呈绿色。小枝扁，有棱角，顶端变坚硬刺。复叶互生；小叶3片，带革质，有半透明油点，边缘有小锯齿。花呈白色，生于去年枝上，叶前开放。果实为球形，外有柔毛，熟时黄色，有香气。通常4月开花，9~10月结果。

【生长环境】常栽培作绿篱用。

【采收加工】种子入药。7~10月采摘，切成小块，晒干。

【性味功效】辛苦温。具有利气，健胃，通便之功效。

【主治用法】①胃部胀满、消化不良、便秘。②子宫脱垂、脱肛。③疝气。④乳房结核。以上病症用量15~25克，大剂量可用50克，煎服。

【附】枸橘叶（叶）又叫"臭橘叶"。行气消结，止呕。治噎膈、反胃、呕吐、口疮：10~25克，煎服。治噎膈，可配石见穿、威灵仙等；治反胃、呕吐，可配姜半夏、竹茹等。

大 蓟

【中文学名】大蓟草。

【植物形态】菊科，蓟属。高可达60～100厘米，属多年生草本植物，全株密生白色丝状毛。根肉质，簇生，通常呈长纺锤形或长锥形。叶互生，羽状深裂，裂片5～6对，边缘牙齿状，齿顶生刺。头状花，紫红色，顶生，较小蓟花大，外面有短刺。通常5～6月开花，8月结果。

【生长环境】多生长在路旁、田野等处。

【采收加工】全草入药。5～7月采收，洗净，晒干。

【性味功效】甘苦凉。具有止血、散淤消肿之功效。

【主治用法】①疮痈肿毒，内服、外敷均可。②吐血、咯血、鼻出血、尿血、子宫出血等症，与小蓟草的止血功效相似，两药可同用，也可配合其他止血药。上述病症常用药量为15～25克，煎服。

【附】大蓟根又叫"六轮台"。具有止血，散淤、消肿、固涩之功效。①遗精、白带。②吐血、鼻出血、尿血、子宫出血。③黄疸、疮痈。上述病症常用药量为25～100克，煎服。

茜 草

【中文学名】茜草。

【别名】血茜草、地苏木、过山龙。

【植物形态】茜草科，茜草属。属多年生蔓草植物。根赤黄色。茎方，生倒刺。叶4片轮生，卵形或长圆形，叶柄、叶缘和叶反面均有刺。花呈淡黄色，小。果实呈球形，成熟时黑色。通常8～9月开花，9～10月结果。

【生长环境】多生于篱笆、屋边、园林等处。

【采收加工】根入药。9～11月挖根，洗净，晒干。防霉。

【性味功效】苦寒。具有止血、活血、散淤之功效。

【主治用法】①外伤出血：焙干研细末，外敷。②跌打损伤：可用15～20克，配合当归、桃仁、川芎或积雪草等，煎服。③吐血、咯血、鼻出血、尿血、便血、子宫出血等症：7.5～15克，煎服。④月经不畅：50克，煎服；也可配合童子益母草、虎杖根、马鞭草等。

【附】茜草藤（茎藤）原中药名叫"过山龙"。可活血消肿。治跌打损伤、痈肿：常用药量为15～25克，煎服。治痈肿：用新鲜茎叶适量，捣烂外敷患处。

半夏

【中文学名】半夏。

【别名】野芋头、地文、守田。

【植物形态】天南星科，半夏属。高不足40厘米。属多年生草本植物。地下块茎为黄白色，呈球形，每块茎生叶1～2片。叶有长柄，柄下部内侧生一珠芽，顶端有3片小叶。花茎单一，由块茎生出，花序顶生，上部生雄花，下部生雌花，外包一绿色或带紫色的大苞片，花轴上端细长，突出苞外。通常6月开花。

【生长环境】生在竹林、园圃、田野等阴湿处。

【采收加工】球状块茎入药。6～7月采挖后，擦去外皮，洗净，切成0.6～1厘米厚的片，按鲜半夏重量比例称取明矾粉6%，生姜5%打汁（反复打碎取汁，后可加水适量，打至姜渣无辣味为止），将半夏片、明矾粉、姜汁拌和入缸，腌3～6天，以嚼后5分钟不麻喉舌为标准。然后取出漂净，晒干。

【性味功效】辛温，有毒。具有化痰止咳、止呕之功效。

【主治用法】①咳嗽痰多，口不苦、不渴的可配合橘皮，痰稀白色的可再加干姜，也可与佛耳草等配合。②胃寒呕吐（口不渴）、妊娠呕吐。上述病症用药量为7.5～20克，煎服。本品有毒，内服须经炮制。

【注】还有一种"掌叶半夏"，民间亦作半夏用。

木槿

【中文学名】木槿。

【别名】木棉、荆条。

【植物形态】锦葵科，木槿属。高可达3米多，树皮呈灰褐色，属落叶灌木或小型乔木。叶子呈卵形或菱形卵状，互生，长3～7厘米，边缘有不规则的粗型齿纹，通常有3裂，有3条明显的主脉。花朵多为淡红紫色，单瓣生于叶腋，也有白色、紫色和重瓣的。果实整体呈长圆形，顶端呈尖嘴形状，有绒毛，成熟时会裂开成5瓣。种子背是有棕色长毛。通常8～9月份开花。

【生长环境】通常普遍栽培作为绿篱。

【采收加工】茎皮入药。一年四季均可采收，洗净，切断，晒干。

【性味功效】甘涩平。具有杀虫疗癣之功效。

【主治用法】顽固癣症，用米醋浸汁外涂。

【附】①木槿根（根）：性味甘微寒。具有清热除湿之功效。主治湿热白带。用量为50克，另加猪瘦肉50克同煮，吃肉饮汤。②白槿花（花）：性味苦寒。具有清热解毒之功效。主治腹泻、痢疾、湿热白带等，其治痢止泻效果颇为显著。常用量为每次15～25克，用水煎服或焙干研末吞服，每次用量为5克，每天2～3次。③朝天子（果实）：性味苦平。具有清肺、化痰之功效。治偏正头痛，取适量用水煎汤熏洗。治咳嗽痰喘，常用量为15～25克，用水煎服。

【注】①"白槿花"是木槿开白花的一个变种。②以"朝天子"为名的中药，有数种原植物，上海地区习惯上用木槿的果实。

长萼鸡眼草

【中文学名】长萼鸡眼草。

【别名】蚂蚁草、白斑鸠窝。

【植物形态】豆科，鸡眼草属。高7～15厘米，属一年生草本植物。茎绿色，细长，生有白色向上柔毛。复叶互生，小叶3片，呈倒卵形，主脉密生长毛，细脉平行。

花1~2朵生于叶腋，淡红色。果实呈椭圆形，很小，内仅有种子1粒。常7月开花。

【生长环境】 生于路边、草地上。

【采收加工】 全草入药。7~8月采收，洗净，晒干。

【性味功效】 辛寒。具有清热解毒、利尿、止泻之功效。

【主治用法】 ①感冒发热、咳嗽胸痛。②尿路感染。③肠炎腹泻、痢疾，可与车前草或紫花地丁配合同用。如有肠鸣，可加枳壳；腹痛可加红藤。以上病症用量25~50克，大剂量可用100克，煎服。

【注】 另有"鸡眼草"，形态与长萼鸡眼草相似，但茎较柔软，白色柔毛向下，小叶为长椭圆形，很少有毛。目前长萼鸡眼草常与鸡眼草混用。

酸 浆

【中文学名】酸浆。

【别名】金灯、灯笼草。

【植物形态】 茄科，酸浆属。高50~80厘米，属多年生草本植物，根状茎横卧地下。茎多单生，不分枝。叶阔卵形或卵形，长3~10厘米，宽3~7厘米，边缘有粗大钝齿。花白色。果生于一橘红色、灯笼状的萼内。通常5~9月开花，6~10月结果。

【生长环境】 生于田野、沟边等处，也有栽培。

【采收加工】 种子入药。9~10月采收，晒干。本品易霉、易蛀，须注意。

【性味功效】 酸平。具有清热、消肿之功效。

【主治用法】 （1）肺热咳嗽，可配合桑叶、枇杷叶等。（2）咽喉肿痛，可与蒲公英等同用。上述病症用量7.5~15克，煎服。

翻白草

【中文学名】翻白草。

【别名】叶下白、鸡爪参。

【植物形态】蔷薇科，委陵菜属。属多年生草本植物。地下宿根丛生，呈纺锤形。茎短，表面密生白色绵毛。根生叶丛生，小叶通常3～7片，叶片长圆形，边缘有齿。正面有稀疏刚毛，反面密生白色绵毛。叶柄长；茎生叶3出，叶形与根生叶相似，但叶柄短。花为黄色。果实呈卵形。通常4～5月开花。

【生长环境】多生于低山坡、路边、田野草丛等处。

【采收加工】全草及根入药。4～5月采收，洗净，晒干。

【性味功效】甘微苦平。具有清热、凉血、解毒、止血之功效。

【主治用法】①各种传染性疾病发热、细菌性痢疾（阿米巴痢疾亦有效）：全草（单用根亦可）15～25克（鲜用加倍），水煎服。②乳腺炎、肺炎、咯血、吐血：均用全草，水煎服。用量同上。③外敷治创伤出血。

天胡荽

【中文学名】天胡荽。

【别名】移星草、破铜钱、盆上芫茜。

【植物形态】伞形科，天胡荽属。属多年生小草本植物，有异味。茎细长蔓延地面，节节生根。叶圆形或肾形，正面有光泽，直径0.5～3厘米，常5～7裂，边缘有钝齿。花很小，10～15朵密集成球形，生于花梗顶端。通常5月开花。

【生长环境】多生在墙脚下、井边、路旁等阴湿处。

【采收加工】全草入药。4～10月采收，洗净，晒干。注意防霉。

【采收加工】全草入药。4～10月采收，洗净，晒干。注意防霉。

【性味功效】辛平。清热解毒，具有消肿止痛，化痰止咳之功效。

【主治用法】①咽喉肿痛：鲜全草洗净，加盐少许，捣烂取汁，滴含患处。②风火眼赤：鲜草50克，洗净，煎服。③哮喘、慢性支气管炎：鲜草50克，用冷开水洗净，捣烂绞汁服。④百日咳：鲜草15～25克，煎服，可加白糖适量。⑤蛇缠疮（即带状疱疹）：鲜全草捣烂，用酒精浸半天后，用棉花蘸搽患处。⑥脚癣湿痒：鲜全草加盐少许，捣烂敷患处，连敷几天。

图书在版编目（CIP）数据

常见病特效自疗全书 / 刘红, 于雅婷主编. —南京:
江苏凤凰科学技术出版社, 2016.6（2021.1 重印）
（含章·健康养生堂书系）
ISBN 978-7-5537-3648-8

Ⅰ.①常… Ⅱ.①刘… ②于… Ⅲ.①常见病 – 中医
治疗法 Ⅳ.①R242

中国版本图书馆CIP数据核字(2014)第180157号

常见病特效自疗全书

主　　　编	刘　红	于雅婷	
责 任 编 辑	樊　明	祝　萍	
助 理 编 辑	曹亚萍		
责 任 校 对	郝慧华		
责 任 监 制	方　晨		

出 版 发 行	江苏凤凰科学技术出版社
出版社地址	南京市湖南路 1 号 A 楼，邮编：210009
出版社网址	http://www.pspress.cn
印　　　刷	文畅阁印刷有限公司

开　　　本	718 mm × 1 000 mm　1/16
印　　　张	22
字　　　数	250 000
版　　　次	2016年6月第1版
印　　　次	2021年1月第2次印刷

标 准 书 号	ISBN 978-7-5537-3648-8
定　　　价	45.00元